实用临床护理

王 颖◎著

吉林科学技术出版社

图书在版编目（CIP）数据

实用临床护理/ 王颖著. -- 长春 :吉林科学技术
出版社, 2019.5
ISBN 978-7-5578-5603-8

Ⅰ.①实… Ⅱ.①王… Ⅲ.①护理学 Ⅳ.①R47

中国版本图书馆CIP数据核字(2019)第108533号

实用临床护理
SHIYONG LINCHAUNG HULI

出　版　人　李　梁
责任编辑　李　征　李红梅
书籍装帧　山东道克图文快印有限公司
封面设计　山东道克图文快印有限公司
开　　本　787mm×1092mm　1/16
字　　数　315千字
印　　张　13.5
印　　数　3000册
版　　次　2019年5月第1版
印　　次　2019年5月第1次印刷

出　　版　吉林科学技术出版社
发　　行　吉林科学技术出版社
地　　址　长春市福祉大路5788号出版集团A座
邮　　编　130000
发行部电话/传真　0431-81629529　81629530　81629531
　　　　　　　　　81629532　81629533　81629534
储运部电话　0431-86059116
编辑部电话　0431-81629508
网　　址　http://www.jlstp.net
印　　刷　山东道克图文快印有限公司

书　　号　ISBN 978-7-5578-5603-8
定　　价　98.00元

前　言

为了进一步规范临床护理行为,提高护理人员的专业技术和理论水平,指导临床护士为患者提供专业的照护,让护理工作贴近临床,贴近患者,贴近社会,以不断适应护理模式改革和服务理念更新的需要,特编写了本书。

全书立足临床,以临床护理操作为核心,注重对患者的病情观察、健康指导、心理护理等技巧,强调护理专业与人文科学的紧密结合。

全书分为两部分,主要介绍了内、外科常见疾病的护理技术,内科包括呼吸系统疾病、循环系统疾病、消化系统疾病、消化系统疾病、血液系统疾病、内分泌与代谢性疾病、风湿免疫系统疾病等内容,外科包括外科感染患者的护理、外科手术围术期的护理、肠内外营养患者的护理、普通外科护理、肝胆外科护理、心胸外科护理、泌尿外科护理等内容。对每种疾病从护理措施、病情观察、健康教育以及常见临床护理操作常规等方面进行概括。可作为临床护理工作指导工具用书,也可作为护士考试参考用书。

本书的编写,参考了最新版本教材及权威专著,在此一并致谢! 鉴于水平有限,若有疏漏和不当之处,诚挚地希望各位同人及广大读者指正。

编　者

目　录

第一部分　内科常见疾病的护理

1

第二部分　外科常见疾病的护理

第一部分　内科常见疾病的护理

第一章　呼吸系统疾病

第一节　肺炎

一、肺炎概述

肺炎(pneumonia)是指终末气道、肺泡和肺间质等在内的肺实质的炎症。常见症状为咳嗽、咳痰或原有呼吸道症状加重,并出现脓性痰或血痰,伴或不伴胸痛。大多数患者有发热,早期肺部体征无明显异常,重症者可有呼吸困难、呼吸窘迫。可由病原微生物、理化因素、免疫损伤、过敏及药物所致,其中以感染因素最多见,是呼吸系统多发病、常见病。肺炎可以是原发病,也可以是其他疾病的并发症。老年人、儿童、伴有基础疾病或免疫功能低下者,如 COPD、心力衰竭、肿瘤、应用免疫抑制剂、器官移植、久病体衰、糖尿病、尿毒症、艾滋病等并发肺炎时病死率高。

【分类及特点】

1.按病因分类

(1)细菌性肺炎。此病最为常见,致病菌包括:①需氧革兰阳性球菌,如肺炎链球菌、金黄色葡萄球菌、甲型溶血性链球菌等;②需氧革兰阴性杆菌,如肺炎克雷白杆菌、流感嗜血杆菌、铜绿假单胞菌等;③厌氧杆菌,如梭形杆菌、棒状杆菌等。

(2)病毒性肺炎。如冠状病毒、腺病毒、呼吸道合胞病毒、流感病毒、麻疹病毒、巨细胞病毒等。

(3)非典型病原体所致肺炎。如支原体、衣原体、军团菌等。

(4)真菌性肺炎。如白念珠菌、曲霉菌、放线菌等。

(5)其他病原体所致肺炎。如立克次体(如 Q 热立克次体)、弓形虫、寄生虫(如肺包虫、肺吸虫、肺血吸虫)、原虫等。

(6)理化因素所致的肺炎。如放射性损伤引起的放射性肺炎;胃酸吸入引起的化学性肺炎;吸入刺激性气体、液体等化学物质引起的化学性肺炎等。

2.按解剖学分类

(1)大叶性(肺泡性)肺炎。病原体先在肺泡引起炎症,经肺泡间孔(Cohn 孔)向其他肺泡扩散,致使部分肺段或整个肺段、肺叶发生炎症改变。典型者表现为肺实质炎症,通常不累及支气管,致病菌以肺炎链球菌最为常见。X 线胸片显示肺叶或肺段的实质阴影。

(2)小叶性(支气管性)肺炎。病变起于支气管或细支气管,继而累及终末细支气管和肺泡。支气管腔内有分泌物,故常可闻及湿啰音,无实变的体征。病原体有肺炎链球菌、葡萄球菌、病毒、肺炎支原体等。X 线显示沿肺纹理分布的不规则斑片阴影,边缘密度浅而模糊,无实变征象。

（3）间质性肺炎。以肺间质炎症为主，累及支气管壁、支气管周围间质组织及肺泡壁。因病变仅在肺间质，故呼吸道症状较轻，异常体征较少。可由细菌、支原体、衣原体、病毒或肺孢子菌等引起。X线表现为一侧或双侧肺下部的不规则条索状阴影，从肺门向外伸展，可呈网状，其间可有小片肺不张阴影。

3.按患病环境和宿主状态分类

由于病因学分类在临床上应用及实施较为困难，而在不同环境和不同宿主所发生的肺炎病原体分布及临床表现各有不同特点，目前多按肺炎的获得环境分成两类。

（1）社区获得性肺炎（community acquired pneumonia，CAP）。CAP也称院外肺炎，是指在医院外罹患的感染性肺实质炎症，包括有明确潜伏期的病原体感染而在入院后平均潜伏期内发病的肺炎。肺炎链球菌是CAP最主要的病原体，流感嗜血杆菌和卡他莫拉菌也是CAP的重要病原体，特别是合并COPD基础病者。非典型病原体所占比例增加，与肺炎链球菌合并存在，尤其多见于肺炎衣原体。

（2）医院获得性肺炎（hospital acquired pneumonia，HAP）。HAP也称医院内肺炎，是指病人在入院时既不存在、也不处于潜伏期，而是在住院48 h后在医院内（包括老年护理院、康复院等）发生的肺炎，也包括在医院内发生感染而于出院后48 h内发生的肺炎。多发生在老年、体弱、慢性病或危重症患者，临床症状常不典型、治疗困难，预后差，死亡率高。常见病原体为革兰阴性杆菌，如铜绿假单胞菌、大肠杆菌肺炎、克雷白杆菌等。

【发病机制】

正常的呼吸道免疫防御机制（支气管内黏液-纤毛运载系统、肺泡巨噬细胞等细胞防御的完整性等）使气管隆凸以下的呼吸道保持无菌。是否发生肺炎决定于两个因素：病原体和宿主因素。

1.病原体的侵入

①吸入，即直接吸入或通过人工气道吸入空气中的致病菌；②误吸，包括上呼吸道定植菌及胃肠道的定植菌误吸（胃食管反流）；③血行播散；④邻近感染部位蔓延。

2.机体的防御功能降低

各种因素使宿主呼吸道局部和全身免疫防御系统损害，即可发生肺炎。这些因素通常称为肺炎的易患因素，包括吸烟、酗酒、年老体弱、长期卧床，长期使用糖皮质激素或免疫抑制剂，接受机械通气及胸腹部大手术的患者。

【诊断要点】

1.肺炎的诊断

根据症状和体征、胸部X线检查、血液和病原学等实验室检查来确定肺炎的诊断，见表1-1。

表 1-1　常见肺炎的症状、体征和 X 线特征

病原体	病史、症状和体征	X 线征象
肺炎链球菌	起病急、寒战、高热、咳铁锈色痰、胸痛、肺实变体征	肺叶或肺段实变,无空洞,可伴胸腔积液
金黄色葡萄球菌	起病急、寒战、高热、脓血痰、气急、毒血症症状、休克	肺叶或小叶浸润,早期空洞,脓胸,可见液气囊腔
肺炎克雷白杆菌	起病急、寒战、高热、全身衰竭、咳砖红色胶冻状痰	肺叶或肺段实变,蜂窝状脓肿,叶间隙下坠
铜绿假单胞菌	毒血症状明显,脓痰,可呈蓝绿色	弥漫性支气管炎,早期肺脓肿
大肠埃希菌	原有慢性病,发热、脓痰、呼吸困难	支气管肺炎,脓胸
流感嗜血杆菌	高热、呼吸困难、呼吸衰竭	支气管肺炎、肺叶实变、无空洞
厌氧菌	吸入病史,高热、腥臭痰、毒血症症状明显	支气管肺炎、脓胸、脓气胸、多发性肺脓肿
军团菌	散发或小流行,有供水系统污染史。缓慢起病,反复寒战、高热,常伴腹痛、呕吐、腹泻	下叶斑片浸润,进展迅速,无空洞
支原体	起病缓,可流行、乏力、肌痛头痛	下叶间质性支气管肺炎或大片浸润
念珠菌	慢性病史,畏寒、高热、黏液痰	双下肺纹理增多,支气管肺炎或大片浸润,可有空洞
曲霉菌	免疫力严重低下,发热、干咳或棕黄色痰、胸痛、咯血、喘息	两肺中下叶纹理增粗,空洞内可有球影,可随体位移动;胸腔为基地的楔形影,内有空洞;晕轮征和新月体征

2.评估严重程度

评价肺炎病情的严重程度对于决定病人在门诊或入院治疗甚至 ICU 治疗至关重要。肺炎的严重性决定于三个主要因素:局部炎症程度、肺部炎症的播散和全身炎症反应程度。重症肺炎目前还没有普遍认同的诊断标准,许多国家制定了重症肺炎的诊断标准,虽有所不同,但均注重肺部病变的范围、器官灌注和氧合状态。我国制定的重症肺炎标准为:①意识障碍;②呼吸频率高于 30 次/分钟;③PaO_2 低于 60 mmHg、PaO_2/FiO_2 低于 300,需行机械通气治疗;④血压低于 90/60 mmHg;⑤胸片显示双侧或多肺叶受累,或入院 48 h 内病变扩大不少于 50%;⑥少尿:尿量低于 20 ml/h,或低于 80 ml/4 h 或急性肾衰竭需要透析治疗。

3.确定病原体

痰标本做涂片镜检和细菌培养可帮助确定致病菌,必要时可同时做血液和胸腔积液细菌培养,以帮助确定病原菌。

【治疗要点】

抗感染治疗是肺炎治疗的最主要环节。一旦怀疑为肺炎应尽早给予首剂抗菌药物,病情稳定后可从静脉途径转为口服治疗。选用抗生素应遵循抗菌药物治疗原则,针对性用药。可根据本地区肺炎病原体的流行病学资料,按社区获得性肺炎或医院感染肺炎选择抗生素进行经验性治疗,再根据病情演变和病原学检查结果进行调整。肺炎抗菌药物治疗至少为 5 天,大多数患者需要 7～10 天或更长疗程。如体温正常 48～72 h,无肺炎任何一项临床不稳定征象可停用抗菌药物。肺炎临床稳定标准:①T 不高于 37.8℃;②心率不高于 100 次/分钟;③呼吸频率不高于 24 次/分钟;④血压:收缩压不低于 90 mmHg;⑤呼吸室内空气条件下动脉血氧饱和度不低于 90% 或 PaO_2 不低于 60 mmHg;⑥能够经口进食;⑦精神状态正常。

抗菌药物治疗后 48～72 h 应对病情进行评价,治疗有效表现为体温下降、症状改善、血白细胞逐渐降低或恢复正常,而 X 线胸片病灶吸收较迟。

【护理评估】

1.病史

(1)患病及治疗经过:询问本病的有关病因,如有无着凉、淋雨、劳累等诱因,有无上呼吸道感染史;有无 COPD、糖尿病等慢性病史;是否使用过抗生素、激素、免疫抑制剂等;是否吸烟,吸烟量多少。

(2)目前病情与一般状况:日常活动与休息、饮食、排便是否规律,如是否有食欲减退、恶心、呕吐、腹泻等表现。

2.身体评估

(1)一般状态:意识是否清楚,有无烦躁、嗜睡、反复惊厥、表情淡漠等;有无急性病容,鼻翼扇动;有无生命体征异常,如血压下降、体温升高或下降等。

(2)皮肤、淋巴结:有无面颊绯红、口唇发绀、皮肤黏膜出血、浅表淋巴结肿大。

(3)胸部:有无三凹征;有无呼吸频率、节律异常;胸部压痛、有无叩诊实音或浊音;有无肺泡呼吸音减弱或消失、异常支气管呼吸音、干湿啰音、胸膜摩擦音等。

3.辅助检查

(1)血常规:有无白细胞计数升高、中性粒细胞核左移、淋巴细胞升高。

(2)X 线检查:有无肺纹理增粗、炎性浸润影等。

(3)痰培养:有无细菌生长,药敏试验结果如何。

(4)血气分析:是否有 PaO_2 减低和(或)$PaCO_2$ 升高。

【主要护理诊断/问题】

(1)体温过高:与肺部感染有关。

(2)清理呼吸道无效:与胸痛、气管、支气管分泌物增多、黏稠及疲乏有关。

(3)气体交换受损:与肺实质炎症,呼吸面积减少有关。

(4)疼痛:胸痛,与肺部炎症累及壁层胸膜有关。

(5)潜在并发症:感染性休克、呼吸衰竭、中毒性肠麻痹。

【护理目标】

(1)病人体温降至正常范围。

（2）有效咳嗽、咳痰后呼吸平稳，呼吸音清。

（3）发生休克时能被及时发现和得到处理，减轻其危害。

【护理措施】

1.体温过高

（1）生活护理：发热病人应卧床休息，高热者绝对卧床休息；躁动、惊厥、抽搐者加床栏，必要时使用约束带，以防坠床。为病人提供安静、整洁、舒适的病房，室温18～20℃，湿度50%～60%，保持室内空气新鲜，每天通风2次，每次15～30 min。做好口腔护理，每天两次，鼓励病人经常漱口。

（2）饮食护理：提供足够热量、蛋白质和维生素的流质饮食或半流质饮食，以补充高热引起的营养物质消耗，避免油腻、辛辣刺激性食物。轻症且能自行进食者无须静脉补液，鼓励病人多饮水，1～2 L/d；失水明显，尤其是食欲差或不能进食者可遵医嘱静脉补液，补充因发热而丢失较多的水和盐，加快毒素排泄和热量散发。心脏病或老年人应注意补液速度，避免过快导致急性肺水肿和心力衰竭。

（3）对症护理。

1）高热：可采用酒精擦浴、温水擦浴、冰袋、冰帽等措施物理降温，以逐渐降温为宜，防止虚脱。寒战时注意保暖，适当增加被褥。病人出汗时，应及时补充水分，协助擦汗、更换衣服，避免受凉。有惊厥病史者要预防高热惊厥。慎用阿司匹林或其他解热药，以免大汗脱水和干扰热型的观察。

2）咳嗽、咳痰。

3）胸痛：可采取病侧卧位，病人胸痛剧烈难以忍受时可遵医嘱使用止痛药。

4）发绀：有发绀、低氧血症者协助取半卧位或端坐位，并予以氧疗。

5）口唇疱疹：可涂液状石蜡或抗病毒软膏，防止继发感染。

（4）病情观察。

1）定时测血压、体温、脉搏和呼吸，观察热度及热型，注意咳嗽、咳痰及胸痛的变化。

2）重症或老年病人密切观察神志、血压及尿量变化，早期发现休克征象。

3）协助医生做好相关检查，并注意观察检查结果报告，如血常规、血气分析等的变化。

（5）用药护理：遵医嘱使用抗生素，观察疗效和不良反应。应用头孢唑啉钠可出现发热、皮疹、胃肠道不适等不良反应，偶见白细胞减少和丙氨酸氨基转移酶增高；喹诺酮类药（氧氟沙星、环丙沙星）偶见皮疹、恶心等；氨基糖苷类抗生素有肾、耳毒性，老年人或肾功能减退者，应特别注意观察是否有耳鸣、头晕、唇舌发麻等不良反应的出现。

2.潜在并发症（感染性休克）

（1）病情监测。

1）生命体征：有无心率加快、脉搏细速、血压下降、脉压变小、体温不升或高热、呼吸困难等，必要时进行心电监护。

2）精神和意识状态：有无精神萎靡、表情淡漠、烦躁不安、神志模糊等。昏迷者观察瞳孔大小、对光反射情况。

3）皮肤、黏膜：有无发绀、肢端湿冷、体表静脉塌陷及皮肤花斑。

4)出入量:有无尿量减少,疑有休克应留置导尿管,测量每小时尿量及尿比重。

5)实验室检查:有无血气分析等指标的异常。

(2)实施抢救。

1)体位:病人取仰卧中凹位,抬高头胸 20°、抬高下肢 30°,有利于呼吸和静脉血回流。体温不升时注意保暖。避免不必要的搬动,上护栏,防止病人坠床。

2)吸氧:高流量吸氧,必要时使用面罩吸氧,维持 PaO_2 高于 60 mmHg。

3)保持呼吸道通畅:呼吸困难时,配合医生做好气管插管、气管切开及呼吸机辅助呼吸。

4)补充血容量:扩容是抗休克最关键的措施,应快速建立两条静脉通道,遵医嘱给予右旋糖酐或平衡液以维持有效血容量,降低血液黏稠度,防止弥散性血管内凝血。

5)纠正酸中毒:有明显酸中毒者可应用 5% 碳酸氢钠静滴,因其配伍禁忌较多,宜单独输入。

6)血管活性药物:在补充血容量和纠正酸中毒后,末梢循环仍无改善时可遵医嘱输入多巴胺、间羟胺等血管活性药物,但应根据血压调整滴速,以维持收缩压在 90～100 mmHg 为宜,保证重要器官的血液供应,改善微循环。输注过程中要防止药液外渗,避免引起局部组织坏死和影响疗效。

7)控制感染:联合使用抗菌药控制感染时,应注意按时输注药物,保证抗菌药的血药浓度。

8)密切观察病情:随时监测病人一般情况、血压、尿量、血细胞比容等;监测中心静脉压,作为调整补液速度的指标,中心静脉压达到 10 cmH_2O 时输液应慎重,不宜过快,以免诱发急性心力衰竭。下列证据提示血容量已补足:口唇红润、肢端温暖、收缩压高于 90 mmHg,尿量高于 30 ml/h 以上。如血容量已补足,尿量低于 400 ml/d,比重低于 1.018,应怀疑急性肾衰竭,需及时报告医生。

【护理评价】

(1)病人体温恢复至正常,无胸痛不适,能进行有效咳嗽,痰容易咳出。

(2)发生休克时能被及时发现和得到处理,减轻其危害。

【健康教育】

1.指导预防疾病

向病人及其家属讲解肺炎的病因及诱因。加强体育锻炼,增强体质,减少危险因素如吸烟、酗酒、受凉、淋雨。注意休息,劳逸结合,避免过度疲劳,感冒流行时少去公共场所,尽早防治上呼吸道感染。对年龄大于 65 岁或不足 65 岁,但有心血管、肺疾病、糖尿病、酗酒、肝硬化和免疫抑制者(如 HIV 感染、肾功能衰竭、器官移植受者等)可注射肺炎疫苗。慢性病、长期卧床、年老体弱者,应注意经常改变体位、翻身、拍背,咳出气道痰液。对吸烟病人说明吸烟的危害性,劝其戒烟。

2.疾病知识指导

遵医嘱按时服药,了解药物的作用、用法、疗程和不良反应,定期随访。出现发热、心率增快、咳嗽、咳痰、胸痛等症状时应及时就诊。患病者给予高营养饮食,鼓励多饮水,病情危重高热者可给予清淡易消化半流质饮食。注意保暖,尽可能卧床休息。

二、肺炎链球菌肺炎

肺炎链球菌肺炎或称肺炎球菌肺炎,由肺炎链球菌(肺炎球菌)引起,为临床上最常见的肺炎,约占社区获得性肺炎的半数以上。本病以冬季与初春为高发季节,常与呼吸道病毒感染并行。通常急骤起病,以寒战、高热、咳嗽、血痰及胸痛为特征。因抗生素的广泛应用,发病多不典型。本病一般预后良好,但年老体弱、有慢性病、病变广泛且有严重并发症如感染性休克者,则预后较差。

【病因与发病机制】

肺炎链球菌是革兰阳性双球菌,有荚膜,其毒力大小与荚膜中的多糖结构及含量有关。它在干燥痰中能存活数月,但阳光直射 1 小时,或加热至 52℃,10 分钟即可杀灭,对苯酚(石炭酸)等消毒剂亦甚敏感。肺炎链球菌是上呼吸道的一种正常寄生菌群,机体免疫功能正常时,其带菌率常随年龄、季节及免疫状态的变化而有差异。当机体免疫功能受损时,有毒力的肺炎链球菌入侵下呼吸道而致病。

进入下呼吸道的肺炎链球菌在肺泡内繁殖,首先引起肺泡壁水肿,出现白细胞与红细胞渗出,含菌的渗出液经 Cohn 孔向肺的中央部扩展,甚至累及几个肺段或整个肺叶,因病变开始于肺的外周,故叶间分界清楚。易累及胸膜,引起渗出性胸膜炎。

典型病理改变有充血期、红色肝变期、灰色肝变期及消散期,发展过程为肺组织充血水肿,肺泡内浆液渗出及红、白细胞浸润,白细胞吞噬细菌,继而纤维蛋白渗出溶解、吸收、肺泡重新充气。因早期使用抗生素治疗,此典型病理分期已很少见。病变后肺组织结构多无损坏,不留纤维瘢痕。极个别患者肺泡内纤维蛋白吸收不完全,甚至有成纤维细胞形成,产生机化性肺炎。

【临床表现】

1.症状

发病前常有受凉、淋雨、疲劳、醉酒、病毒感染史,多有上呼吸道感染的前驱症状。起病多急骤,高热、寒战、全身肌肉酸痛,体温通常在数小时内升至 39～40℃,高峰在下午或傍晚,或呈稽留热。咳嗽,痰少,可带血丝,典型者呈铁锈色,与肺泡内浆液渗出和红细胞、白细胞渗出有关,现已不多见。可有患侧胸痛,放射到肩部或腹部,咳嗽或深呼吸时加剧,患者常取患侧卧位。还可伴有食欲减退,恶心、呕吐、腹痛或腹泻,特别是腹痛明显时易被误诊为急腹症。

2.体征

患者呈急性热病容,面颊绯红,鼻翼扇动,皮肤灼热、干燥,口角及鼻周有单纯疱疹,心率增快,有时心律不齐,病变广泛时可出现发绀。早期肺部体征无明显异常,仅有胸廓呼吸运动幅度减少,叩诊稍浊,听诊可有呼吸音减低及胸膜摩擦音。肺实变时叩诊浊音、触觉语颤增强并可闻及支气管呼吸音。消散期可闻及湿啰音。重症患者有肠胀气,上腹部压痛多与炎症累及膈胸膜有关。重症感染时可伴休克、急性呼吸窘迫综合征及神经精神症状,表现为神志模糊、烦躁、呼吸困难、谵妄、嗜睡、昏迷等。累及脑膜时有颈抵抗及出现病理性反射。

本病自然病程大致 1～2 周。发病 5～10 天,体温可自行骤降或逐渐消退。使用有效的抗菌药物后可使体温在 1～3 天内恢复正常,患者的其他症状与体征亦随之逐渐消失。

3.并发症

近年来已很少见。严重败血症或毒血症患者易发生感染性休克(中毒性肺炎),尤其是老年人,表现为神志模糊、烦躁,血压降低、四肢厥冷、多汗、发绀、心动过速、心律失常等,而高热、胸痛、咳嗽等症状并不突出。其他并发症有胸膜炎、脓胸、心包炎、脑膜炎和关节炎等。

【辅助检查】

1.血常规

白细胞计数升高,可达$(20\sim30)\times10^9$/L,中性粒细胞升高,多在80%以上,并有核左移,细胞内可见中毒颗粒。老年体弱、酗酒、免疫功能低下者的白细胞计数可不增高,但中性粒细胞的百分比仍增高。

2.胸部X线检查

早期仅见肺纹理增粗,或受累的肺段稍模糊。典型表现为与肺叶、肺段分布一致的片状均匀致密阴影。

3.病原学检查

痰涂片、痰培养可找到肺炎球菌。聚合酶链反应(PCR)检测及荧光标记检测可提高病原学诊断率。10%~20%患者合并菌血症,故重症肺炎可做血培养,血培养应在抗生素治疗前采样。

【治疗要点】

1.抗菌治疗

一经诊断即用抗生素治疗,不必等待细菌培养结果。抗菌药物标准疗程一般为14天,或在热退后3天停药或由静脉用药改为口服,维持数天。首选青霉素G,用药剂量和途径视病情、有无并发症而定。对青霉素过敏者,或耐青霉素菌株感染者,可用红霉素或克林霉素;重症者可改用头孢菌素类抗生素,如头孢噻肟或头孢曲松等,或喹诺酮类药物;多重耐药菌株感染者可用万古霉素、替考拉宁等。

2.支持治疗

卧床休息,避免劳累,补充足够蛋白质、热量及维生素,多饮水,鼓励每天饮水1~2 L。

3.对症治疗

剧烈胸痛者,可酌情用少量镇痛药,如可卡因。重症患者,PaO_2低于60 mmHg或有发绀,应给氧。有明显麻痹性肠梗阻或胃扩张者,应暂时禁食、禁饮和胃肠减压,直至肠蠕动恢复。烦躁不安、谵妄、失眠者酌情给予小剂量镇静剂,如安定肌注或水合氯醛保留灌肠,禁用抑制呼吸的镇静药。

4.并发症治疗

高热者在抗生素治疗3天后,若体温持续不降或降而复升时,应考虑肺外感染,如脓胸、心包炎或关节炎等,给予相应治疗;有感染性休克者按抗休克治疗。并发胸腔积液者,若治疗不当,约5%并发脓胸,应积极排脓引流。

三、葡萄球菌肺炎

葡萄球菌肺炎(staphlococcal pneumonia)是由葡萄球菌引起的急性化脓性炎症。在糖尿病、颅脑外伤、ICU住院患者中常见,儿童患流感或麻疹时也易罹患。医院获得性肺炎中葡萄球菌感染比例高,耐甲氧西林金葡菌(MRSA)感染的肺炎治疗更困难,病死率甚高。

【病因与发病机制】

葡萄球菌为革兰阳性球菌,其中金黄色葡萄球菌(简称金葡菌)的致病力最强,是化脓感染的主要原因。其致病物质主要是毒素和酶,具有溶血、坏死、杀白细胞及血管痉挛等作用。凝固酶可在菌体外形成保护膜以抗吞噬细胞的杀灭作用,而各种酶的释放可导致肺组织的坏死和脓肿形成。病变侵及或穿透胸膜则可形成脓胸或脓气胸,并可形成支气管胸膜瘘。病变消散时可形成肺气囊。

【临床表现】

1.症状

急骤起病,寒战、高热,体温多高达 39～40℃,胸痛,痰呈脓性或脓血性,量多。毒血症状明显,全身肌肉、关节酸痛,体质衰弱,精神萎靡,病情严重者早期可出现周围循环衰竭。血源性葡萄球菌肺炎常有皮肤伤口、疖痈和中心静脉导管置入等,或静脉吸毒史,咳脓性痰较少见。院内感染者一般起病隐匿,体温逐渐上升,咳少量脓痰。

2.体征

肺部体征早期不明显,常与严重的中毒症状和呼吸道症状不平行,其后可出现两肺散在性湿啰音。病变较大或融合时可有肺实变征,有脓胸或脓气胸者则有相应体征。血源性葡萄球菌肺炎应注意肺外病灶,静脉吸毒者多有皮肤针口和三尖瓣赘生物,可闻及心脏杂音。

【辅助检查】

1.血常规

白细胞计数增高,中性粒细胞比例增加并核左移,有中毒颗粒。

2.胸部 X 线

显示肺段或肺叶实变,可形成空洞,或呈小叶状浸润,其中有单个或多发的液气囊腔。另一特征是 X 线阴影的易变性,表现为一处炎性浸润消失而在另一处出现新的病灶,或很小的单一病灶发展为大片阴影。治疗有效时,病变消散,阴影密度逐渐减低,2～4 周后病变完全消失,偶可见遗留少许条索状阴影或肺纹理增多等。

【治疗要点】

治疗原则是早期清除原发病灶,选用敏感的抗菌药物,强有力抗感染治疗,加强支持疗法,预防并发症。本病抗生素治疗总疗程较其他肺炎长,常采取早期、联合、足量、静脉给药,不宜频繁更换抗生素。近年来,金黄色葡萄球菌对青霉素 G 的耐药率已高达 90% 左右,因此首选耐药青霉素酶的半合成青霉素或头孢菌素,如苯唑西林钠、头孢呋辛钠、联合氨基糖苷类等,可增强疗效;青霉素过敏者可选用红霉素、林可霉素、克林霉素等;MRSA 感染宜选用万古霉素或替考拉宁。病人宜卧床休息,饮食补充足够热量、蛋白质,多饮水,有发绀者给予吸氧。对气胸或脓气胸应尽早引流治疗。

四、其他肺炎

(一)革兰阴性杆菌肺炎

革兰阴性杆菌肺炎常见于克雷白杆菌(又称肺炎杆菌)、铜绿假单胞菌、流感嗜血杆菌、大肠杆菌等感染,是医院内获得性肺炎的常见致病菌,其中克雷白杆菌是医院内获得性肺炎的主要致病菌,且耐药株不断增加,病情危险、病死率高,成为防治中的难点。革兰阴性杆菌肺炎的共同点是肺实变或病变融合,易形成多发性脓肿,双侧肺下叶均可受累。

1.肺炎杆菌肺炎

此病多见于中年以上男性,长期酗酒、久病体弱,尤其有慢性呼吸系统疾病、糖尿病、恶性肿瘤、免疫功能低下或全身衰竭的住院病人。起病急骤,有寒战、高热,体温波动在 39℃ 上下,咳嗽、咳痰,典型痰液为黏稠脓性、痰量多、带血,呈砖红色、胶冻状或灰绿色,无臭味。常伴呼吸困难、发绀,早期可出现全身衰竭。胸部常有肺实变体征。

2.铜绿假单胞菌肺炎

易感人群为有基础疾病或免疫功能低下者,包括 COPD、多脏器功能衰竭、白血病、糖尿病、住监护室、接受人工气道或机械通气的病人。中毒症状明显,常有发热、伴有菌血症;咳嗽、咳痰,脓性或绿色;体温波动大,高峰在早晨;心率相对缓慢;有神志模糊等精神症状。病变范围广泛或剧烈炎症反应易导致呼吸衰竭。

3.流感嗜血杆菌肺炎

本病有两个高发年龄组,6 个月～5 岁的婴幼儿和有基础疾病的成人组。起病前常有上呼吸道感染症状。婴幼儿组发病多急骤,有寒战、高热、咽痛、咳脓痰、呼吸急促、发绀,迅速出现呼吸衰竭和周围循环衰竭,常并发菌血症,以易并发脑膜炎为特点。发生于慢性肺部疾病者,起病缓慢,有发热、咳嗽加剧、咳脓痰或痰中带血,严重者可出现气急、呼吸衰竭。免疫功能低下者起病,临床表现与肺炎链球肺炎相似。

【治疗要点】

在营养支持、补充水分、痰液引流的基础上,早期合理使用抗生素是治愈的关键。给予有效抗生素治疗,采用剂量大、疗程长的联合用药,静滴为主。常见治疗有①肺炎杆菌肺炎:常用第二、三或四代头孢菌素联合氨基糖苷类,如头孢曲松钠、阿米卡星静滴;或氨基糖苷类和 β-内酰胺类合用;也可使用喹诺酮类;②铜绿假单胞菌肺炎:有效抗菌药物是 β-内酰胺类、氨基糖苷类和喹诺酮类,或联合使用第 3 代头孢菌素加阿米卡星;③流感嗜血杆菌肺炎的治疗首选氨苄西林,但耐药菌株较多见,可选择新型大环内酯类抗生素如阿奇霉素、克林霉素等或第二、三、四代头孢菌素。

（二）肺炎支原体肺炎

肺炎支原体肺炎是由肺炎支原体引起的呼吸道和肺部的急性炎症改变,常同时有咽炎、支气管炎和肺炎。是社区获得性肺炎的重要病原体。全年均可发病,多见于秋冬季节。好发于学龄儿童及青少年。婴儿间质性肺炎亦应考虑本病的可能。

【病因与发病机制】

支原体是大小介于细菌和病毒之间,兼性厌氧、能独立生活的最小微生物。主要通过呼吸道传播,患者的口、鼻分泌物具有传染性,发病前 2～3 天直至病愈数周,皆可在呼吸道分泌物中发现肺炎支原体。其致病性可能是病原体侵入后的直接组织反应或自身免疫介导的过程。

【临床表现】

潜伏期 2～3 周,通常起病较缓慢。主要症状为乏力、咽痛、头痛、咳嗽、发热、食欲不振、腹泻、肌痛、耳痛等。咳嗽多呈阵发性刺激性呛咳,夜间为重,咳少量黏液痰。一般为中等发热,可持续 2～3 周,体温正常后仍有咳嗽,偶伴有胸骨后疼痛。肺外表现更为常见,如皮炎(斑丘疹和多形红斑)等。胸部体检与肺部病变程度不相称,可无明显体征。偶可见到的体征有咽部和鼓膜充血,颈淋巴结肿大。

【辅助检查】

胸部 X 线显示肺部多种形态的浸润影,节段性分布,以肺下野多见。病变可于 3～4 周后自行消散。血白细胞总数正常或略增高,以中性粒细胞为主。发病 2 周后冷凝集试验多阳性,滴定效价超过 1∶32,若滴度逐渐升高,更有诊断价值。血清支原体 IgM 抗体的测定可进一步确诊。

【治疗要点】

本病有自限性,多数病例不经治疗可自愈。早期使用适当抗菌药物可减轻症状及缩短病程。因肺炎支原体无细胞壁,青霉素或头孢菌素类等抗菌药物无效。首选药物为大环内酯类抗生素,以阿奇霉素和克拉霉素效果较好。氟喹诺酮类如左氧氟沙星、莫昔沙星等,四环素类如多西环素也用于肺炎支原体肺炎的治疗,但儿童不推荐使用。对剧烈呛咳者,应适当给予镇咳药物。家庭中发病应注意呼吸道隔离,避免密切接触。

(三)肺炎衣原体肺炎

肺炎衣原体肺炎是由肺炎衣原体引起的急性肺部炎症,常累及上下呼吸道,可引起咽炎、喉炎、扁桃体炎、鼻窦炎、支气管炎和肺炎。在社区获得性肺炎中,肺炎衣原体常与其他病原体混合感染。常在聚居场所的人群中流行,如军队、学校、家庭,通常感染所有的家庭成员,但 3 岁以下的儿童较少患病。

【病因与发病机制】

肺炎衣原体是一种人类致病源,属于人-人传播,可能主要是通过呼吸道的飞沫传染,也可能通过污染物传染。年老体弱、营养不良、COPD、免疫力功能低下者易被感染,感染后免疫力很弱,易于反复。

【临床表现】

起病多隐袭,早期表现为上呼吸道感染症状,如咽痛、声嘶、流涕或咽炎、喉炎、鼻窦炎,其中以咽痛最常见。1～4 周后出现发热、咳嗽,以干咳为主。病程较长,可出现持续性咳嗽和不适。体检肺部可闻及干湿啰音,随肺炎病变加重湿啰音可变得明显。肺炎期间可以出现其他肺外症状,如心内膜炎、心肌炎、心包炎、脑膜炎、脑炎等。

【辅助检查】

血白细胞正常或稍高,血沉加快。虽然咽拭子分离出肺炎衣原体是诊断的金标准,但肺炎衣原体培养要求高,因此目前用于诊断的为血清学试验,微量免疫荧光试验双份血清效价 4 倍升高有确诊意义。原发感染者,早期可检测血清 IgM。X 线胸片表现以单侧、下叶肺泡渗出为主。可有少到中量的胸腔积液,多在疾病早期出现。肺炎衣原体肺炎常可发展成双侧,表现为肺间质和肺泡渗出混合存在,病变可持续几周。

(四)病毒性肺炎

病毒性肺炎(viral pneumonia)是由病毒侵犯肺实质而造成的肺部炎症。常由上呼吸道病毒感染向下蔓延所致,亦可由体内潜伏病毒或各种原因如输血、器官移植等引起的病毒血症进而导致肺部病毒感染。多发生于冬春季,散发或爆发流行,免疫低下病人全年均可发病。约占社区获得性肺炎的 5%～15%。

【病因与发病机制】

引起肺炎的病毒甚多,常见病毒为甲、乙型流感病毒、副流感病毒、腺病毒、呼吸道合胞病毒和冠状病毒等,亦可为肠道病毒,如柯萨奇病毒、埃可病毒等,以流感病毒导致的病毒性肺炎多见。患者可同时受一种以上病毒感染,并常继发细菌感染,免疫抑制宿主还常继发真菌感染。病毒性肺炎为吸入性感染,病毒可通过飞沫和直接接触传播,传播广泛而迅速。

【临床表现】

各种病毒感染起始症状各异。一般起病缓慢,临床症状通常较轻,病程多在 2 周左右。绝大多数病人先有鼻塞、流涕、咽痛、发热、头痛、全身肌肉酸痛等上呼吸道感染症状,累及肺部时出现咳嗽、少量痰液、胸痛等。少数可急性起病,肺炎进展迅速。小儿、老年人和存在免疫缺陷的病人病情多较重,有持续性高热、剧烈咳嗽、血痰、心悸、气促、神志异常等,可伴休克、心力衰竭、氮质血症。由于肺泡间质和肺泡内水肿,严重者会发生急性呼吸窘迫综合征。体征一般不明显,偶可闻及下肺湿啰音。重症病毒性肺炎可有呼吸频率加快、发绀、肺部干湿啰音、心动过速等。

【辅助检查】

白细胞计数正常、也可稍高或偏低,继发细菌感染时白细胞总数和中性粒细胞均增高。血沉、C 反应蛋白多正常。痰涂片见白细胞,以单核细胞为主。痰培养常无致病菌生长。胸部 X 线见肺纹理增多,小片状或广泛浸润,病情严重者显示双肺弥漫性结节性浸润,病灶多在两肺的中下 2/3 肺野。不同病毒所致的肺炎 X 线征象具有不同的特征。

【治疗要点】

以对症治疗为主,鼓励病人卧床休息,注意保暖,保持室内空气流通,注意消毒隔离,预防交叉感染。提供含足量的维生素及蛋白质的软食,少量多餐、多饮水,必要时给予输液和吸氧。保持病人呼吸道通畅,指导其有效咳嗽咳痰。选用已确认较有效的病毒抑制剂,如利巴韦林、阿昔洛韦、更昔洛韦等。也可辅助具有免疫治疗作用的中医药和生物制剂。对明确继发细菌或真菌感染者,应及时选用敏感抗菌药。

(五)真菌性肺炎

引起原发性真菌性肺炎的大多是皮炎芽生菌、荚膜组织胞质菌或粗球孢子菌,其次是申克孢子丝菌、隐球菌、曲菌或毛霉菌等菌属。健康人对真菌有高度的抵抗力,真菌性肺炎多为机会性感染,在抵抗力下降时发病,在此以肺念珠菌感染为例。

肺念珠菌感染常见的危险因素有新生儿、老年人、长期住 ICU 的病人和慢性病致抵抗力下降者;免疫功能低下如粒细胞缺乏、糖尿病、艾滋病、肾功能不全等;长期使用抗生素、糖皮质激素、免疫抑制剂、细胞毒药物;手术或创伤性操作,如长期静脉留置导管、机械通气、腹部大手术等。

肺念珠菌病感染途径主要是通过血源性感染,大多见于免疫抑制或全身状况极度衰竭者,常出现念珠菌败血症或休克。吸入性(原发)感染多因定植于口腔和上呼吸道的念珠菌在机体防御机制减弱时吸入至下呼吸道和肺泡而发病。

【临床表现】

肺念珠菌病的症状、体征、X 线检查均缺乏特征性表现,临床表现常为无法解释的持续发热、呼吸道症状,而体征轻微。通常肺念珠菌病按感染部位和临床表现分为支气管炎型、支气管-肺炎型及肺炎型。支气管炎型全身情况相对较好,症状较轻,一般不发热,主要表现为剧咳,咳少量白色黏痰或脓痰。体检可发现口咽部、支气管黏膜上被覆散在点状白膜。胸部偶闻及干性啰音。支气管-肺炎型及肺炎型则呈急性肺炎或败血症表现,出现畏寒、发热、咳嗽咳白色黏液胶冻状痰或脓痰,常带血丝或坏死组织,呈酵母臭味,甚至咯血、呼吸困难等。可有肺实变体征,听诊闻及湿啰音。

【治疗要点】

临床上凡易感或高危者出现支气管肺部感染,或原有感染经足量抗生素治疗反见恶化,或一度改善但又加重,以及胸部 X 线或 CT 检查的结果不能用细菌性肺炎、病毒性肺炎解释者,都应考虑本病的可能。在积极治疗基础疾病或祛除诱发因素基础上,选用抗真菌药物,如两性霉素对多数肺部真菌感染有效,也可用氟康唑、氟胞嘧啶等药物。

【预防】

(1)严格掌握广谱抗生素、皮质类固醇、细胞毒性药物、免疫抑制药及抗代谢药物的使用指征、时间和剂量。

(2)及时发现和治疗局灶性真菌感染。

(3)对可疑病例做详细的体格检查,必要时可做咽拭子、大小便、血液等的真菌培养。

(4)长期输液、静脉插管、输注高营养液、气管插管等均应严格按无菌操作进行。

(5)免疫功能低下者应加强营养支持治疗。

第二节　肺结核

肺结核(pulmonary tuberculosis)是结核分枝杆菌引起的肺部慢性传染性疾病。结核分枝杆菌可侵及全身几乎所有器官,但以肺部最为常见,在 21 世纪仍然是严重危害人类健康的主要传染病。WHO 于 1993 年宣布结核病处于"全球紧急状态",动员和要求各国政府大力加强结核病的控制工作,并把每年 3 月 24 日定为"世界结核病防治日"。

在我国,结核病是成年人十大死亡病因之一,属于重点控制的重大疾病之一。2000 年统计显示,曾受到结核分枝杆菌感染的人数达到 5.5 亿,城市人群的感染率高于农村;现有结核病患者 500 万,占全球患者的 1/4,其中传染性结核病患者达到 200 万;每年约有 13 万人死于结核病;耐药结核病比例高达 46%。目前,我国将 WHO 制定和启动的全程督导短程化学治疗策略(directory observed treatment short-course,DOTS)作为国家结核病规划的核心内容。

一、病原学

结核分枝杆菌分为人型、牛型、非洲型和鼠型 4 类,其中引起人类结核病的主要为人型结核分枝杆菌,少数为牛型和非洲型分枝杆菌。结核分枝杆菌的生物学特性如下。

1. 多形性

典型的结核分枝杆菌是细长稍弯曲,两端圆形的杆菌,痰标本中的结核分枝杆菌可呈现为 T、V、Y 字形以及丝状、球状、棒状等多种形态。

2. 抗酸性

结核分枝杆菌耐酸染色、呈红色,可抵抗盐酸酒精的脱色作用,故又称抗酸杆菌。一般细菌无抗酸性,因此,抗酸染色是鉴别分枝杆菌和其他细菌的方法之一。

3. 菌体成分

结核菌菌体成分复杂,主要是类脂质、蛋白质和多糖类。类脂质与结核病的组织坏死、干酪液化、空洞发生以及结核变态反应有关。菌体蛋白诱发皮肤变态反应,多糖类与血清反应等免疫应答有关。

4. 生长缓慢

结核分枝杆菌的增代时间为 $14\sim20$ h,培养时间一般为 $2\sim8$ 周。结核分枝杆菌为需氧菌,适宜温度为 37℃左右,合适酸碱度为 pH 值为 $6.8\sim7.2$,$5\%\sim10\%$ CO_2 的环境能刺激其生长。

5. 抵抗力强

结核分枝杆菌对干燥、酸、碱、冷的抵抗力较强。在干燥环境中存活数月或数年,在室内阴暗潮湿处,结核分枝杆菌能数月不死,低温条件下 -40℃仍能存活数年。

6. 耐药性

这是结核菌极为重要的生物学特性,与治疗成败关系极大。目前认为结核菌耐药是药物作用的靶位点突变所致。

二、灭菌方法

结核分枝杆菌对紫外线比较敏感,阳光下曝晒 $2\sim7$ h,病房内 10 W 紫外线灯距照射物 $0.5\sim1$ m,照射 30 分钟具有明显杀菌作用。湿热对结核分枝杆菌杀伤力强,80℃5 min、95℃1 min 或煮沸 100℃5 min 即可杀死。常用杀菌剂中,70%酒精最佳,接触 2 min 即可杀菌。5%苯酚(石炭酸)或 1.5%煤酚皂可以杀死痰中结核分枝杆菌,但需时间较长,如 5%苯酚(石炭酸)需 24 h。将痰吐在纸上直接焚烧是最简单的灭菌方法。除污剂或合成洗涤剂对结核分枝杆菌完全不起作用。

三、流行病学

1. 流行过程

(1)传染源:开放性肺结核患者的排菌是结核传播的主要来源。由于结核菌主要是随着痰液排出体外而播散,因而痰里查出结核分枝杆菌的患者具有传染性,才是传染源。传染性的大小取决于痰内菌量的多少。直接涂片法查出结核分枝杆菌者属于大量排菌,直接涂片法检查阴性而仅培养出结核分枝杆菌者属于微量排菌。积极化学治疗是减少结核病传染性的关键。接受化学治疗后,痰内结核分枝杆菌不但数量减少,活力也减弱或丧失。结核病传染源中危害最严重的是那些未发现和未给予治疗管理或治疗不合理的涂片阳性患者。

(2)传播途径:以呼吸道传播为主。飞沫传播是肺结核最重要的传播途径。患者通过咳嗽、喷嚏、大笑、大声谈话等方式把含有结核分枝杆菌的微滴排到空气中,形成飞沫,小于

10 μm的痰滴可以较长时间漂浮于空气中,吸入后可进入肺泡腔;或带菌痰滴飘落于地面或其他物品上,干燥后随尘埃被吸入呼吸道引起感染。次要的传播途径是经消化道感染,如频繁地咽下含菌痰液,或饮用消毒不彻底的牛奶,因牛型结核分枝杆菌污染而发生感染,与病人共餐或食用带菌食物也可引起肠道感染。其他经泌尿生殖系统和皮肤等其他途径传播现已罕见。

(3)易感人群:人群普遍易感。婴幼儿细胞免疫系统不完善,老年人、HIV感染者、免疫抑制剂使用者、慢性疾病患者等免疫力低下,都是结核病的高危人群。

2.影响传染性的因素

传染性的大小取决于患者排出结核分枝杆菌量的多少、空间含结核分枝杆菌微滴的密度及通风情况、接触的密切程度和时间长短以及个体免疫力的状况。通风换气减少空间微滴的密度是减少肺结核传播的有效措施。当然,减少空间微滴数量最根本的方法是治愈结核病患者。

四、发病机制

在结核病的发病机制中细菌在细胞内的存在和长期存活引发的宿主免疫反应是影响发病、疾病过程和转归的决定性因素。

1.免疫力

人体对结核菌的免疫力,有非特异性免疫力(先天或自然免疫力)和特异性免疫力(后天获得性免疫力)两种。后者是通过接种卡介苗或感染结核菌后获得的免疫力,其免疫力强于自然免疫。T细胞介导的细胞免疫(cell mediated immunity,CMI)是宿主获得性结核免疫力的最主要免疫反应。它包括巨噬细胞吞噬结核菌以及处理与呈递抗原、T细胞对抗原的特异性识别与结合,然后增殖与分化,释放细胞因子及杀菌等步骤。免疫力对防止结核病的保护作用是相对的。机体免疫力强可防止发病或使病情轻微,而营养不良、婴幼儿、老年人、糖尿病、艾滋病及使用糖皮质激素、免疫抑制剂等使人体免疫功能低下时,容易受结核菌感染而发病,或使原已稳定的病灶重新活动。

2.迟发性变态反应

结核菌侵入人体后4~8周,身体组织对结核菌及其代谢产物所发生的敏感反应称为变态反应,为第Ⅳ型(迟发型)变态反应,可通过结核菌素试验来测定。

3.初感染与再感染

在1890年Koch观察到,将结核菌皮下注射到未感染的豚鼠,10~14日后注射局部红肿、溃烂,形成深的溃疡乃至局部淋巴结肿大,最后豚鼠因结核菌播散到全身而死亡。结核菌素试验呈阴性反应。但对3~6周前受少量结核菌感染、结核菌素试验阳性的豚鼠注射同等量的结核菌,2~3日后局部出现红肿,形成表浅溃烂,继之较快愈合,无淋巴结肿大,无全身散播和死亡。此即Koch现象,解释了机体对结核菌初感染和再感染所表现的不同反应。前者为初次感染,机体无DTH和CMI。后者由于事先致敏,出现剧烈的局部反应,是DTH的表现,而病灶趋于局限化无散播,则是获得CMI的证据。

五、病理

结核病的基本病理变化:①炎性渗出为主的病变,表现为充血、水肿和白细胞浸润;②增生为主的病变,表现为结核结节形成,为结核病的特征性病变;③干酪样坏死,为病变恶化的表现,常发生在渗出或增生性病变的基础上,是一种彻底的组织凝固性坏死,可多年不变,既不吸收也不液化,若局部组织变态反应剧烈,干酪样坏死组织液化,经支气管壁排出即形成空洞,其内壁含有大量代谢活跃、生长旺盛的结核菌,成为支气管播散的来源。上述三种病理变化多同时存在,也可以某一种变化为主,且可相互转化。这主要取决于结核分枝杆菌的感染量、毒力大小以及机体的抵抗力和变态反应状态。

六、临床表现

轻症结核病人可无任何表现而仅在 X 线检查时发现。各型肺结核临床表现不尽相同,但有共同之处。

(一)症状

1.全身症状

发热最常见,多为长期午后低热,即体温在下午或傍晚开始升高,翌晨降至正常,可伴有乏力、食欲减退、盗汗和体重减轻等,育龄女性可有月经失调或闭经。有的患者表现为体温不稳定,于轻微劳动后体温略见升高,休息半小时以上体温仍难平复。妇女于月经期前体温升高,月经期后体温仍不能迅速恢复正常。若病灶急剧进展播散时,可有高热,呈稽留热或弛张热。患者虽有持续发热但精神状态相对良好,有别于其他感染如败血症发热患者的极度衰弱或委顿。

2.呼吸系统症状

(1)咳嗽、咳痰:是肺结核最常见症状。浸润性病灶咳嗽较轻,干咳或少量白色黏液痰。有空洞形成时,痰量增多,若合并其他细菌感染,痰呈脓性;并发厌氧菌感染时有大量脓臭痰;合并支气管结核,则咳嗽剧烈,表现为刺激性呛咳,伴局限性哮鸣或喘鸣。

(2)咯血:1/3~1/2 患者有不同程度咯血,多为小量咯血,少数为大咯血。咯血易引起结核播散,特别是中大量咯血时,病人往往出现咯血后持续高热。

(3)胸痛:病变累及壁层胸膜时胸壁有固定性针刺样痛,并随呼吸和咳嗽加重而患侧卧位减轻,为胸膜性胸痛。膈胸膜受累时,疼痛可放射至肩部或上腹部。

(4)呼吸困难:多见于干酪样肺炎和大量胸腔积液患者。

(二)体征

体征取决于病变的性质范围,病变范围较小者多无异常体征;渗出性病变范围较大或干酪样坏死时可有肺实变体征,如触觉语颤增强、叩诊浊音、听诊闻及支气管呼吸音和细湿啰音。当有较大范围的纤维条索形成时,气管向患侧移位,患侧胸廓塌陷、叩诊浊音、听诊呼吸音减弱并可闻及湿啰音。结核性胸膜炎有胸腔积液体征。支气管结核可有局限性哮鸣音。

(三)发病过程和临床类型

1.原发性肺结核

指初次感染即发病的肺结核病,含原发复合征和支气管淋巴结结核。多见于儿童,或边远山区、农村初进城市的未受感染的成年人。多有结核病密切接触史,结核菌素试验多呈强阳性。

首次入侵呼吸道的结核菌被肺泡巨噬细胞吞噬并在其内繁殖,达到一定数量后结核菌便从中释放出来并在肺泡内繁殖,这部分肺组织即可出现结核性炎症,称为原发病灶。原发病灶中的结核菌沿着肺内引流淋巴管到达肺门淋巴结，引起淋巴结肿大。原发病灶和肿大的气管支气管淋巴结合称为原发复合征，X 线胸片表现为哑铃型阴影。若 X 线仅显示肺门或纵隔淋巴结肿大，则又称为支气管淋巴结结核。此时机体尚未形成特异性免疫力，病菌沿所属淋巴管到肺门淋巴结，进而入血，可形成早期菌血症。4～6 周后免疫力形成，上述病变可迅速被控制，原发灶和肺门淋巴结炎症自行吸收消退或仅遗留钙化灶，播散到身体各脏器的病灶也逐渐愈合。大多数原发性肺结核症状多轻微而短暂，类似感冒，如低热、轻咳、食欲减退等，数周好转。病灶好发于通气良好的肺区如肺上叶下部和下叶上部，很少排菌。但少数原发性肺结核体内仍有少量结核菌未被消灭，可长期处于休眠，成为继发性结核的潜在来源。

若原发感染机体不能建立足够的免疫力或变态反应强烈，则发展为原发性肺结核病。少数严重者肺内原发病灶可发展为干酪样肺炎；淋巴结干酪样坏死破入支气管引起支气管结核和沿支气管的播散；早期菌血症或干酪样病变侵及血管可引起血行播散型肺结核。

2.血行播散型肺结核

该型结核多发生在免疫力极度低下者，特别是营养不良、患传染病和长期应用免疫抑制剂导致抵抗力明显下降时。急性血行播散型肺结核多由原发性肺结核发展而来，以儿童多见，因一次性或短期内大量结核菌侵入血循环，侵犯肺实质，形成典型的粟粒大小的结节（急性粟粒型肺结核）。起病急，全身毒血症状重，如持续高热、盗汗、气急、发绀等。临床表现复杂多变，常并发结核性脑膜炎和其他脏器结核。若人体抵抗力较强，少量结核菌分批经血流进入肺部，则形成亚急性、慢性血行播散型肺结核，病变局限于肺的一部分，临床可无明显中毒症状，病情发展也较缓慢。急性血行播散型肺结核 X 线胸片显示双肺满布粟粒状阴影，大小、密度和分布均匀，结节直径 2 mm 左右。X 线胸片显示双上、中肺野对称性分布，大小不均匀、新旧不等病灶，则为亚急性或慢性血行播散型肺结核。

3.继发型肺结核

这是由于原发性结核感染后的潜伏病灶内结核菌重新活动、繁殖和释放而发生的结核病（内源性感染），极少数可以是外源性结核菌的再感染（外源性感染）。可发生于原发感染后的任何年龄，多发生在青春期女性、营养不良、抵抗力弱的群体以及免疫功能受损的患者。此时人体对结核菌有一定的免疫力，病灶多局限于肺内，好发于上叶尖后段和下叶背段。结核菌一般不播散至淋巴结，也很少引起血行播散，但肺内局限病灶处炎症反应剧烈，容易发生干酪样坏死及空洞，排菌较多，有传染性，是防治工作的重点。由于免疫和变态反应的相互关系及治疗措施等因素的影响，继发型肺结核病在病理和 X 线形态上有多形性，分述如下。

（1）浸润性肺结核：在继发型肺结核中最多见。病变多发生在肺尖和锁骨下。X 线胸片显示为小片状或斑点状阴影，可融合形成空洞。渗出性病变易吸收，纤维干酪增殖病变吸收很慢，可长期无变化。

（2）空洞性肺结核：空洞形态不一，多呈虫蚀样空洞。空洞型肺结核多有支气管散播病变，临床表现为发热、咳嗽、咳痰和咯血等，患者痰中经常排菌。应用有效的化学治疗后，出现空洞不闭合，但长期多次查痰阴性，空洞壁由纤维组织或上皮细胞覆盖，诊断为"净化空洞"。但有些患者空洞还残留一些干酪组织，长期多次查痰阴性，临床上诊断为"开放菌阴综合征"，仍须随访。

（3）结核球：多由于酪样病变吸收和周边纤维膜包裹或干酪空洞阻塞性愈合而形成。结核球内有钙化灶或液化坏死形成空洞，同时 80％以上结核球有卫星灶，直径在 2～4 cm，多小于3 cm，可作为诊断和鉴别诊断的参考。

（4）干酪样肺炎：发生在机体免疫力低下、体质衰弱，大量结核分枝杆菌感染的患者，或有淋巴结支气管瘘，淋巴结内大量干酪样物质经支气管进入肺内而发生。大叶性干酪样肺炎症状体征明显，可有高热、盗汗、咳嗽、发绀、气急等。X 线呈大叶性密度均匀的磨玻璃状阴影，逐渐出现溶解区，呈虫蚀样空洞，可有播散病灶，痰中能查出结核菌。小叶性干酪样肺炎的症状和体征都比大叶性干酪样肺炎轻，X 线呈小斑片播散病灶，多发生在双肺中下部。

（5）纤维空洞性肺结核：肺结核未及时发现或治疗不当，使空洞长期不愈，出现空洞壁增厚和广泛纤维化，随机体免疫力的高低，病灶吸收、修复与恶化交替发生，形成纤维空洞。特点是病程长、反复进展恶化，肺组织破坏重，肺功能严重受损，由于肺组织广泛纤维增生，造成肺门抬高，肺纹理呈垂柳样，纵隔向患侧移位，健侧呈代偿性肺气肿。X 线胸片可见一侧或两侧有单个或多个纤维厚壁空洞，多伴有支气管散播病灶和明显的胸膜肥厚。结核菌检查长期阳性且常耐药。常并发慢性支气管炎、肺气肿、支气管扩张，继发肺部感染和肺源性心脏病。若肺组织广泛破坏，纤维组织大量增生，可导致肺叶全肺收缩，称"毁损肺"。初治时给予合理化学治疗，可预防纤维空洞的发生。

（四）其他表现

少数患者可以有类似风湿热样表现，称为结核性风湿症。多见于青少年女性，常累及四肢大关节，在受累关节附近可见结节性红斑或环形红斑，间歇出现。重症或血行播散型肺结核可有贫血、白细胞数减少，甚至三系同时降低，属于骨髓抑制，被称为"骨髓痨"。

七、辅助检查

1.痰结核菌检查

这是确诊肺结核、制订化学治疗方案和考核治疗效果的主要依据。每一个有肺结核可疑症状或肺部有异常阴影的患者都必须查痰。有痰涂片和痰培养。痰菌阳性肯定属活动性肺结核且病人具有传染性。肺结核患者的排菌具有间断性和不均匀性的特点，所以要多次查痰。通常初诊患者要送 3 份痰标本，包括清晨痰、夜间痰和即时痰，如夜间无痰，宜在留清晨痰后2～3 小时再留一份痰标本。复诊患者每次送 2 份痰标本。

2.影像学检查

（1）胸部 X 线检查：是肺结核的必备检查，可以早期发现肺结核，判断病变的部位、范围、性质、有无空洞或空洞大小、洞壁厚薄等。胸片上表现为边缘模糊不清的斑片状阴影，可有中心溶解和空洞（除净化空洞外），或出现散播病灶均为活动性病灶。胸片表现为钙化、硬结或纤维化，痰检查不排菌，无任何症状，为无活动性肺结核。

（2）肺部 CT：可发现微小或隐蔽性病灶，于诊断困难病例有重要参考价值。

3.结核菌素（简称结素）皮肤试验

该试验用于检查结核菌感染，不能检出结核病。试验方法是：我国推广国际通用的皮内注射法（Mantoux 法），将纯蛋白衍化物（purified protein derivative，PPD）0.1 ml（5 IU）PPD 原液注入左前臂屈侧上中三分之一交界处，使局部形成皮丘，48～96 h（一般为 72 h）观察和记录结果,手指轻摸硬结边缘,测量皮肤硬结的横径和纵径,得出平均直径=(横径+纵径)/2,而不是测量红晕的直径。硬结是特异性变态反应,红晕是非特异性变态反应。硬结直径不大于 4 mm 为阴性,5～9 mm 为弱阳性,10～19 mm 为阳性,不少于 20 mm 或不足 20 mm 但局部有水疱和淋巴管炎为强阳性。

结核菌素试验反应愈强,对结核病的诊断,特别是对婴幼儿的结核病诊断愈重要。TST 阳性仅表示曾有结核菌感染,并不一定是现症病人,但在 3 岁以下婴幼儿按活动性结核病论,应进行治疗。成人强阳性反应提示活动性肺结核病可能,应进一步检查。如果 2 年内结核菌素反应从小于 10 mm 增加至 10 mm 以上,可认为有新近感染。

阴性反应结果的儿童,一般来说,表明没有受过结核菌的感染,可以除外结核病。阴性还可见于:①结核感染后 4～8 周以内,处于变态反应前期;②免疫力下降或免疫受抑制,如应用糖皮质激素或免疫抑制剂、淋巴细胞免疫系统缺陷、麻疹、百日咳、严重结核病和危重病人。

4.其他检查

活动性肺结核可有血沉增快,血常规白细胞计数可在正常范围或轻度增高。急性粟粒型肺结核时白细胞计数降低或出现类白血病反应。严重病例常有继发性贫血。纤维支气管镜检查对支气管结核的诊断有重要价值。对疑有肺结核而痰标本不易获取的儿童或痰涂阴的肺结核病患者可进行抗原抗体检测。

八、诊断要点

根据结核病的症状和体征、肺结核接触史,结核结核菌素试验、影像学检查、痰结核菌检查和纤维支气管镜检,多可做出诊断。凡咳嗽持续 2 周以上、咯血、午后低热、乏力、盗汗、女性月经不调或闭经,有开放性肺结核密切接触史,或看结核病的诱因尤其是糖尿病、免疫抑制性疾病、长期接受激素或免疫抑制剂治疗者,应考虑肺结核的可能性,需进行痰结核菌和胸部 X 线检查。如诊断为肺结核,应进一步明确有无活动性,活动性病变必须给予治疗。明确是否排菌,及时给予隔离治疗。

(一)肺结核病分类标准

按 2004 年我国实施新的结核病分类标准,肺结核病可分为:原发性肺结核病(Ⅰ型)、血行播散型肺结核病(Ⅱ型)、继发型肺结核病(Ⅲ型)、结核性胸膜炎(Ⅳ型)、其他肺外结核病(Ⅴ型)。肺结核对肺功能的损害,与病变的类型有关。原发型肺结核、血行播散型肺结核、浸润性肺结核,经治疗后对肺功能的影响不大;干酪性肺炎、纤维空洞性肺结核则可导致不同程度的肺功能损害。

(二)菌阴肺结核病

菌阴肺结核为 3 次痰涂片及 1 次培养阴性的肺结核,诊断标准:①典型肺结核临床症状和胸部 X 线表现;②抗结核治疗有效;③临床可排除其他非结核性肺部疾患;④PPD(5 IU)强阳性,血清抗结核抗体阳性;⑤痰结核菌 PCR 和探针检查呈阳性;⑥肺外组织病理证实结核病变;⑦支气管肺泡灌洗液中检出抗酸分枝杆菌;⑧支气管或肺部组织病理证实结核病变。具备①～⑥中 3 项或⑦～⑧中任何 1 项可确诊。

(三)肺结核病的记录方式

按结核病分类、病变部位、范围、痰菌情况、化学治疗史程序书写。可在化学治疗史后顺序书写并发症(如支扩)、并存病(如糖尿病)、手术(如肺切除术后)等。

记录举例：纤维空洞性肺结核双上涂(＋),复治,肺不张糖尿病肺切除术后。

有下列情况之一者为初治：①未开始抗结核治疗的病人；②正进行标准化疗治疗方案用药而未满疗程的患者；③不规则化学治疗未满 1 个月的患者。

有下列情况之一者为复治：①初治失败的患者；②规则用药满疗程后痰菌又复阳的病人；③不规律化学治疗超过 1 个月的患者；④慢性排菌患者。

九、治疗要点

(一)化学药物治疗

目标是杀菌、防止耐药菌产生,最终灭菌,杜绝复发。

1.原则

早期、联合、适量、规律和全程。整个治疗方案分强化和巩固两个阶段。

(1)早期：一旦发现和确诊结核后均应立即给予化学治疗。早期化学治疗有利于迅速发挥化学药的杀菌作用,使病变吸收和减少传染性。

(2)联合：根据病情及抗结核药的作用特点,联合使用两种以上抗结核药物,以提高疗效,同时通过交叉杀菌作用减少或防止耐药菌的产生。

(3)适量：严格遵照适当的药物剂量用药,药物剂量过低不能达到有效血浓度,剂量过大易发生药物毒副反应。

(4)规律、全程：用药不规则、未完成疗程是化疗失败的最重要原因之一。病人必须严格遵照医嘱要求规律用药,保证完成规定的治疗期。

2.常用抗结核病药物

根据抗结核药物抗菌作用的强弱,可分为杀菌剂和抑菌剂。血液中(包括巨噬细胞内)药物浓度在常规剂量下,达到试管内最低抑菌浓度的 10 倍以上时才能起杀菌作用,否则仅有抑菌作用。

(1)异烟肼(INH)和利福平(RFP)：对巨噬细胞内外代谢活跃、持续繁殖或近乎静止的结核菌均有杀菌作用,称全杀菌剂。INH 是肼化的异烟酸,能抑制结核菌叶酸合成,可渗透入全身各组织中,为治疗肺结核的基本药物之一。RFP 属于利福霉素的衍生物,通过抑制 RNA 聚合酶,阻止 RNA 合成发挥杀菌活性。利福霉素其他衍生物利福喷汀(RFT)、利福布汀(RBT)疗效与 RFP 相似。

(2)链霉素(SM)和吡嗪酰胺(PZA)：SM 对巨噬细胞外碱性环境中结核分枝杆菌作用最强,对细胞内结核分枝杆菌作用较小。PZA 能杀灭巨噬细胞内酸性环境中的结核分枝杆菌。因此,链霉素和吡嗪酰胺只能作为半杀菌剂。SM 属于氨基糖苷类,通过抑制蛋白质合成来杀菌,目前已少用,仅用于怀疑 INH 初始耐药者。PZA 为类似于 INH 的烟酸衍生物,为结核短程化疗中不可缺少的主要药物。

(3)乙胺丁醇(EMB)和对氨基水杨酸钠(PAS)：为抑菌剂。

为使治疗规范化,提高病人的依从性,近年来有固定剂量复合剂出现,主要有卫非特(INH＋RFP＋PZA)和卫非宁(INH＋RFP)。

3.化学治疗的生物机制

（1）作用：结核菌根据其代谢状态分为 A、B、C、D 四群。A 菌群快速繁殖,多位于巨噬细胞外和空洞干酪液化部分,占结核分枝杆菌的绝大部分。由于细菌数量大,易产生耐药变异菌。B 菌群处于半静止状态,多位于巨噬细胞内酸性环境中和空洞壁坏死组织中。C 菌群处于半静止状态,可有突然间歇性短暂的生长繁殖。D 菌群处于休眠状态,不繁殖,数量很少。随着药物治疗作用的发挥和病变变化,各菌群之间也互相变化。通常大多数抗结核药物可以作用于 A 菌群,异烟肼和利福平具有早期杀菌作用,在治疗 48 h 内迅速杀菌,使菌群数量明显减少,传染性减少或消失,痰菌阴转。B 和 C 菌群由于处于半静止状态,抗结核药物的作用相对较差,有"顽固菌"之称。杀灭 B 和 C 菌群可以防止复发。抗结核药物对 D 菌群无作用,须依赖机体免疫机制加以消除。

（2）耐药性：耐药性分为先天耐药和继发耐药。先天耐药为结核分枝杆菌在自然繁殖中,由于染色体基因突变而出现的极少量天然耐药菌。单用一种药物可杀死大量敏感菌,但天然耐药菌却不受影响,继续生长繁殖,最终菌群中以天然耐药菌为主,使该抗结核药物治疗失败。继发耐药是药物与结核分枝杆菌接触后,有的细菌发生诱导变异,逐渐能适应在含药环境中继续生存,因此,强调在联合用药的条件下,也不能中断治疗,短程疗法最好应用全程督导化疗。

（3）间歇化学治疗：结核分枝杆菌与不同药物接触后产生不同时间的延缓生长期。如接触异烟肼和利福平 24h 后分别可有 6～9 天和 2～3 天的延缓生长期。在结核分枝杆菌重新生长繁殖前再次投以高剂量药物,可使细菌持续受抑制直至最终被消灭。

（4）顿服：抗结核药物血中高峰浓度的杀菌作用要优于经常性维持较低药物浓度水平的情况。每天剂量 1 次顿服要比每天 2 次或 3 次服用所产生的高峰血药浓度高 3 倍。

4.化学治疗方案

在全面考虑到化疗方案的疗效、不良反应、治疗费用、患者接受性和药源供应等条件下,执行全程督导短程化学治疗（directly observed treatment short-course,DOTS）管理,有助于提高病人在治疗过程的依从性,达到最高治愈。

（二）对症治疗

1.咯血

咯血是肺结核的常见症状,在活动性和痰涂阳肺结核患者中,咯血症状分别占 30% 和 40%。咯血处置要注意镇静、止血,患侧卧位,预防和抢救因咯血所致的窒息并防止肺结核播散。

2.毒性症状

结核病的毒性症状在合理化疗 1～2 周内可很快减轻或消失,无须特殊处理。结核毒性症状严重者可考虑在有效抗结核药物治疗的情况下加用糖皮质激素。使用剂量依病情而定,一般用泼尼松口服每日 20 mg,顿服,1～2 周,以后每周递减 5 mg,用药时间为 4～8 周。

（三）手术治疗

适应证是经合理化学治疗无效,多重耐药的厚壁空洞、大块干酪灶、结核性脓胸、支气管胸膜瘘和大咯血保守治疗无效者。

肺结核经积极治疗可望临床治愈。愈合的方式因病变性质、范围、类型、治疗是否合理及机体免疫功能等差异而不同,可有吸收(消散)、纤维化、钙化、形成纤维干酪灶、空洞愈合。上述各种形式的愈合使病灶稳定,并停止排菌,结核毒性症状可完全消失,但病灶内仍可能有结核分枝杆菌存活,并有再次活跃、繁殖而播散的可能。若病灶彻底消除,包括完全吸收或手术切除,或在上述愈合方式中确定病灶内已无结核分枝杆菌存活则为痊愈。

十、主要护理诊断/问题

(1)体温过高:与结核分枝杆菌感染有关。

(2)疲乏:与结核病毒性症状有关。

(3)焦虑:与呼吸道隔离或不了解疾病的预后有关。

(4)营养失调:低于机体需要量,与机体消耗增加、食欲减退有关。

(5)知识缺乏:缺乏配合结核病药物治疗的知识。

(6)潜在并发症:大咯血、窒息、胸腔积液、气胸。

十一、护理措施

1.休息与活动

结核病毒性症状明显或病灶处于高度活动状态时,或有咯血、大量胸腔积液等,应卧床休息。恢复期可适当增加户外活动,如散步、打太极拳、做保健操等,加强体质锻炼,充分调动人体内在的自身康复能力,增加机体免疫力。轻症病人在坚持化学治疗的同时,可进行正常工作,但应避免劳累和重体力劳动,保证充足的睡眠,做到劳逸结合。

2.饮食护理

肺结核病是慢性消耗性疾病,需指导病人采取高热量、高蛋白(1.5~2.0 g/kg)、富含维生素饮食。病人每天应补充鱼、肉、蛋、牛奶、豆制品等含蛋白质食物,以增加机体的抗病能力及修复能力。每天摄入一定量的新鲜蔬菜和水果,以补充维生素。维生素 C 有减轻血管渗透性的作用,可以促进渗出病灶的吸收;维生素 B 对神经系统及胃肠神经有调节作用,可促进食欲。鼓励患者多饮水,以弥补发热、盗汗造成的水分丢失。

3.用药护理

结核病化疗的成功取决于遵循正确的化疗原则和合理的选用药物。护士应帮助病人及家属系统了解有关抗结核药物治疗的知识,督促病人遵医嘱规律全程服药。不漏服、不随意停药或自行更改方案,以免产生耐药性造成化疗失败。遵医嘱在用药前及用药疗程中定期检查肝功能和听力、视力情况,观察抗结核药物不良反应。不良反应常在治疗初 2 个月内发生,如出现巩膜黄染、肝区疼痛、胃肠不适、眩晕、耳鸣等不良反应要及时与医生联系,不要自行停药,大部分不良反应经相应处理可以完全消失。

4.心理护理

肺结核病患者常有自卑、焦虑、悲观等负性心理。护士应加强对患者及家属的心理咨询和卫生宣教,告之肺结核的病因明确,有成熟的预防和治疗手段,只要切实执行,本病大部分可获临床治愈或痊愈。消除患者的负性情绪,使其保持良好心态,积极配合治疗。一般来说,痰涂阴性和经有效抗结核治疗 4 周以上的病人,没有传染性或只有极低的传染性,应鼓励病人过正常的家庭和社会生活,有助于减轻肺结核病人的社会隔离感和因患病引起的焦虑情绪。

5.消毒与隔离

①涂阳肺结核病人住院治疗时需进行呼吸道隔离,室内保持良好通风,阳光充足,每天用紫外线消毒;②对病人进行治疗护理时要戴口罩,收集痰液时戴手套,接触痰液后用流水清洗双手;留置于容器中的痰液须经灭菌处理再丢弃;③告诫病人注意个人卫生,严禁随地吐痰,不可面对他人打喷嚏或咳嗽,以防飞沫传播。在咳嗽或打喷嚏时,用双层纸巾遮住口鼻,纸巾焚烧处理;外出时戴口罩;④餐具煮沸消毒或用消毒液浸泡消毒,同桌共餐时使用公筷,以预防传染;⑤被褥、书籍在烈日下暴晒6 h以上。

十二、健康教育

肺结核病程长、易复发和具有传染性,必须长期随访,掌握病人从发病、治疗到治愈的全过程。早期发现病人并登记管理,及时给予合理化学治疗和良好护理,是预防结核病疫情的关键。

(1)疾病知识指导:应对病人和家属进行结核病知识的宣传和教育。一旦有肺结核可疑征象时及早就医,以早期发现结核病、早治疗。教会病人和家属有关消毒和隔离的知识,使病人养成不随地吐痰的卫生习惯,饮食采取分餐制,避免传染他人。居住环境注意保持通风、干燥,有条件尽可能与家人分室、分床就寝,若无条件可分头睡,单独有一套用物。密切接触者应定期到医院进行有关检查,必要时给予预防性治疗。对受结核分枝杆菌感染易发病的高危人群,如HIV感染者、硅肺、糖尿病等,可应用预防性化学治疗。儿童及青少年接种卡介苗(活的无毒力牛型结核分枝杆菌疫苗),使人体产生对结核分枝杆菌的获得性免疫力。卡介苗不能预防感染,但可减轻感染后的发病与病情。

(2)日常生活调理:嘱病人戒烟、戒酒。保证营养的补充。合理安排休息,避免劳累;避免情绪波动及呼吸道感染。以促进身体的康复,增加抵抗疾病的能力。

(3)用药指导:强调坚持规律、全程、合理用药的重要性,取得病人与家属的主动配合,使DOTS能得到顺利完成。定期复查胸片、痰结核菌和肝、肾功能,了解治疗效果和病情变化。

第三节　支气管哮喘

支气管哮喘是由多种细胞(如嗜酸性粒细胞、肥大细胞、T淋巴细胞、中性粒细胞、气道上皮细胞等)和细胞组分参与的气道慢性炎性疾病。这种慢性炎症与气道高反应性相关,通常出现广泛多变的可逆性气流受限,并引起反复发作性的喘息、气急、胸闷或咳嗽等症状,常在夜间和(或)清晨发作、加剧,多数患者可自行缓解或经治疗缓解。

【病因与发病机制】

1.病因

哮喘的病因还不十分清楚,患者个体过敏体质及外界环境的影响是发病的危险因素。环境因素中主要包括某些激发因素,如尘螨、花粉、真菌、动物毛屑、二氧化硫、氨气等各种特异和非特异性吸入物;感染,如细菌、病毒、原虫、寄生虫等;食物,如鱼、虾、蟹、蛋类、牛奶等;药物,如普萘洛尔(心得安)、阿司匹林等;气候变化、运动、妊娠等都可能是哮喘的激发因素。

2.发病机制

哮喘的发病机制不完全清楚,可概括为免疫-炎症反应、神经机制和气道高反应性及其相互作用。

【临床表现】

1.症状

为发作性伴有哮鸣音的呼气性呼吸困难或发作性胸闷和咳嗽。严重者被迫采取坐位或呈端坐呼吸,干咳或咳大量白色泡沫痰,甚至出现发绀等,有时咳嗽可为唯一的症状(咳嗽变异型哮喘)。哮喘症状可在数分钟内发作,经数小时至数天,用支气管舒张药或自行缓解。某些患者在缓解数小时后可再次发作。在夜间及凌晨发作和加重常是哮喘的特征之一。

2.体征

发作时胸部呈过度充气状态,有广泛的哮鸣音,呼气音延长。但在轻度哮喘或非常严重哮喘发作,哮鸣音可不出现。心率增快、奇脉、胸腹反常运动和发绀常出现在严重哮喘患者中。非发作期体检可无异常。

【辅助检查】

1.痰液检查

涂片在显微镜下可见较多嗜酸性粒细胞。

2.呼吸功能检查

(1)通气功能检测:在哮喘发作时呈阻塞性通气功能改变,呼气流速指标均显著下降,1秒钟用力呼气容积、1秒率[1秒钟用力呼气量占用力肺活量比值(FEV1/FVC%)]以及最高呼气流量(PEF)均减少。肺容量指标可见用力肺活量减少、残气量增加、功能残气量和肺总量增加,残气占肺总量百分比增高。缓解期上述通气功能指标可逐渐恢复。病变迁延、反复发作者,其通气功能可逐渐下降。

(2)支气管激发试验(bronchial provocation test,BPT)用以测定气道反应性。吸入激发剂后其通气功能下降、气道阻力增加。运动亦可诱发气道痉挛,使通气功能下降。一般适用于通气功能在正常预计值的70%以上的患者。如FEV1下降不低于20%,可诊断为激发试验阳性。

(3)支气管舒张试验(bronchial dilation test,BDT)用以测定气道可逆性。有效的支气管舒张药可使发作时的气道痉挛得到改善,肺功能指标好转。常用吸入型的支气管舒张药如沙丁胺醇、特布他林及异丙托溴铵等。舒张试验阳性诊断标准:①FEV1较用药前增加12%或以上,且其绝对值增加200 ml或以上;②PEF较治疗前增加每分钟60 L或增加不低于20%。

(4)呼气峰流速(PEF)及其变异率测定:PEF可反映气道通气功能的变化。哮喘发作时PEF下降。此外,由于哮喘有通气功能时间节律变化的特点,常于夜间或凌晨发作或加重,使其通气功能下降。若24小时内PEF或昼夜PEF波动率不低于20%,也符合气道可逆性改变的特点。

3.动脉血气分析

哮喘发作时由于气道阻塞且通气分布不均,通气/血流比值失衡,可致肺泡-动脉血氧分压差($PA-aDO_2$)增大;严重发作时可有缺氧,PaO_2降低,由于过度通气可使$PaCO_2$下降,pH值上升,表现呼吸性碱中毒。若重症哮喘,病情进一步发展,气道阻塞严重,可有缺氧及 CO_2 潴留,$PaCO_2$ 上升,表现呼吸性酸中毒。若缺氧明显,可合并代谢性酸中毒。

4.胸部 X 线检查

早期在哮喘发作时可见两肺透亮度增加,呈过度通气状态;在缓解期多无明显异常。如并发呼吸道感染,可见肺纹理增加及炎性浸润阴影。同时要注意肺不张、气胸或纵隔气肿等并发症的存在。

5.特异性变应原的检测

哮喘患者大多数伴有过敏体质,对众多的变应原和刺激物敏感。测定变应性指标结合病史有助于对患者的病因诊断和脱离致敏因素的接触。

【治疗原则】

目前尚无特效的治疗方法,但长期规范化治疗可使哮喘症状能得到控制,减少复发乃至不发作。

1.脱离变应原

2.药物治疗

(1)缓解哮喘发作:此类药物主要作用为舒张支气管,故也称支气管舒张药。

1)β_2 肾上腺素受体激动药(简称 β_2 激动药):β_2 激动药是控制哮喘急性发作的首选药物。常用的短效 β 受体激动药有沙丁胺醇、特布他林和非诺特罗,作用时间为 4~6 小时。长效 β_2 受体激动药有福莫特罗、沙美特罗及丙卡特罗,作用时间为 10~12 小时。

2)抗胆碱药:吸入抗胆碱药如异丙托溴铵,为胆碱能受体(M 受体)拮抗药,可以阻断节后迷走神经通路,降低迷走神经兴奋性而起舒张支气管作用,并有减少痰液分泌的作用。与 β_2 受体激动药联合吸入有协同作用,尤其适用于夜间哮喘及多痰的患者。

3)茶碱类:是目前治疗哮喘的有效药物。茶碱与糖皮质激素合用具有协同作用。口服给药:包括氨茶碱和控(缓)释茶碱,后者因其昼夜血药浓度平稳,不良反应较少,且可维持较好的治疗浓度,平喘作用可维持 12~24 小时,可用于控制夜间哮喘。最好在用药中监测血浆氨茶碱浓度,其安全有效浓度为 6~15 $\mu g/\ ml$。

(2)控制或预防哮喘发作:此类药物主要治疗哮喘的气道炎症,亦称消炎药。由于哮喘的病理基础是慢性非特异性炎症,糖皮质激素是当前控制哮喘发作最有效的药物。可分为吸入、口服和静脉用药。

1)吸入治疗是目前推荐长期消炎治疗哮喘的最常用方法。常用吸入药物有倍氯米松、布地奈德、氟替卡松、莫米松等,后两者生物活性更强,作用更持久。吸入治疗药物全身性不良反应少,少数患者可引起口咽念珠菌感染、声音嘶哑或呼吸道不适,吸药后用清水漱口可减轻局部反应和胃肠吸收。

2)口服剂:有泼尼松(强的松)、泼尼松龙(强的松龙)。

3)静脉用药:重度或严重哮喘发作时应及早应用琥珀酸氢化可的松,注射后 4~6 小时起作用,常用量为每日 100~400 mg,或甲泼尼龙(甲基强的松龙,每日 80~160 mg)起效时间更短(2~4 小时)。地塞米松因在体内半衰期较长、不良反应较多,宜慎用,一般为每日 10~30 mg。

4)LT调节剂:通过调节LT的生物活性而发挥消炎作用,同时具有舒张支气管平滑肌的作用,可以作为轻度哮喘的一种控制药物的选择。常用半胱氨酰LT受体拮抗药,如孟鲁司特10 mg。

3.免疫疗法

分为特异性和非特异性两种。采用特异性变应原(如螨、花粉、猫毛等)做定期反复皮下注射,剂量由低至高,以产生免疫耐受性,使患者脱(减)敏。除常规的脱敏疗法外,季节前免疫法对于一些季节性发作的哮喘患者(多为花粉致敏),可在发病季节前3~4个月开始治疗。非特异性疗法,如注射卡介苗、转移因子、疫苗等生物制品抑制变应原反应的过程,有一定辅助的疗效。

【护理】

1.评估

(1)病史。

1)患病及治疗经过:询问病人发病时的症状,如喘息、呼吸困难、胸闷或咳嗽的程度、持续时间、诱发和缓解因素。了解既往和目前的检查结果、治疗经过和病人的病情程度。了解病人对所用药物的名称、剂量、用法、疗效、不良反应等知识的掌握情况,尤其是病人能否掌握药物吸入技术,是否进行长期规律的治疗,是否熟悉哮喘急性发作先兆和正确处理方法,急性发作时有无按医嘱治疗等。评估疾病对病人日常生活和工作的影响程度。

2)评估与哮喘有关的病因和诱因:①有无接触变应原:室内是否密封窗户,是否使用毛毯、尼龙饰品,或使用空调等而造成室内空气流通减少;室内有无尘螨滋生,动物的皮毛和排泄物、花粉等;②有无主动或被动吸烟,吸入污染空气如臭氧、杀虫剂、油漆和工业废气等;③有无进食虾蟹、鱼、牛奶、蛋类等食物;④有无服用普萘洛尔、阿司匹林等药物史;⑤有无受凉、气候变化、剧烈运动、妊娠等诱发因素;⑥有无易激动、紧张、烦躁不安、焦虑等精神因素;⑦有无哮喘家族史。

3)心理-社会状况:哮喘是一种气道慢性炎症性疾病,病人对环境多种激发因子易过敏,发作性症状反复出现,严重时可影响睡眠、体力活动。应注意评估病人有无烦躁、焦虑、恐惧等心理反应。由于哮喘需要长期甚至终身防治,可加重病人及家属的精神、经济负担。注意评估病人有无忧郁、悲观情绪,以及是否对疾病失去信心等。评估家属对疾病知识的了解程度、对病人关心程度、经济情况和社区医疗服务状况等。

(2)身体评估。

1)一般状态:评估病人的生命体征和精神状态;有无失眠,有无嗜睡、意识模糊等意识状态改变,有无痛苦面容。观察呼吸频率和脉率的情况,有无奇脉。

2)皮肤和黏膜:观察口唇、面颊、耳郭等皮肤有无发绀,唇舌是否干燥,皮肤弹性是否降低。

3)胸部体征:胸部有无过度膨胀,观察有无辅助呼吸肌参与呼吸和三凹征出现。听诊肺部有无哮鸣音、呼吸音延长,有无胸腹反常运动。但应注意轻度哮喘或非常严重哮喘发作时,可不出现哮鸣音。

(3)实验室及其他检查。

1)血常规:有无嗜酸性粒细胞增高、中性粒细胞增高。

2）动脉血气分析：有无 PaO_2 降低，$PaCO_2$ 是否增高，有无呼吸性酸中毒、代谢性碱中毒。

3）特异性变异原的检测：特异性 IgE 有无增高。

4）痰液检查：涂片有无嗜酸性粒细胞，痰培养有无致病菌。

5）肺功能检查：有无 FEV1、FEV1/FVC％、VC 等下降，有无残气量、功能残气量、肺总量增加，有无残气/肺总量比值增高。

6）X 线检查：有无肺透亮度增加。若出现肺纹理增多和炎性浸润阴影，提示并发现感染。注意观察有无气胸、纵隔气肿、肺不张等并发症的征象。

2.护理要点及措施

（1）病情观察：观察病人意识状态，呼吸频率、节律、深度及辅助呼吸肌是否参与呼吸运动等，监测呼吸音、哮鸣音变化，监测动脉血气分析和肺功能情况，了解病情和治疗效果。哮喘严重发作时，如经治疗病情无缓解，做好机械通气准备工作。加强对急性期病人的监护，尤其是夜间和凌晨哮喘易发作，严密观察有无病情变化。

（2）环境与体位：有明确变应原则，应尽快脱离。提供安静、舒适、温湿度适宜的环境，保持室内清洁、空气流通。根据病情提供舒适体位，如为端坐呼吸者提供床旁桌支撑，以减少体力消耗。病室不宜摆放花草，避免使用皮毛、羽绒或蚕丝织物。

（3）氧疗护理：重症哮喘病人常伴有不同程度的低氧血症，应遵医嘱给予鼻导管或面罩吸氧，吸氧流量为每分钟 1～3 L，吸入浓度一般不超过 40％。为避免气道干燥和寒冷气流的刺激而导致气道痉挛，吸入的氧气应尽量温暖湿润。在给氧过程中，检测动脉血气分析。如哮喘严重发作，经一般药物治疗无效，或病人出现神志改变，PaO_2 低于 60 mmHg，$PaCO_2$ 高于 50 mmHg 时，应准备进行机械通气。

（4）饮食护理：约 20％的成年病人和 50％的患儿可因不适当饮食而诱发或加重哮喘，应提供清淡、易消化、足够热量的饮食，避免进食硬、冷、油煎食物，若能找出与哮喘发作有关的食物，如鱼、虾、蟹、蛋类、牛奶等，应避免食用。某些食物添加剂如酒石黄、亚硝酸盐（制作糖果、糕点中用于漂白或防腐）也可诱发哮喘发作，应当引起注意。戒酒、戒烟。哮喘急性发作时，病人呼吸增快、出汗，常伴脱水、痰液黏稠，形成痰栓阻塞小支气管加重呼吸困难。应鼓励病人每天饮水 2 500～3 000 ml，以补充丢失的水分，稀释痰液。重症者应建立静脉通道，遵医嘱及时、充分补液，纠正水、电解质和酸碱平衡紊乱。

（5）口腔与皮肤护理：哮喘发作时，病人常会大量出汗，应每天以温水擦浴，勤换衣服和床单，保持皮肤的清洁、干燥和舒适，协助并鼓励病人咳嗽后用温水漱口，保持口腔清洁。

（6）用药护理：观察药物疗效和不良反应。

1）β_2 受体激动药：指导病人按医嘱用药，不宜长期、规律、单一、大量使用。因为长期应用可引起 β_2 受体功能下降和气道反应性增高，出现耐药性。指导病人正确使用雾化吸入器，以保证药物的疗效。静脉滴注沙丁胺醇时应注意控制滴速（每分钟 2～4 μg）。用药过程观察有无心悸、骨骼肌震颤、低血钾等不良反应。

2）糖皮质激素：吸入药物治疗，全身性不良反应少，少数病人可出现口腔念珠菌感染、声音嘶哑或呼吸道不适，指导病人喷药后必须立即用清水充分漱口以减轻局部反应和胃肠吸收。口服用药宜饭后服用，以减少对胃肠道黏膜的刺激。气雾吸入糖皮质激素可减少其口服量，当用吸入剂时,通常需同时使用 2 周后再逐步减少口服量,指导病人不得自行减量或停药。

3)茶碱类:静脉注射时浓度不宜过高、速度不宜过快、注射时间宜在 10 分钟以上,以防中毒症状发生,其不良反应有恶心、呕吐等胃肠道症状、心律失常、血压降低和兴奋呼吸中枢作用,严重者可致抽搐甚至死亡,用药时监测血药浓度可减少不良反应发生,发热、妊娠、小儿或老年有心、肝、肾功能障碍及甲状腺功能亢进症者不良反应增加。合用西咪替丁(甲氰咪胍)、喹诺酮类、大环内酯类药物等可影响茶碱代谢而使其排泄减慢,应加强观察。茶碱缓(控)释片有控释材料,不能嚼服,必须整片吞服。

4)其他:色甘酸钠及尼多酸钠,少数病人吸入后可有咽喉不适、胸闷、偶见皮疹,孕妇慎用。抗胆碱药吸入后,少数病人可有口苦或干感。酮替芬有镇静、头晕、口干、嗜睡等不良反应,对高空作业人员、驾驶员、操控精密仪器者应予以强调。

(7)促进排痰:痰液黏稠者可定时给予蒸汽或氧气雾化吸入。指导病人进行有效咳嗽、协助叩背有利于痰液排出,无效者可用负压吸引器吸痰。

(8)心理护理:缓解紧张情绪:哮喘新近发生和重症发作的病人,通常感到情绪紧张,甚至惊恐不安,应多巡视病人,耐心解释病情和治疗措施,给予心理疏导和安慰,消除过度的紧张状态,对减轻哮喘发作的症状和控制病情有重要意义。

3.健康教育

(1)疾病知识指导:指导病人增加对哮喘的激发因素、发病机制、控制目的和效果的认识,以提高病人在治疗中的依从性。通过教育使病人懂得哮喘虽不能彻底治愈,但只要坚持充分的正规治疗,完全可以有效控制哮喘的发作,即病人可达到没有或仅有轻度症状,能坚持日常工作和学习。

(2)避免诱发因素:针对个体情况,指导病人有效控制可诱发哮喘发作的各种因素,如避免摄入引起过敏的食物;避免强烈的精神刺激和剧烈运动;避免持续的喊叫等过度换气动作;不养宠物;避免接触刺激性气体及预防呼吸道感染;戴围巾或口罩避免冷空气刺激;缓解期应加强体育锻炼、耐寒锻炼及耐力训练,以增强体质。

(3)自我检测病情:指导病人识别哮喘发作的先兆表现和病情加重的征象,学会哮喘发作时进行简单的紧急自我处理方法。学会利用峰流速仪来检测最大呼气峰流速(PEFR),做好哮喘日记,为疾病预防和治疗提供参考资料。峰流速仪的使用方法:取站立位,尽可能深吸一口气,然后用唇齿部分包住口含器后,以最快的速度,用 1 次最有力的呼气吹动游标滑动,游标最终停止的刻度,就是此次峰流速值。峰流速测定是发现早期哮喘发作最简便易行的方法,在没有出现症状之前,PEFR 下降,提示早期哮喘的发生。临床试验观察证实,每天测量的PEFR 与标准的 PEFR 进行比较,不仅能早期发现哮喘的发作,还能判断哮喘控制的程度和选择治疗措施。如果 PEFR 经常地、有规律地保持在 80%～100%,为安全区,说明哮喘控制理想,如果 PEFR 为 50%～80%,为警告区,说明哮喘加重需要及时调整治疗方案;如果 PEFR 低于 50%,为危险区,说明哮喘严重,需要立即到医院就诊。

(4)用药指导:哮喘病人应了解自己所用各种药物的名称、用法、用量及注意事项,了解药物的主要不良反应及如何采取相应的措施来避免。指导病人或家属掌握正确的药物吸入技术,遵医嘱使用 β_2 受体激动药和(或)糖皮质激素吸入剂。与病人共同制订长期管理、防止复发的计划。

（5）心理-社会指导:精神-心理因素在哮喘的发生发展过程中起重要作用,培养良好的情绪和战胜疾病的信心是哮喘治疗和护理的重要内容。哮喘病人的心理反应可有抑郁、焦虑、恐惧、性格改变等,应给予心理疏导,使病人保持规律的生活和乐观情绪,积极参加体育锻炼,最大程度保持劳动能力,可有效减轻病人的不良心理反应。此外,病人常有社会适应能力下降(如信心及适应能力下降、交际减少等)的表现,应指导病人充分利用社会支持系统,动员与病人关系密切的家人和朋友参与对哮喘病人的管理,为其身心健康提供各方面的支持。

第四节　支气管扩张

支气管扩张是支气管慢性异常扩张的疾病,多发于儿童或青年。大多继发于急、慢性呼吸道感染和支气管阻塞后,反复支气管炎症导致支气管管壁结构被破坏,引起支气管管腔的异常和持久扩张。临床特点为慢性咳嗽、咳大量脓痰和(或)反复咯血。

【常见病因】

支气管扩张可分为先天性与继发性两种。继发性支气管扩张的主要发病因素为急、慢性呼吸道感染,支气管阻塞。感染引起支气管管腔黏膜充血水肿,分泌物阻塞管腔,管腔变窄而引流不畅,加重感染,两者互相影响,促进支气管扩张的发生、发展。

【临床表现】

1.症状

（1）慢性咳嗽伴大量脓性痰:痰量与体位改变有关,如晨起或入夜卧床时咳嗽痰量增多,呼吸道感染急性发作时黄绿色脓痰明显增加,一日数百毫升,若有厌氧菌混合感染则有臭味。

（2）反复咯血:大多数患者有反复咯血表现,从小量痰血至大量咯血,咯血量与病情严重程度有时不一致。

（3）继发感染:支气管引流不畅,痰不易咳出,可感到胸闷不适,炎症扩展到病变周围的肺组织,出现高热、食欲缺乏、盗汗、消瘦、贫血等症状。

2.体征

一般在扩张部可听到大小不等的湿性啰音,其特点是持久存在。此外,可伴有阻塞性肺炎、肺不张或肺气肿的体征。在慢性病程的支气管扩张患者,可见杵状指(趾)及全身营养较差的情况。

【辅助检查】

1.病史

过去曾患过百日咳、麻疹、肺炎、肺结核、肺部感染史等及慢性咳嗽、咳大量脓痰和反复咯血及呼吸道感染等症状,痰液静置后分三层,细菌培养可有细菌生长。

2.听诊

肺部有局限性固定的啰音,病程长的有杵状指(趾)。

3.胸部 X 线检查

常显示肺纹理明显粗乱增多,在增多的纹理中可有管状透明区,为管壁增厚的支气管影,称为轨道征。

4.支气管造影

是诊断支气管扩张的最重要步骤,可明确病变部位、程度和范围。

【治疗原则】

1.治疗基础性疾病

对活动性肺结核伴支气管扩张症应抗结核治疗,低免疫球蛋白血症可用免疫球蛋白代替治疗。

2.控制感染

是支气管扩张急性感染期治疗的主要措施。

3.保持呼吸道通畅

(1)清除呼吸道分泌物:化痰药物,以及震动、拍背和体位引流等有助于清除呼吸道分泌物。

(2)支气管舒张药:可改善气流受限并帮助清除支气管分泌物,对伴有气道高反应性可逆性气道受限的患者常有明显疗效。

【护理】

1.评估

(1)病史。过去是否患过百日咳、麻疹、肺炎、肺结核、肺部感染史等及慢性咳嗽、咳大量脓痰和反复咯血及呼吸道感染等症状。

(2)身体状况。①有无慢性咳嗽伴大量脓性痰、咯血等症状;②观察营养状况及有无杵状指。

(3)辅助检查:听诊肺部是否有啰音,X 线检查有无肺纹理明显粗乱增多,有无轨道征。支气管造影检查有无气管扩张等。

2.护理要点及措施

(1)病情观察:观察痰液的量、颜色、性质及黏稠度,与体位关系,痰液是否有臭味、静置后是否有分层现象。观察发热、消瘦、贫血等全身症状,定时监测生命体征,记录 24 小时痰量。病情严重者注意有无缺氧情况,如气促、发绀等。观察咯血的颜色、量及性质,止血药的作用及不良反应。咯血时密切观察患者有无胸闷、烦躁不安、气急、面色苍白、大汗淋漓等窒息前症状。

(2)一般护理。

1)心理护理:以尊重、亲切的态度多与患者交谈,了解患者心理状态,解除焦虑情绪,使患者情绪稳定。

2)补充营养:给予高热量、高蛋白质、高维生素饮食。发热患者给予高热量流质饮食,多饮水,每日饮水量在 1 500～2 000 ml。做好口腔护理,以除口臭,增进食欲,减少呼吸道感染机会。

(3)专科护理。

1)指导患者有效咳嗽:患者取舒适体位,先行5～6次深呼吸,尔后于深呼气末保持张口状,连续咳嗽数次使痰液到咽部附近再用力将痰排出;或患者取坐位,两腿上置一枕头顶住腹部,咳嗽时身体前倾,头颈屈曲,张口咳痰将痰液排出。应用一次性痰杯,及时倾倒痰液。

2)采取不同体位引流:依病变部位不同,采取相应的体位,使病变部位处于高处,引流支气管开口向下。同时辅以叩背,以借助重力作用使痰液流出。每次15～20分钟,每日2～3次。引流完毕,擦干口周痰液,给予漱口,并记录排出的痰量及性质,必要时送检。引流宜在饭前进行,以免引流致呕吐。痰液黏稠者可先进行雾化吸入以提高引流效果。

3)咯血的护理:①密切观察病情变化,小量咯血时嘱患者安静休息,做好精神护理,解除紧张心理状态,可以加用小量镇静药;②大咯血的抢救护理:大量咯血时要安慰病人,保持镇静,配合医护人员积极治疗,防止窒息;首先要准备好抢救物品和药品,如吸引器、粗吸痰管、氧气、气管切开治疗包、止血药等;采取患侧卧位,头偏向一侧,尽量把血咯出,保持气道通畅,必要时可用吸痰管吸引;迅速建立静脉通路,给予垂体后叶素静脉滴入,可使全身小动脉收缩,回心血流减少,肺循环减少,制止肺的出血;静脉输入垂体后叶素应调好输入速度,观察血压的变化,速度过快易发生恶心、呕吐、血压升高、心率增快等,因此高血压、冠心病患者禁用;如果大咯血骤然停止,病人面色发青,表情呆滞,应考虑有窒息的可能,必须立即将患者置于头低足高位,拍背、用粗吸引管吸出气管内血块,必要时行气管插管或气管切开吸引,解除梗阻;同时给予输血、补液等抗休克治疗。

3.健康教育

(1)支气管扩张症的发生与呼吸道感染、支气管阻塞密切相关,因此必须向患者及家属宣传预防呼吸道感染的重要性。指导患者正确认识、对待疾病,积极配合治疗。

(2)及时治疗上呼吸道病灶,避免受凉,减少刺激性气体吸入,吸烟者应戒烟。

(3)注意口腔卫生,既可防止呼吸道感染,又能去除呼吸臭味。

(4)培养患者自我保健意识和能力,学会自我检测病情,掌握体位引流。有肺气肿者,应鼓励和指导其进行适当的呼吸运动锻炼,促进呼吸功能改善,恢复肺功能。

(5)生活起居要有规律,注意劳逸结合,保证适当休息。

(6)加强营养,保证每日所需,以增强机体抵抗力。

第五节　肺栓塞

肺栓塞是由于内源性或外源性栓子堵塞肺动脉或其他分支引起肺循环障碍的临床综合征。当栓子为血栓时,称为肺血栓栓塞症。栓子的来源通常为血栓,也可以是脂肪、空气或其他外源性物质。

【评估】

1.一般评估

神志,生命体征,皮肤等。

2.专科评估

评估患者咳嗽、咯血、胸痛、气促、呼吸困难、发绀情况以及动脉血气分析、胸片、超声心动图等实验检查项目。

【护理要点】

1.一般护理

（1）环境：保持室内清洁、整齐、安静、室温 20℃ 左右，空气相对湿度 70%，紫外线空气消毒，每日 2 次，每次 1 小时，为患者创造良好和谐的环境。

（2）饮食护理：患者进低脂、清淡饮食，保持大便通畅，避免便秘、咳嗽等，以免增加腹腔压力，影响下肢静脉血回流，溶栓术后患者应食用蛋白质、维生素、纤维素含量高的软食，如奶制品、蛋类、豆制品，禁食硬、辣等刺激性的食物，少食用油腻、高胆固醇的食物。鼓励患者在卧床期间多饮水，以防止血液黏稠。应用华法林抗凝药物治疗时，不可多食用对其有影响的食物，如卷心菜、萝卜、咖啡、菠菜等。

（3）休息和体位：下肢深静脉血栓形成的患者，应抬高患肢，保持患肢高于心脏水平面 20～30 cm，以利于静脉血液回流，减轻患肢肿胀。急性期患者应绝对卧床休息，严禁挤压、按摩、热敷患肢，防止血栓脱落，造成再次栓塞。

（4）基础护理：保持口腔清洁，做好口腔护理，密切观察患者口腔黏膜及牙龈有无出血情况。保持床单整洁、舒适，每 2 小时协助患者翻身，预防压疮发生。

（5）保持呼吸道通畅：根据血气分析化验结果，给予氧气吸入。保持呼吸道的通畅，及时吸痰，以防痰液堵塞，有舌后坠时，可口咽通气道解除呼吸困难，必要时协助医生气管插管并使用呼吸机。

给氧原则：①氧分压的正常值 80～100 mmHg，二氧化碳分压的正常值 35～45 mmHg；②氧分压低于 60 mmHg，二氧化碳分压正常，给予高流量吸氧；③氧分压低于 60 mmHg，二氧化碳分压高于 50 mmHg，给予低流量吸氧。

2.病情观察

（1）密切观察患者的病情变化，如生命体征、神志、四肢皮肤颜色的变化，防止急性大块肺栓塞引起休克、猝死。如患者突然发生呼吸急促、发汗和烦躁不安等，应及时处置并给予高流量吸氧 4～6 L/min，以纠正低氧血症，保持呼吸道通畅，观察缺氧状态是否改善，严密监护，监测生命体征，心电图、血气及血氧饱和度（SPO_2）变化。

（2）密切观察右心功能和血压的情况，胸痛时给予患侧卧位，监测呼吸、心率、血压、静脉压及血气的变化。

（3）及时准确记录 24 小时出入量。

（4）观察痰液的性状、颜色及量，及时留取标本。

3.用药护理

密切观察各种药物的效果及不良反应，如抗生素类引起各种反应，溶栓药（尿激酶）、抗凝药物（华法林、低分子肝素）引起出血现象，血管扩张药引起直立性低血压等。

（1）应用尿激酶溶栓的护理。

1）绝对卧床休息，避免搬动。

2)尿激酶不得用酸性液体稀释,应现配现用,在静脉灌注过程中要准确调节输液泵的灌注速度。

3)注意观察患者皮肤黏膜、齿龈、胃肠道有无出血,注射部位有无血肿,避免不必要的肌内注射,静脉穿刺时尽量做到一针见血,拔针后按压时间要适当延长。

4)要定时测定出凝血时间、凝血酶原时间及大便隐血试验。

5)做好抗凝期间的自我护理指导。发现出血倾向,要及时报告医师,及时给予处理。溶栓后绝对卧床休息1周,1周后可做床上活动,10天左右下床做床边活动,勿劳累,软质饮食。

(2)应用抗凝药物的护理。

1)给予华法林口服,低分子肝素腹壁皮下注射,这两种药物均易引起出血,因此,用药期间应注意观察有无出血倾向,协助医生定期监测出凝血时间,凝血酶原时间一般控制在18~24秒,国际化标准比率在2~3小时停用低分子肝素,注意严格遵医嘱服药,不要随意增减药物剂量,护士要告知患者预防出血的措施,如不要挖鼻,避免碰撞,不要用锋利剃须刀,保持大便通畅。

2)低分子肝素腹壁皮下注射的方法:注射部位在脐左右10 cm范围内,注射时一手捏起皮肤,形成皱褶,另一手持针垂直刺入1 cm,回抽无回血后方可注射药物,注射后用棉球按压。

4.抢救药品及设备的准备

迅速准备好抢救药品如溶栓、止血、升压、抗心律失常、镇静药等;备好除颤仪及呼吸机等急救设备。

5.心理护理

本病病情急,病程长,易复发,死亡率高。患者有一种恐惧感,加之剧烈胸痛,患者出现情绪低落、烦躁、易怒、焦虑,甚至出现对抗心理。根据患者的心理特点,引导他们正确对待疾病与治疗护理的关系,照顾、体贴、全面了解患者,使他们看到希望,指导如何预防疾病复发,消除患者紧张恐惧心理,使其增强战胜疾病的信心,积极配合治疗。

【健康教育】

(1)有高血脂、糖尿病等高血液凝固史的患者应积极治疗原发病。

(2)对血栓形成危险性明显的患者,指导患者使用抗凝药,防止血栓形成。

(3)抗凝药终身服用,告知患者定期复查,坚持服药。

(4)指导患者自我监测病情,一旦出现出血现象及时就诊,不参加易造成外伤的活动。

(5)合理膳食,保证饮水量。

第六节　原发性支气管肺癌

肺癌发生于支气管黏膜上皮亦称支气管肺癌。肺癌一般指的是肺实质部的癌症,通常不包含其他胸膜起源的中胚层肿瘤,或者其他恶性肿瘤如类癌、恶性淋巴瘤或是转移自其他来源的肿瘤。

【评估】

1.一般评估

神志,生命体征、皮肤、饮食、睡眠、大小便等。

2.专科评估

评估患者有无咳嗽、咳痰、发绀、呼吸困难、疼痛、发热等。

【护理要点】

1.一般护理

(1)环境:保持病室安静、舒适,保持空气流通、新鲜,保持适宜的温度和湿度,并做好患者的安全管理。

(2)体位:保证患者充分休息,采取舒适卧位,呼吸困难者取患侧卧位或坐位。

(3)饮食和营养:给予高蛋白、高热量、高维生素、易消化的饮食,根据病情的不同采取经口食入或鼻饲,保证营养的供给。必要时酌情输血、血浆、复方氨基酸等,以增加患者的免疫力。

(4)基础护理:做好皮肤护理、口腔护理,协助生活护理,保持良好卫生。

(5)保持呼吸道通畅。

1)指导患者有效咳嗽、咳痰,痰液黏稠者,可给予超声雾化吸入,雾化液中加入抗生素、祛痰药和解痉平喘药,每日 2～3 次,给予拍背或振荡排痰仪,促进排痰;对意识不清或无力咳痰患者必要时可行鼻导管吸痰或支气管镜吸痰。并发肺炎者应积极抗感染治疗,出现呼吸衰竭时,需机械辅助呼吸。

2)氧疗护理:间断吸氧,氧流量每分钟 2～3 L,浓度 29％～33％。

2.病情观察

密切观察生命体征及意识的变化,肺癌晚期患者常有肿瘤不同部位的转移,引起不同症状,应注意观察并给予相应的护理。

3.对症护理

(1)疼痛护理时采取体表止痛法、注意力转移止痛法、放松止痛法,正确理解和应用三阶梯止痛方案。

(2)发热为肺癌的主要症状之一,应嘱患者注意保暖,做好基础护理,预防感冒。

(3)咳嗽者保持口腔清洁无异味,多饮水避免刺激咽喉部,咳嗽明显,痰不多者,遵医嘱适当给予镇咳药。

(4)咯血时,立即通知医生,同时使患者头偏向一侧,及时清除口腔内积血防止窒息,并协助医生抢救。

4.化疗的护理

(1)化疗前选择粗直的血管,静脉给药要谨慎,防止外渗。

(2)按医嘱定时定量给药,掌握药物的不良反应,密切观察用药反应,及时报告医生。

(3)输注化疗药前后需用无药液体冲净输液管内的药液,使用精密输液器。

(4)严密观察血常规的变化,白细胞降至 $3.5 \times 10^9 / L$ 时应暂停治疗。白细胞降至 $1 \times 10^9 / L$ 时应采取紧急措施,并注意采取保护性隔离。

(5)嘱患者大量饮水。

5.放疗的护理

(1)照射野皮肤的护理:选用全棉柔软内衣,避免粗糙衣物摩擦;照射野可用温水和柔软毛巾轻轻蘸洗,局部禁用肥皂擦洗或热水浸浴;局部皮肤禁用碘酒、乙醇等刺激性消毒剂,避免冷热刺激如热敷、冰袋等;照射区皮肤禁作注射点;忌用化妆品外涂,不可贴胶布,因氧化锌为重金属,可产生二次射线,加重皮肤放射性损伤,照射区皮肤禁涂氧化锌,同时禁止剃毛发,宜用电剃须刀,防止损伤皮肤造成感染。勿用手抓痒或手撕脱屑,以保护皮肤,防止破损,有湿性皮炎时,应停止放疗,对症处理。

(2)放射性食管炎的护理:少量多餐,进食速度宜慢,选择高蛋白、高热量、高维生素易消化饮食。

(3)放射性肺炎的护理:早期给予抗生素、激素,协助进行有效的咳嗽、排痰,持续低流量吸氧。

【健康教育】

(1)戒烟、戒酒。

(2)加强饮食营养,以保证机体康复的需要。指导患者进行耐寒锻炼,根据病情开展适当的体育锻炼,增强体质。

(3)冬季注意保暖,减少去公共场所的次数,以防止发生上呼吸道感染。

(4)指导患者采取有效咳嗽的方法,当痰多时应尽量咳出,或采取体位引流等协助痰液排出。

(5)定时复查,遵医嘱服药。

第二章　循环系统疾病

第一节　心力衰竭

心力衰竭是各种心血管疾病的最严重阶段。据国内 50 家住院病例调查,心力衰竭住院率只占同期心血管病的 20%,但病死率却高达 40%,根据病变部位可分为左心衰竭、右心衰竭和全心衰竭;根据发病情况可分为急性心力衰竭和慢性心力衰竭。

(一)慢性心力衰竭

慢性心力衰竭是各种心脏结构或功能性疾病导致心室充盈和(或)射血能力受损而引起的一组综合征。由于心室收缩功能下降,射血功能受损,心排血量不能满足机体代谢的需要,器官、组织血液灌注不足,同时出现肺循环和(或)体循环瘀血,主要表现是呼吸困难和无力而致体力活动受限和水肿;由于心肌舒张功能障碍左心室充盈压异常增高,使肺静脉回流受阻,而导致肺循环瘀血。

【病因与诱发因素】

1.病因

(1)原发性心肌损害:缺血性心肌损害,如冠心病心肌缺血和心肌梗死,心肌炎和心肌病;心肌代谢障碍性疾病,如糖尿病心肌病,其他维生素 B1 缺乏及心肌淀粉样变性。

(2)压力负荷过重:左心室压力负荷过重,常见于高血压、主动脉瓣狭窄;右心室压力负荷过重,常见于肺动脉高压、肺动脉瓣狭窄、肺栓塞。

(3)容量负荷过重:如二尖瓣、主动脉瓣关闭不全;先天性心脏病,如房室间隔缺损、动脉导管未闭。此外,伴有全身血容量增多或循环血量增多的疾病有慢性贫血、甲状腺功能亢进症。

2.诱发因素

包括感染、心律失常、生理或心理压力过大、过度疲劳、情绪激动、精神过于紧张、妊娠和分娩、血容量增加,其他原因有疾病治疗不当,如风湿性心脏瓣膜病出现了风湿活动;合并甲状腺功能亢进或贫血;不恰当停用洋地黄制剂。

【临床表现】

1.左心衰竭

(1)症状。①呼吸困难:左侧心力衰竭的主要症状,可表现为劳力性呼吸困难、夜间阵发性呼吸困难或端坐卧位;②咳嗽、咳痰和咯血:开始常发生于夜间,由于肺泡和支气管黏膜瘀血导致咳嗽和咳痰,坐位或立位时可减轻或消失;慢性肺瘀血、肺静脉压力升高,导致肺循环和支气管血液循环之间形成侧支,支气管黏膜下形成扩张的血管,一旦破裂可引起大咯血;③疲倦、乏力、头晕、心悸:心排血量减低,器官、组织血液灌注不足以及代偿性心率加快所致;④少尿及肾功能损害症状:可出现少尿,长期慢性肾血流量减少进一步导致血尿素氮、肌酐升高,并可伴有肾功能不全的全身症状。

(2)体征。①肺部湿性啰音:随着病情加重,肺部啰音从局限性肺底部到全肺,双肺底可闻及细湿啰音,并伴有单侧或双侧胸腔积液和双下肢水肿;②心脏体征:心脏扩大、心率快不低于100次/分,第一心音减弱心尖部可闻及 S_3 奔马律,肺动脉瓣区第二心音亢进,若有瓣膜病在各听诊区可闻及杂音。

(3)辅助检查。①心电图:窦性心动过速,可见二尖瓣 P 波,V_1 导联反映左心房、左心室肥厚、扩大,可有左、右束支传导阻滞和室内传导阻滞,急性、陈旧性梗死或心肌缺血,以及多种室性或室上性心律失常;②胸部 X 线检查:心影增大,心胸比例增加,左心房、左心室或全心扩大,肺瘀血,间质性肺水肿和肺泡性肺水肿,上、下腔静脉影增宽,胸腔积液;③超声心动图:可见左心房、左心室扩大或全心扩大,或有室壁瘤存在;左心室整体或节段性收缩运动严重低下,左室射血分数低于 40%,重度心力衰竭时,反映每搏量的主动脉瓣区血流频谱降低;二尖瓣或主动脉瓣严重狭窄或反流,大量心包积液,严重肺动脉高压;④血气分析:低氧血症伴呼吸性碱中毒,少数可伴有呼吸性酸中毒。

2.右心衰竭

(1)症状。①消化道症状:胃肠道及肝瘀血引起恶心、呕吐、腹胀、食欲缺乏;②劳力性呼吸困难。

(2)体征。①水肿首先出现在身体最低部位,如卧床病人背骶部、会阴或阴囊部,非卧床病人的足踝部、胫前部,为对称性压陷性水肿;重者可延及全身,出现胸、腹腔积液,同时伴有尿量减少和体重增加;②颈静脉征:颈静脉怒张、充盈,肝颈静脉反流征阳性;③肝脏体征:肝大伴压痛,肝硬化,黄疸,腹水;④心脏体征:右心室显著扩大出现三尖瓣关闭不全的反流性杂音。

(3)检查。①心电图:P 波高尖,电轴右偏、AVR 导联 R 波为主,Vl 导联 R/S 高于 1,右束支阻滞等右心房、左心室肥厚扩大;②胸部 X 线:右心房、右心室扩大和肺动脉段凸(有肺动脉高压)或凹;上、下腔静脉增宽和胸腔积液症;③超声心动图:右心房、右心室扩大或增厚,肺动脉增宽和高压,二尖瓣和肺动脉狭窄或关闭不全以及心包积液等。

3.全心衰竭

(1)症状。先有左侧心力衰竭症状,随后出现右侧心力衰竭症状,由于右心排血量下降能减轻肺瘀血或肺水肿,故左侧心力衰竭症状可随右侧心力衰竭症状出现而减轻。

(2)体征。既有左侧心力衰竭体征又有右侧心力衰竭体征,全心衰竭时,由于右侧心力衰竭的存在,左侧心力衰竭的体征可因肺瘀血或水肿的减轻而减轻。

(3)辅助检查。①心电图:反映左心房、左心室肥厚扩大为主,或左、右心房,左、右心室均肥厚扩大及房、室性心律失常,房室传导阻滞、束支传导阻滞和室内阻滞图形,QRS 波群低电压;②胸部 X 线检查:心影增大或以左心房、左心室增大为主;可见肺瘀血、肺水肿,上、下腔静脉增宽和胸腔积液;③超声心动图:左、右心房,左、右心室均增大或以左心房、左心室扩大为主,左心室整体和节段收缩功能低下,左室射血分数(LVEF)降低(低于 40%);④心导管检查:肺毛细血管楔压(PCWP)和中心静脉压(CVP)均增高,分别大于 18 mmHg 和 15 cmH$_2$O。

【常见并发症】

1.心律失常

左心室扩大和左心室射血分数降低的病人常伴有室性心动过速,而所有的快速室性心律失常病人的猝死率很高。

2.急性左心功能不全

【治疗原则】

提高运动耐量,改善生活质量;阻止或延缓心室重构;防止心肌损害进一步加重;降低病死率。

1.基本病因治疗

控制高血压,使用药物、介入或手术改善冠心病心肌缺血,心瓣膜病换瓣手术以及先天畸形的纠治手术。

2.消除诱因

控制感染;纠正心房颤动,房颤不能及时复律应尽快控制心室率;甲状腺功能亢进症、贫血的病人注意检查并予以纠正。

3.一般治疗

①休息:控制体力活动,避免精神刺激,降低心脏的负荷;②控制钠盐摄入:但应注意在应用强效排钠利尿药时,过分严格限盐可导致低钠血症。

4.药物治疗

(1)利尿药的应用:利尿药是心力衰竭治疗中最常用的药物,常用的利尿药如下。①噻嗪类利尿药:注意补充钾盐,否则可因低血钾导致各种心律失常;②襻利尿药:以呋塞米(速尿)为代表,在排钠的同时也排钾,为强效利尿药;低血钾是这类利尿药的主要不良反应,必须注意补钾;③保钾利尿药:常用的有螺内酯(安体舒通)、氨苯蝶啶、阿米洛利。

(2)肾素-血管紧张素-醛固酮系统抑制药:①血管紧张素转化酶抑制药;②血管紧张素受体阻滞药;③醛固酮受体拮抗药。

(3)β受体阻滞药。

(4)正性肌力药:①洋地黄类药物,如地高辛、洋地黄毒苷等;②非洋地黄类正性肌力药,肾上腺素能受体兴奋药。

5.左心室射血分数降低的治疗

(1)药物治疗:常规合用利尿药、血管紧张素转化酶抑制药或血管紧张素受体拮抗药、β受体阻滞药、洋地黄。

(2)运功:运动锻炼可以减少神经激素系统的激活和减慢心室重塑的进程,因此建议锻炼与药物治疗相结合。

(3)心脏再同步化治疗:置入双心腔起搏装置,用同步化方式刺激右心室和左心室,从而治疗心脏的非同步收缩,缓解症状。

(4)室性心律失常与猝死的预防:采用减缓疾病进展的有效治疗方法、β受体阻滞药、醛固酮拮抗药、胺碘酮,可降低猝死和总病死率,致命性的快速心律失常病人应置入心脏复律除颤器。

（5）其他治疗方法：重组人脑利钠肽、置入性血流动力学监测装置和体内心脏支持装置、体外反搏、心肌生长因子、干细胞移植等治疗方法仍在观察和实验阶段。

6.左心室射血分数正常的治疗

心力衰竭但是左心室射血分数相对或接近正常的病人多达 20%～60%。无瓣膜病时，认为心室顺应性降低是这种综合征的主要原因，主要是控制对心室舒张产生重要影响的生理学因素，如血压、心率、血容量和心肌缺血，通过降低静息和运动状态心脏充盈来减轻症状。

7.难治性心力衰竭的治疗

纠正引起难治性心力衰竭的原因，加强治疗措施，严格控制液体入量，给予合理足量的血管扩张药，可考虑静脉应用非洋地黄类正性肌力药物和扩血管药物以减轻症状。

【护理】

1.评估

（1）健康史和相关因素。①一般状况：病人的年龄、性别、职业、婚姻状态、营养状况，尤其注意与现患疾病相关疾病史和药物使用情况、过敏史、手术史、家族史；②发病特点：患者有无呼吸困难、水肿、尿少，夜间阵发性呼吸困难表现；③相关因素：包括既往史，心力衰竭病因和诱因、病情病程发展、精神状态，初步判断心功能分级以及对生活质量的影响。

（2）身体状况。

1）病情：①体温、心律、心率、有无交替脉、血压的高低、神志、精神、营养、皮肤色泽以及缺氧程度；②水肿部位及程度：轻度水肿距小腿关节以下；中度水肿膝关节以下；重度水肿膝关节以上，和（或）伴胸腔积液、腹水；③体位：是否平卧、半卧还是端坐；④心肺：心脏扩大，心尖冲动的位置和范围，有无尖部舒张期奔马律，病理性杂音，双肺有无湿啰音或哮鸣音；⑤其他：有无颈静脉怒张、肝颈静脉回流征阳性，肝脏大小、质地，有无胸腹水，此外还要特别关注电解质、血气分析。

2）病情发展：有无劳力性呼吸困难，有无夜间憋醒、阵发性呼吸困难或端坐卧位，有无咳嗽、咳粉红色泡沫痰，有无疲乏、头晕、失眠等左心衰竭的表现；有无恶心、呕吐、食欲缺乏、腹胀、体重增加、身体低垂部位水肿等右心衰竭表现。

3）辅助检查。

X 线检查：心影大小及外形为心脏病的病因诊断提供重要的参考资料。

超声心动图：比 X 线更准确地提供各心腔大小变化及心瓣膜结构及功能情况以及估计心脏功能。

放射性核素检查。放射性核素心血池显影，除有助于判断心室腔大小外，以收缩末期和舒张末期的心室影像的差别计算 EF 值。

有创性血流动力学检查：对急性重症心力衰竭患者必要时采用漂浮导管，经静脉插管直至肺小动脉，测定各部位的压力及血液含氧量，计算心脏指数（CI）及肺小动脉楔压（PCWP），直接反映左心功能，正常时每分钟 CI 高于 2.5 L/m²；PCWP 低于 12 mmHg。

美国（NHYA）心脏病学会心功能分级评估，根据病人自觉症状分级，可大体上反映病情的严重程度：①Ⅰ级：患者患有心脏病，但日常活动量不受限，一般活动后不引起乏力、心悸、呼吸困难和心绞痛；②Ⅱ级：心脏病患者的体力活动受到轻度限制，静息时无不适，但低于日常活动量即感乏力、心悸、气促和心绞痛;③Ⅲ级:心脏病患者的体力活动明显受限,但低于日常活动量即感乏力、心悸、气促和心绞痛;④Ⅳ级:不能进行任何体力活动,休息时可有心力衰竭或心绞痛症状,任何体力活动都加重不适。

　　6 分钟步行运动试验:6 分钟步行距离小于 150 m,表明重度心力衰竭;150～425 m 为中度心力衰竭;426～550 m 为轻度心力衰竭。其是一项简单易行、安全方便的用以评定慢性心力衰竭病人运动耐力的方法,同时也用来评价心力衰竭治疗的疗效。

　　2.护理要点及措施

　　(1)病情观察:①观察生命体征,心率、心律、血压、呼吸频率、节律、氧饱和度;②观察水肿的部位和程度并做好护理记录;③观察有无下肢肿胀、疼痛;④观察电解质平衡状况;⑤观察患者情绪,有无焦虑、抑郁和自杀等异常心理;⑥观察药物反应:地高辛和利尿药。

　　(2)并发症的观察与护理。

　　1)下肢静脉血栓的护理。①评估发生下肢静脉血栓的危险因素:慢性心功能不全患者长期卧床、全身水肿、活动受限是导致下肢静脉血栓的直接因素;②协助病人床上翻身,被动活动四肢、抬高下肢;③原发病无使用抗凝药禁忌证的疾病,可预防性的口服抗凝血药或皮下注射低分子肝素;④密切观察下肢血液循环,天气寒冷时注意保暖;⑤避免在下肢输液。

　　2)洋地黄中毒的治疗护理。①评估发生洋地黄中毒的危险因素,老年人、心肌缺血缺氧、重度心力衰竭、低钾低镁血症、肾功能减退的病人对洋地黄较敏感;②洋地黄与奎宁丁、胺碘酮、维拉帕米、阿司匹林等药物合用可增加中毒机会,避免合用;③地高辛治疗起始和维持剂量是每日 0.125～0.25 mg,血浆药物浓度 0.5～1.0 ng/ml;④发药前数脉搏,当心率低于 60 次/分或节律不规则,应暂停服药,报告医生并注意血压、心电图的变化;⑤观察洋地黄中毒的临床表现;常见的胃肠道反应有恶性、呕吐、食欲缺乏;神经系统表现有头痛、倦怠、视物模糊、黄视、绿视和复视。最重要的心电图表现是各类的心律失常,最常见的有室性期前收缩,多呈二联或三联;⑥发生洋地黄中毒时应立即停药,低钾病人可口服或静脉补钾,停用利尿药;⑦快速纠正心律失常可用利多卡因或苯妥英钠;⑧有传导阻滞或缓慢型心律失常患者静脉注射阿托品或安装临时起搏器治疗。

　　(3)一般护理。

　　1)保持室内空气新鲜,温度、湿度适宜,防止感冒受凉加重心力衰竭。

　　2)做好心理护理,鼓励病人表达内心感受,多与患者和家属沟通交流,使患者和家属共同参与治疗护理。

　　3)休息与卧位:卧床休息视病情而定,对呼吸困难、咳嗽、咳痰明显的者采取半卧位,持续或低流量吸氧,护士要督促患者翻身,变换体位。

　　4)准确记录出入量,保持出入量平衡,每日下午观察尿量,如尿量少于 500 ml,尽早使用利尿药。

　　5)饮食饮水;遵医嘱低盐低脂饮食,给予高维生素、低热量、少盐、少油,富有钾、镁及适量纤维素的食物,宜少量多餐避免刺激性食物,对少尿患者应根据血钾水平决定食物中含钾量,每日钠盐控制在每日 4～5 g,水肿和心功能Ⅲ～Ⅳ级的病人饮水量严格控制在 500～600 ml。

　　6)应用利尿药后注意有无低血钾症状。

7)保持排便通畅,切忌排便用力,必要时服用缓泻药。

(4)使用利尿药的护理:①利尿药从小剂量开始,然后剂量逐渐增加直至尿量增加,体重减轻,一般每日减轻体重0.5~1 kg,利尿药配合中度限制钠盐摄入(3~4 g);②每日记录患者体重,根据体重增加或减少情况调整用药量。

3.健康教育

(1)用药指导:慢性心功能不全的治疗是一个持久的过程,要向患者及家属讲解诱发心力衰竭的危险因素。遵医嘱按时服用药物,对于服用地高辛药物患者密切观察消化道、神经系统、心脏毒性反应,警惕地高辛中毒的前驱症状。

(2)活动与休息:根据心功能受损的程度决定活动与休息。心功能Ⅰ级的患者应适当休息,保证睡眠,注意劳逸结合;心功能Ⅱ级的患者应增加休息,但能从事日常家务工作;心功能Ⅲ级的患者要限制活动,增加卧床休息时间。心功能Ⅳ级的患者要绝对卧床休息,原则上以不出现症状为限。家人要协助患者沐浴、更衣。

(3)饮食指导:给予高维生素、低热量、少盐、少油,富有钾、镁及适量纤维素的食物,宜少量多餐避免刺激性食物,对少尿患者应根据血钾水平决定食物中含钾量,每日钠盐控制在4 g。

(4)保持出入量平衡:准确记录尿量,每日测量体重,若发现体重有隐匿性增加时,应警惕心力衰竭的复发。

(5)保持排便通畅,多食含纤维素的蔬菜和食物,每日排便1次,排便时切勿用力。

(6)重度水肿患者,应定时变换体位,保持床单整洁、干燥,防止发生压疮。

(7)室内温度和湿度要适宜,空气新鲜,防止受凉感冒。有感染迹象时及时就医。

(二)急性左侧心力衰竭

急性左侧心力衰竭是由于急性心脏病变引起心排血量显著、急骤降低导致的组织器官灌注不足和急性瘀血综合征,以急性肺水肿或心源性休克为主要表现。

【病因与发病机制】

导致急性左侧心力衰竭的病因是与冠心病有关的急性广泛前壁心肌梗死、乳头肌梗死断裂、室间隔破裂穿孔,感染性心内膜炎引起的瓣膜穿孔、腱锁断裂所致的瓣膜性急性反流,还有其他高血压心脏病血压急剧增高,原有心脏病的基础上快速心律失常或严重缓慢性心律失常,输液过多、过快,上述各种病因导致心脏解剖或功能的突发异常,使心排血量急剧降低和肺静脉压突然升高均可发生急性左侧心力衰竭。

【临床表现】

根据心脏排血功能减退的程度、速度和持续时间的不同,以及代偿功能的差别有4种不同表现。

1.心源性昏厥

心脏本身排血功能减退,心排血量减少引起脑部缺血、发生短暂的意识丧失,发作持续时间数秒钟时可有四肢抽搐、呼吸暂停、发绀等表现,称为阿斯综合征。

2.休克

由于心排血功能低下,导致心排血量不足而引起的休克。临床上除一般休克的表现外,多伴有心功能不全、颈静脉怒张等表现。

3.急性肺水肿

典型发作是突然、严重气急,伴严重呼吸困难,呼吸频率高于 30～40 次,端坐呼吸,阵阵咳嗽,口唇青紫、大汗,咳出泡沫样痰,心率增快,血压在起始时增高,以后降至正常或降低,肺啰音和端坐呼吸,血脉氧饱和度低于 90％。

4.心搏骤停

严重心功能不全的表现。

【辅助检查】

1.急性肺水肿

典型 X 线示蝴蝶形状大片阴影由肺门向周围扩散。

2.心电图

帮助确诊急性左侧心力衰竭的病因以及了解心室负荷情况。

3.动脉血气

评估氧合情况、通气情况、酸碱平衡和碱缺失。

4.NT-pro 血浆 B 型利钠钛

高于 300 pg/ml 和 BNP 为 100 pg/ml 作为诊断分界线。

【治疗原则】

1.一般治疗

(1)抗感染:有针对性选择抗生素治疗。

(2)控制血糖:根据血糖监测结果控制血糖。

(3)分解代谢产物:保证能量和氮平衡。

(4)保护肾功能:在合理治疗措施的情况下,实时监测肾功能。

2.氧气和通气支持

开放气道,急性左心功能不全伴有低氧血症给予高流量吸氧,将氧饱和度维持在高于 95％～98％;无创性通气支持有 2 种,持续气道正压通气和(或)无创性正压机械通气,在这些措施无效的情况下,予以气管插管。

3.药物治疗

(1)吗啡:静脉注射 3～5 mg,必要时可重复 1 次,用药后注意观察有无呼吸抑制。

(2)血管扩张药:使用多功能重症监护设备,严密观察血压、心率、心律变化。

(3)利尿:静脉注射呋塞米后 15～30 分钟观察尿量。

(4)洋地黄制剂:毛花苷 C(西地兰)静脉注射需缓慢。

【护理】

1.评估

(1)健康史和相关因素。①一般情况:病人的年龄、性别、职业、婚姻状态、营养状况,尤其注意与现患疾病相关疾病史和药物使用情况、过敏史、手术史、家族史;②发病特点:患者有无导致急性左侧心力衰竭的病因和诱因,病情严重性以及心功能分级;③相关因素:是否合并其他脏器官功能不全的表现。

(2)身体状况。①生命体征:体温、心律、心率、血压、神志、精神、营养、皮肤色泽、尿量以及缺氧程度;②水肿部位及程度:轻度水肿距小腿关节以下;中度水肿膝关节以下;重度水肿膝关节以上和(或)伴胸腔积液、腹水;③体位:半卧位或端坐卧位,减轻呼吸困难。

2.护理要点及措施

(1)心理护理:由于交感神经系统兴奋性增高,呼吸困难进行性加重,病人易产生恐惧心理。医护人员在抢救病人时应保持镇静、操作熟练、忙而不乱;注意保护性医疗措施,不在患者床旁谈论病情,做好护理记录。

(2)保持环境整洁、安静,室内温度适宜,避免增加感染的可能,限制探视人员出入。

(3)病情观察:患者劳力性或夜间阵发性呼吸困难,心率增快、乏力、尿量减少、心尖部闻及舒张期奔马律时,应及时与医师联系。出现急性肺水肿征兆,应立即救治,协助患者取端坐位,双腿下垂,肺水肿伴严重低氧血症和二氧化碳潴留,药物不能纠正者应考虑气管插管和呼吸机辅助呼吸。

(4)密切观察记录患者神志、面色、心率、心律、呼吸频率、血压、尿量、药物反应情况,检查血电解质、血气分析以及缺氧程度,持续高流量高浓度吸氧,每分钟 6～8 L,氧气湿化罐内加入 20%～30%乙醇,病情严重者采用无气管插管通气支持,包括持续气道正压或无创正压机械通气,必要时行气管插管呼吸机辅助呼吸,通过氧疗将氧饱和度维持在 95%～98%。

(5)使用静脉留置针穿刺:迅速建立两条静脉通道,遵医嘱使用药物并观察药物不良反应。①吗啡:静脉注射 3～5 mg,用药后注意观察有无呼吸抑制;②快速利尿:静脉注射呋塞米 20～40 mg,4 小时后可重复 1 次,用后注意协助患者排尿;③血管扩张药:应用可采用微量输液泵控制药物速度;④洋地黄制剂:用于快速心房颤动的病人或已知有心脏扩大伴左心室收缩功能不全者,毛花苷 C 静脉注射,首次剂量是 0.4～0.8 mg;氨茶碱对解除气管痉挛有效,注意缓慢注射。

3.健康教育

(1)应向患者讲解各种诱因,嘱患者避免诱发因素,发生急性肺水肿时不要恐慌,保持情绪稳定极为重要。

(2)饮食指导。控制钠盐的摄入,给予低胆固醇、低动物脂肪、高蛋白质、高热量、富含高维生素、清淡易消化的饮食。

(3)强心药物:最常见洋地黄毒性反应是恶心、呕吐、黄视、心率加快或减慢等。应用洋地黄期间,应严密观察心率、心律、尿量变化及胃肠道症状。

(4)应用血管扩张药:如硝普钠、硝酸酯类等,输液过程中不能突然坐起或站立,以防出现低血压而晕倒。如果出现低血压表现时,应立即平卧,减慢或停止输液。

(5)教会患者控制饮水量,每天保持出入量平衡,切忌暴饮、暴食,以免加重心脏负担,诱发急性心功能不全。静脉输液时,速度不能超过 40 滴/分。

(6)告知患者和家属在静脉注射呋塞米后 15～30 分钟排尿,准确记录尿量。

(7)保持排便通常,必要时服用缓泻药,切忌用力。

第二节　心律失常

一、窦性心律失常

（一）窦性心动过速

成人窦房结冲动形成的速率超过每分钟 100 次，称为窦性心动过速，速率常在每分钟 101～160次。

【常见病因】

窦性心动过速的发生主要与交感神经兴奋及迷走神经张力减低有关。

1.生理因素

正常人的体力活动、情绪激动、饱餐、饮浓茶、饮咖啡、吸烟、饮酒等，使交感神经兴奋、心率加快。

2.病理因素

常见于心力衰竭、甲状腺功能亢进症、急性心肌梗死、休克、急性心肌炎，其他器质性心脏病及贫血、发热、感染、缺氧、自主神经功能紊乱等引发。

【临床表现】

1.症状和体征

（1）心悸或出汗、头晕、眼花、乏力，或有原发疾病的表现。

（2）可诱发其他心律失常或心绞痛。

2.心电图表现

（1）符合窦性心律的特征。

（2）通常突然开始和终止。

（3）心率多为 100～150 次/分，偶有高达 200 次/分。

【治疗原则】

（1）消除诱因，治疗原发病。

（2）对症处理。

（二）窦性心动过缓

成人窦性心律的频率低于 60 次/分，称为窦性心动过缓。

【病因与发病机制】

窦性心动过缓的发生系由于窦房结起搏细胞 4 相上升速度减慢、最大舒张期电位负值增大阈电位水平上移等，使窦房结自律性强度降低所致。大多通过神经（主要为迷走神经兴奋）、体液机制经心脏外神经而起作用，或是直接作用于窦房结而引起窦性心动过缓。

（1）生理性：在正常睡眠时，运动员白昼可在 50 次/分左右；夜间个别可低至 38 次/分左右；体力劳动者也常出现窦性心动过缓。

（2）迷走神经中枢兴奋性增高所致。

（3）反射性迷走神经兴奋。

（4）代谢降低。

（5）药物所致。

（6）某些传染病的极期或恢复期。

（7）电解质紊乱。

（8）消化性溃疡合并窦性心动过缓。

（9）家族性窦性心动过缓。

【临床表现】

1.症状和体征

多无自觉症状,当心率过缓出现心排血量不足,病人可有胸闷、头晕,甚至晕厥等症状。

2.心电图表现

（1）窦性 P 波,频率低于 60 次/分,一般不低于 40 次/分。24 小时动态心电图窦性心搏低于 8 万次。

（2）P-R 间期:0.12～0.25 秒钟。

（3）QRS 波:正常。

【治疗原则】

（1）窦性心动过缓如心率不低于每分钟 50 次,无症状者,无须治疗。

（2）如心率低于每分钟 40 次,且出现症状者可用提高心率药物（如阿托品、麻黄碱或异丙肾上腺素）。

（3）显著窦性心动过缓伴窦性停搏且出现晕厥者可考虑安装人工心脏起搏器。

（4）原发病治疗。

（5）对症、支持治疗。

（三）窦性停搏

窦性停搏或窦性静止是指窦房结不能产生冲动。心电图表现为在较正常 P-P 间期显著长的间期内无 P 波发生,或 P 波与 QRS 波群均不出现,长的 P-P 间期与基本的窦性 P-P 间期无倍数关系。长时间的窦性停搏后,下位的潜在起搏点,如房室交界处或心室,可发出单个逸搏或逸搏性心律控制心室。过长时间的窦性停搏,并且无逸搏发生时,患者可出现黑蒙、短暂意识障碍或晕厥。

【常见病因】

迷走神经张力增高或颈动脉窦过敏均可发生窦性停搏。此外,急性心肌梗死、窦房结变性与纤维化、脑血管意外等病变、应用洋地黄类药物、奎尼丁、钾盐、乙酰胆碱等药物亦可引起窦性停搏。

【临床表现】

1.症状和体征

过长时间的窦性停搏可令病人出现晕眩、视蒙或短暂意识障碍,严重者甚至发生抽搐。

2.心电图表现

（1）在正常窦性心律中,突然出现显著的长间歇。

（2）长间歇中无 P-QRS-T 波群出现。

（3）长间歇的 P-P 间歇与正常的窦性 P-P 间期不成倍数。

（4）在长的 P-P 间歇后，可出现逸搏或逸搏心律，以房室交接区性逸搏或逸搏心律较常见，室性或房性逸搏较少见。

（5）凡遇逸搏心律这种单一心律时，应考虑持久性原发性窦性停搏的可能。

【治疗原则】

1.对症治疗

停搏时间较短时可无症状，时间较长时可发生晕厥"心脑综合征"应及时抢救。

2.积极治疗

对晕厥反复发作者可安装人工心脏起搏器。

3.静脉注射钙剂

钙离子有助于恢复细胞膜的兴奋性，尤其是对心电图 P 波消失 QRS 波增宽者效果显著。

4.应用异丙肾上腺素

其作用于心脏 β 受体，提高窦房结的自律性，对抗高钾血症对窦房结的抑制作用。

(四)病态窦房结综合征

病态窦房结综合征(SSS)是由窦房结病变导致功能减退，产生多种心律失常的综合表现。

【常见病因】

多种病变过程，如淀粉样变性、甲状腺功能减退、某些感染(布氏杆菌病、伤寒)、纤维化与脂肪浸润、硬化与退行性变等，均可损害窦房结，导致窦房结起搏与窦房传导功能障碍；窦房结周围神经和心房肌的病变，窦房结动脉供血减少亦是 SSS 的病因。

【临床表现】

1.症状与体征

出现与心动过缓有关的心、脑等脏器供血不足的症状，如发作性头晕、黑矇、乏力等，严重者可发生晕厥。如有心动过速发作，则可出现心悸、心绞痛等症状。

2.心电图表现

(1)严重的窦性心动过缓，每分钟少于 50 次。

(2)窦性停搏和(或)窦房传导阻滞。

(3)心动过缓与心动过速交替出现。心动过缓为窦性心动过缓，心动过速为室上性心动过速，心房颤动或扑动。

(4)慢性心房颤动在电复律后不能转为窦性心律。

(5)持久的缓慢的房室交界区性逸搏节律，部分患者可合并房室传导阻滞和束支传导阻滞。

【治疗原则】

(1)无心动过缓有关症状者，不必治疗，仅定期随访观察。

(2)心动过缓的治疗：通过阿托品、异丙肾上腺素药物治疗提高基础心率，预防阿斯综合征的发生。

(3)安装人工心脏起搏器。

二、房性心律失常

(一)房性期前收缩

房性期前收缩,起源于窦房结以外心房的任何部位。各种器质性心脏病患者均可发生房性期前收缩,并经常是快速性房性心律失常出现的先兆。

【临床表现】

1.症状与体征

可有不同程度的头晕、心悸、乏力。

2.心电图表现

(1)期前出现的房性异位 P 波,其形态与窦性 P 波不同。

(2)P-R 间期在正常范围(高于 0.10 秒钟)或有干扰性 P-R 间期延长。

(3)异位 P 波之后的 QRS 波与窦性 QRS 波相同,如发生差异性传导,则 QRS 波形态有变异,如异位 P 波发生过早房室交界区尚处于绝对不应期,则 P 波之后无 QRS 波称为未下传的房性期前收缩。

(4)代偿间歇多为不完全性。

【治疗原则】

通常无须治疗。当症状明显或因房性期前收缩触发室上性心动过速时,应给予治疗。吸烟、饮酒与咖啡因可诱发。治疗药物包括镇静药、β受体阻滞药等,亦可选用洋地黄或钙通道阻滞药。

(二)房性心动过速

大多数伴有房室传导阻滞的阵发性房性心动过速因自律性增高引起。

【常见病因】

心肌梗死、慢性肺部疾病、大量饮酒以及各种代谢障碍均可为致病源因。洋地黄中毒特别在低血清钾时易发生这种心律失常。

【临床表现】

1.症状和体征

发作呈短暂、间歇或持续发生。当房室传导比率发生变动时,听诊心律不恒定,第一心音强度变化。颈静脉见到 a 波数目超过听诊心搏次数。

2.心电图表现

(1)心动过速的 P 波形态和心房激动顺序不同于窦性心律。

(2)心房刺激不能诱发、拖带和终止心动过速,但(不总是)可被超速起搏所抑制。

(3)心动过速发作与终止时可出现温醒(Warm-up)与冷却(Cool-down)现象;异常自律性房性心动过速。

(4)房内传导或房室结传导延缓,甚至房室结传导阻滞不影响心动过速的存在。

(5)刺激迷走神经和静脉注射腺苷不能终止心动过速。

【治疗原则】

1.洋地黄引起

(1)立即停用洋地黄。

（2）如血清钾不升高,首选氯化钾口服或静脉滴注氯化钾,同时进行心电图监测,以避免出现高血钾。

（3）已有高血钾或不因氯化钾者,可选用普萘洛尔、苯妥英钠、普鲁卡因胺与奎尼丁。心室率不快者,仅需停用洋地黄。

2.非洋地黄引起者

（1）口服或静脉注射洋地黄。

（2）如未能转复窦性心律,可应用奎尼丁、丙吡胺、普鲁卡因胺、普罗帕酮或胺碘酮。

（三）心房扑动

心房扑动（AF）是指快速、规则的心房电活动。在心电图上表现为大小相等、频率快而规则（心房率一般在 240～340 次/分）、无等电位线的心房扑动波。心房扑动的发生常提示合并有器质性心脏病。

【常见病因】

1.绝大多数发生在有器质性心脏病的患者,其中以风湿性二尖瓣病变、冠心病和风湿性心脏病最为常见。

2.亦可见于原发性心肌病、甲状腺功能亢进、慢性缩窄性心包炎和其他病因的心脏病。

3.低温麻醉、胸腔和心脏手术后、急性感染及脑血管意外也可引起。

【发病机制】

1.异常自律性

心房内一个异位起搏点以高频率反复发出冲动,发出的冲动如有规律,即形成心房扑动;如发出的冲动不规则,或心房内多个异位起搏点同时活动,互相竞争,则形成心房颤动。

2.环行运动或多处微型折返学说

由于生理或病理原因使心房肌不应期长短差别显著时,冲动在房内传导可呈规则或不规则的微型环形折返,分别引起心房扑动和心房颤动。

【临床表现】

1.症状和体征

（1）轻者可无明显不适,或仅有心悸、心慌、乏力。

（2）严重者头晕、晕厥、心绞痛或心功能不全,少数患者可因心房内血栓形成脱落而引起脑栓塞。

（3）心室率规则,140～160 次/分,伴不规则房室传导阻滞时,心室率可较慢,且不规则。

2.心电图表现

（1）心房活动呈现规律的锯齿状扑动波,扑动波之间的等电线消失,在 Ⅱ、Ⅲ、aVF 或 V1 导联最为明显,常呈倒置。典型心房扑动的心房率通常为 250～350 次/分。

（2）心室率规则或不规则,取决于房室传导比率是否恒定。当心房率为 300 次/分,未经药物治疗时,心室率通常为 150 次/分（2∶1 房室传导）。心房率减慢至 200 次/分以下,房室传导比率可恢复 1∶1,导致心室率显著加速。预激综合征、甲状腺功能亢进症等并发之房扑,房室传导可达 1∶1,产生极快的心室率。不规则的心室率系由于传导比率发生变化,例如 2∶1 与 4∶1 传导交替所致。

（3）QRS 波群形态正常，当出现室内差异传导或原先有束支传导阻滞时，QRS 波群增宽、形态异常。

【治疗原则】

（1）病因治疗。

（2）控制心室率：有器质性心脏病，尤其合并心功能不全者，首选洋地黄制剂。

（3）转复心律：方法有药物复律和同步直流电复律，后者效果好。药物复律常用奎尼丁或胺碘酮。

（4）经电生理检查选择的病人可做射频消融治疗。

（5）预防复发：常用奎尼丁、胺碘酮等。

（6）预防血栓栓塞：持续心房扑动，伴心功能不全或和二尖瓣病变、心肌病者，宜长期服华法林、阿司匹林等抗凝药物预防血栓形成。

（四）心房颤动

心房颤动是指心房异位起搏点的频率高于 350 次/分，且不规则。

【常见病因】

短阵发作可见于无结构性心脏病，持续发作大多数发生在有器质性心脏病的患者，其中以风湿性二尖瓣病变、冠心病最为常见。亦可见于原发性心肌病、甲状腺功能亢进症、慢性缩窄性心包炎和其他病因的心脏病。

【发病机制】

1.异常自律性

心房内一个异位起搏点以高频率反复发出冲动，发出的冲动如有规律，即形成心房扑动；如发出的冲动不规则，或心房内多个异位起搏点同时活动，互相竞争，则形成心房颤动。

2.环行运动或多处微型折返学说

由于生理或病理原因使心房肌不应期长短差别显著时，冲动在房内传导可呈规则或不规则的微型环形折返，分别引起心房扑动和心房颤动。

【临床表现】

1.症状

可有心悸、胸闷与惊慌。心室率接近正常且无器质性心脏病的患者，可无明显症状。但发生在有器质性心脏病的患者，尤其是心室率快而心功能较差时，可使心搏量明显降低、冠状循环及脑部血供减少，导致急性心力衰竭、休克、晕厥或心绞痛发作。风湿性心脏病二尖瓣狭窄患者，大多在并发心房扑动或心房颤动后，劳动耐量明显降低，并发生心力衰竭，严重者可引起急性肺水肿。心房扑动或心房颤动发生后还易引起房内血栓形成，部分血栓脱落可引起体循环动脉栓塞，临床上以脑栓塞最为常见，常导致死亡或病残。

2.体征

心房颤动主要是心律完全不规则，心音强弱不等；心室率多快速，120～180 次/分。当心室率低于 90 次/分或高于 150 次/分时，节律不规则可不明显。排血量少的心搏不能引起桡动脉搏动，因而产生脉搏短绌（脉搏次数少于心搏次数），心率愈快则脉短绌愈明显。

3.心电图表现

(1)P 波消失,代之以连续、规则的房扑波或连续、不规则的房颤波。

(2)心房冲动接连多次在房室交界处组织内隐匿性传导使心室律绝对不规则,心室率在120～180 次/分钟。

(3)QRS 波群大多与窦性心律时的相同;伴频率依赖性心室内传导改变时,QRS 波群畸形。

【治疗原则】

除病因和诱因治疗外,应考虑心律失常发作时心室率的控制和心律失常的转复以及预防复发的措施。

(1)控制心室率。

(2)转复心律。

(3)预防复发。

(4)预防血栓栓塞。

三、室性心律失常

室性心律失常指起源于心室的心律失常,包括室性期前收缩(室早)、室性心动过速(室速)、心室颤动(室颤)等。

(一)室性期前收缩

室性期前收缩(ventricular extrasystole)指在窦性激动尚未到达之前,自心室中某一起搏点提前发生激动,引起心室除极,为最常见的心律失常之一。

【常见病因】

1.自主神经功能因素

此系室性期前收缩最常见的原因之一。当自主神经功能失调时,不论是迷走神经兴奋,还是交感神经兴奋,均可使心肌的快、慢纤维的兴奋性失去均衡可使不应期和传导速度发生改变,引发折返性室性期前收缩。

2.器质性心脏病

(1)心肌炎:室性期前收缩发生率为 34.3%～81.3%

(2)扩张性心肌病:室性心律失常的发生率高达 83%～100%,尤其是当 EF 低于 0.40 时易诱发室性心律失常。

(3)急性心肌梗死:以起病最初数小时发生率最高。急性心肌梗死在监护期中室性期前收缩的检出率为 63.2%。R-on-T 型室性期前收缩是诱发快速性室性心动过速及心室颤动的"先兆"。

(4)高血压左心室肥厚:在无心功能不全时,室性期前收缩和短阵室性心动过速的发生率为 2%～10%;如有心功能不全,发生率可明显增高。

(5)甲状腺功能亢进性心脏病:室性心律失常的发生率约为 14%,以室性期前收缩多见。

(6)心力衰竭:常合并各种心律失常以室性心律失常最多见。

3.电解质平衡失调

低血钾、低血镁。

4.抗心律失常药

可致心律失常最常见的是洋地黄。室性期前收缩在洋地黄中毒性心律失常中最多见,亦最早出现,发生率为 50%~60%。可呈频发、二联律、三联律多源性等心房颤动伴室性期前收缩二联律、三联律是洋地黄中毒的特征性表现;双向性室性期前收缩亦是洋地黄中毒的特征。多源性或多形性室性期前收缩的出现常提示为重度洋地黄中毒。

【临床表现】

1.症状

室性期前收缩最常见的症状是心悸、心脏"停搏"感,也有无症状者。可有胸闷心前区不适、头晕、乏力,摸脉有间歇。偶发室性期前收缩,通常很少影响每分钟心排血量,当出现二联律,三联律,多源性室性期前收缩或短阵室性心动过速时,心排血量就会受到明显影响症状。

2.心电图特征

(1)提前发生的 QRS 波群,时限通常超过 0.12 秒钟,宽大畸形,ST 段随 T 波移位,T 波的方向与 QRS 波群主波方向相反。

(2)室性期前收缩与其前面的窦性搏动之间(称为配对间期)恒定。

(3)室性期前收缩后出现完全性代偿间歇。

(4)室性期前收缩的类型:室性期前收缩可孤立或规律出现。二联律是指每个窦性搏动后跟随一个室性期前收缩;三联律是每两个正常搏动后出现一个室性期前收缩;如此类推。连续发生 2 个室性期前收缩称为连发室性期前收缩;连续 3 个或以上室性期前收缩称室性心动过速。

(5)室性并行心律:心室的异位起搏点规律地自行发放冲动,并能防止窦房结冲动入侵。其心电图表现为:①异位室性搏动与窦性搏动的配对间期不恒定;②长的两个异位搏动之间距,是最短的两个异位搏动间期的整倍数;③当主导心律的冲动下传与心室异位起搏点的冲动几乎同时抵达心室,可产生室性融合波,其形态介于以上两种 QRS 波群形态之间。

【治疗】

1.室性期前收缩治疗对策

(1)无器质性心脏病、无明显症状者不必用药,应向患者解释清楚。

(2)无器质性心脏病有症状而影响工作和生活者,可先用镇静药,无效时可选用美西律、普罗帕酮;心率偏快、血压偏高者可用 β 受体阻滞药。

(3)有器质性心脏病伴轻度心功能不全者:原则上只处理基础心脏病。

(4)有器质性心脏病并有较重的心功能不全:尤其是成对或成串的室性期前收缩患者宜选用胺碘酮、利多卡因、美西律(慢心律)等药。

(5)急性心肌梗死早期出现的室性期前收缩:宜静脉使用胺碘酮、利多卡因。

(6)室性期前收缩伴发于心力衰竭低血钾、洋地黄中毒、感染肺心病等情况时,应先治疗上述病因。

(7)曾有室性心动过速心室颤动发作史或在室性心动过速发作间歇期时的室性期前收缩(大多为 R-on-T 型室性期前收缩),应选用曾对室性心动过速有效的药物来治疗室性期前收缩。

2.治疗室性期前收缩用药方法

（1）紧急处理。

1)胺碘酮:降低心源性猝死的发生率。

2)利多卡因。

3)β受体阻滞药:对没有血流动力学改变和房室传导阻滞的急性心肌梗死病人,常规使用β受体阻滞药可降低早期心室颤动的发生率,可用普萘洛尔、阿替洛尔、美托洛尔(美多心安)、纳多洛尔等。

4)维拉帕米(异搏定):对特发性室性心动过速及极短联律间期型室性心动过速有显著效果,并对间歇期出现的室性期前收缩尤其是极短联律间期型室性期前收缩也有明显的疗效,并可明显减少其猝死发生率。

5)其他药物:①普罗帕酮;②鲁卡因胺;③苯妥英钠:主要用于洋地黄中毒时的心律失常。本药属强碱性,对静脉有刺激切勿外漏;④硫酸镁:在有心功能不全或有房室传导阻滞不便使用上述药物时可选用本药。

（2）非紧急处理(缓解症状的药物治疗)。①β受体阻滞药:普萘洛尔、阿替洛尔(氨酰心安)、美托洛尔,可使心率减慢;如心率低于 55 次/分应减量至停药;长期使用 β受体阻滞药时不应突然停药,以免产生停药综合征;②钙拮抗药:维拉帕米(异搏定);③美西律(慢心律);④普罗帕酮(心律平);⑤胺碘酮。

（3）射频消融治疗:对药物治疗无效的顽固性室性期前收缩症状明显者可考虑。适应证:①无器质性心脏病;②急性心肌缺血;③慢性心脏病变。

（二）室性心动过速

室性心动过速是指起源于希氏束分叉处以下的 3～5 个以上宽大畸形 QRS 波组成的心动过速。与阵发性室上形式上心动过速相似,但症状比较严重。小儿烦躁不安、苍白、呼吸急促;年长儿可诉心悸、心前区疼痛,严重病例可有晕厥、休克、充血性心力衰竭者等。发作持续 24 小时以上者,则可发生显著的血流动力学改变。体检发现心率增快,常在 150 次/分以上,节律整齐,心音可有强弱不等现象。

【常见病因】

室性心动过速常发生于各种器质性心脏病患者,最常见为冠心病。可由心脏手术、心导管检查、严重心肌炎、先天性心脏病、感染、缺氧、电解质紊乱等原因引起。

【临床表现】

1.症状

（1）轻者可无自觉症状或仅有心悸、胸闷、乏力、头晕、出汗。

（2）重者发绀、气促、晕厥、低血压、休克、急性心力衰竭、心绞痛,甚至衍变为心室颤动而猝死。

（3）快而略不规则的心律,心率多在 120～200 次/分,心尖区第一心音强度不等,可有第一心音分裂,颈静脉搏动与心搏可不一致,偶可见"大炮波"。

2.心电图表现

（1）心室率常在 150～250 次/分,QRS 波宽大畸形,时限增宽。

（2）T 波方向与 QRS 主波相反，P 波与 QRS 波之间无固定关系。

（3）Q-T 间期多正常，可伴有 Q-T 间期延长，多见于多形室速。

（4）心电图特征：①3 个或以上的室性期前收缩连续出现；②QRS 波群形态畸形，时限超过 0.12 秒，ST-T 波方向与 QRS 波群主方向相反；③心室率通常为 100～250 次/分，心律规律，但亦可不规律；④心房独立活动与 QRS 波群无固定关系，形成室房分离，偶尔个别或者所有心室激动逆传夺获心房；⑤通常发作突然开始；⑥心室夺获与室性融合波：室速发作时少数室上性冲动可下传心室，产生心室夺获，表现为在 P 波之后，突前发生一次正常的 QRS 波群。

【治疗原则】

（1）利多卡因 0.5～1.0 mg/kg，经静脉滴注或缓慢推注。必要时可每隔 10～30 分钟重复，总量不超过 5 mg/kg。此药能控制心动过速，但作用时间很短，剂量过大能引起惊厥、传导阻滞等毒性反应。

（2）伴有血压下降或心力衰竭者首选同步直流电击复律（每秒钟 1～2 J/kg），转复后再用利多卡因维持。预防复发可用口服普罗帕酮、美西律、莫雷西嗪（乙吗噻嗪）。

（3）对多型性室速伴 Q-T 间期延长，如为先天性因素，则首选 β 受体阻滞药，禁忌 Ⅰa、Ⅰc 及 Ⅲ 类药物和异丙基肾上腺素。而后天性因素所致者，可选用异丙肾上腺素，必要时可试用利多卡因。

（4）预防复发的首要步骤为去除病因，如治疗心肌缺血，纠正水、电解质平衡紊乱，治疗低血压、低血钾，治疗充血性心力衰竭等有助于减少室速发作的次数。

（三）心室扑动与心室颤动

心室扑动和心室颤动（ventricular fibrillation）分别为心室肌快而微弱的收缩或不协调的快速乱颤，其结果是心脏无排血，心音和脉搏消失，心、脑等器官和周围组织血液灌注停止，阿-斯综合征发作和猝死。

心室颤动是导致心源性猝死的严重心律失常，也是临终前循环衰竭的心律改变；而心室扑动则为心室颤动的前奏。

【常见病因】

（1）冠心病，尤其是发生不稳定型心绞痛、急性心肌梗死、心功能不全和（或）室壁瘤以及急性心肌梗死后 6 个月内的患者。

（2）原发性扩张型和肥厚型心肌病。

（3）瓣膜病，尤其是主动脉瓣狭窄或关闭不全合并心绞痛或心功能不全的患者。

（4）洋地黄药物过量等。

【临床表现】

临终前心室颤动一般难以逆转，突然意外地发生于无循环衰竭基础的原发性心室颤动，可呈短阵或持久发作，给药及时且治疗恰当的，有长期存活的可能。心电图示 P-QRS-T 波群消失，代之以 150～250 次/分振幅较大而规则的心室扑动波，或 500 次/分振幅大小不一且不规则的心室颤动波。

【治疗】

（1）防治其病因。

(2)用 24 小时动态心电图监测室性心律失常,或以心电图运动负荷试验或临床电生理技术诱发室性快速心律失常,以识别有发生原发性室颤的高危险的患者。

(3)应用抗心律失常药物消除室速、减少复杂性室性期前收缩(如室性期前收缩连发、多源性室性期前收缩、R 在 T 上型的室性期前收缩)。以动态心电图、心电图运动负荷试验、临床电生理技术或血药浓度评价疗效。

(4)用起搏器或手术治疗慢性反复发作的持久性室速或预激综合征伴心室率快速的房颤、房扑患者。

(5)做冠状动脉旁路移植术,或经皮冠状动脉球囊扩张术、旋切术、旋磨术、激光消融术、支架放置术等以改善心肌供血;室壁膨胀瘤及其边缘部内膜下组织切除以切断室性心律失常的折返途径。

(6)急性心肌梗死后长期应用 β 受体阻滞药。

四、心脏传导阻滞

房室传导阻滞(atrioventricular block)是指房室交界区脱离了生理不应期后,心房冲动传导延迟或不能传导心室。房室阻滞可以发生在房室结、希氏束以及束支等不同的部位。

【常见病因】

(1)与迷走神经张力增高有关,常发生于夜间。

(2)导致房室阻滞的病变有:急性心肌梗死、病毒性心肌炎、心内膜炎、心肌病、电解质紊乱、药物中毒等。

(3)心脏纤维支架的钙化与硬化与传导系统本身的原发性硬化变性疾病可能是成人孤立性慢性心脏传导阻滞最常见的病因。

【临床表现】

1.症状

(1)一度房室阻滞患者通常无症状。

(2)二度房室阻滞可引起心搏脱漏,可有心悸症状,也可无症状。

(3)三度房室阻滞的症状取决于心室率的快慢与伴随病变,症状包括疲倦、乏力、头晕、晕厥、心绞痛、心力衰竭。如合并室性心律失常,患者可感到心悸不适。当一度、二度房室阻滞突然进展为完全性房室阻滞,因心室率过慢导致脑缺血,患者可出现暂时性意识丧失,甚至抽搐,称为 Adams-Strokes 综合征,严重者可致猝死。

2.体征

(1)一度房室阻滞听诊时,因 P-R 间期延长,第一心音强度减弱。第二度Ⅰ型房室阻滞的第一心音强度逐渐减弱并有心搏脱漏。

(2)二度Ⅱ型房室阻滞亦有间歇性心搏脱漏,但第一心音强度恒定。

(3)三度房室阻滞的第一心音强度经常变化。第二心音可呈正常或反常分裂。间或听到响亮亢进的第一心音。凡遇心房与心室收缩同时发生,颈静脉出现巨大的 a 波(大炮波)。

3.心电图表现

(1)一度房室传导阻滞:每个心房冲动都能传导至心室,但 P-R 间期超过 0.20 秒。

(2)二度房室传导阻滞:通常将二度房室阻滞分为Ⅰ型和Ⅱ型。莫氏Ⅰ型又称文氏阻滞,特征为 P-R 间期逐次延长直至 P 波不能下传,R-R 间期逐次缩短直至心脱漏。莫氏Ⅱ型的特征为心室脱漏前 P-R 间期固定。

(3)三度房室传导阻滞:特征为 P-R 和 R-R 间距基本规则,P 波与 QRS 波群之间无固定关系。

【治疗原则】

(1)应针对不同的病因进行治疗。一度房室阻滞与二度Ⅰ型房室阻滞心室率不太慢者,无须特殊治疗。二度Ⅱ型与三度房室阻滞如心室率显著缓慢,伴有明显症状或血流动力学障碍,甚至 Adams-Strokes 综合征发作者,应给予起搏治疗。

(2)阿托品(0.5~2.0 mg,静脉注射)可提高房室阻滞的心率,适用于阻滞位于房室结的患者。异丙肾上腺素(每分钟 1~4 g 静脉滴注)适用于任何部位的房室传导阻滞。

五、心律失常的介入治疗及护理

(一)心脏电复律

心脏电复律指在严重快速型心律失常时,用外加的高能量脉冲电流通过心脏,使全部或大部分心肌细胞在瞬间同时除极,造成心脏短暂的电活动停止,然后由最高自律性的起搏点(通常为窦房结)重新主导心脏节律的治疗过程。在心室颤动时的电复律治疗也常被称为电击除颤。

1.电复律分类

(1)同步电复律:同步触发装置能利用病人心电图中 R 波来触发放电,使电流仅在心动周期的绝对不应期中发放,避免诱发心室颤动,可用于转复心室颤动以外的各类异位性快速心律失常,称为同步电复律。

(2)非同步电复律:非同步触发装置则可在任何时间放电,用于转复心室颤动,称为非同步电复律。仅用于心室颤动,此时病人神志多已丧失。立即将电极板涂布导电糊或垫以生理盐水浸湿的纱布分置于胸骨右缘第 2~3 肋间和左背或胸前部心尖区,充电到功率达 300J 左右,将电极板导线接在电复律器的输出端,非同步放电,此时病人身躯和四肢抽动一下,通过心电示波器观察病人的心律是否转为窦性。

2.电复律并发症

(1)心律失常:电击后有时可再现频发性期前收缩,甚至心室颤动,此时应立即加以处理,前者可用利多卡因,后者即行直流电非同步除颤。

(2)电击后,偶可出现肺循环及大循环的栓塞。

(3)约有 3%的病人于电击后出现心肌损伤,甚至再现心肌梗死之图形,可持续数月,特别在使用高能量电击时,最易发生此现象。

(4)偶可发生心脏停搏。

第三节　冠心病

(一)心绞痛

心绞痛是冠状动脉供血不足,导致心肌急剧的、暂时的缺血与缺氧所引起的临床综合征。

其特点为阵发性的前胸压榨性疼痛感觉,主要位于胸骨后部,可放射至心前区和左上肢,常发生于劳动或情绪激动时,持续数分钟,休息或用硝酸酯制剂后消失。

【评估】

1.一般评估

神志、生命体征、生活方式等。

2.专科评估

心前区疼痛的部位及性质、持续时间、发作诱因及发作时间。

【护理要点】

1.一般护理

(1)吸氧:给予氧气吸入每分钟 2~4 L,增加血液中的氧含量,利于缓解心绞痛。

(2)休息和活动:心绞痛发作时立即停止活动,卧床休息。指导患者适当活动,活动的强度以不诱发心绞痛的发作为限度。

(3)饮食护理:低盐、低脂、低胆固醇饮食。忌饱餐和刺激性食物,以免诱发心绞痛。

2.病情观察

(1)疼痛部位:常见于胸骨中段或上段之后,其次为心前区,有手掌大小范围,界限不是很清楚,可放射至颈、咽部、左肩与左臂内侧。

(2)疼痛性质:突发的胸痛,常呈压榨、紧缩感、窒息感,常使患者停止原有动作。

(3)疼痛持续时间:疼痛出现后常逐渐加重 3~5 分钟逐渐消失,可数天或数周发作一次,也可一天内多次发作。

(4)诱发因素:多发于体力劳动、情绪激动、饱餐、受寒冷刺激等情况下。

(5)缓解方式:休息或含服硝酸甘油后可缓解。

3.用药护理

(1)硝酸酯类:应用硝酸酯类药物可出现面部潮红、头部胀痛、头晕、心悸等症状,服用时宜坐位或卧位,以免引起直立性低血压。

(2)β受体拮抗药:服用时监测心率和脉率的变化,若小于每分钟 50 次时应立即停用。

(3)钙通道阻滞药:需严密观察药物不良反应,如下肢水肿、头晕、头痛、失眠等。

硝酸甘油:①含服时,外出可随身携带,避光保存,开瓶后有效期为 6 个月;胸痛发作时每隔 5 分钟舌下含服 0.5 mg,如疼痛持续 15~30 分钟仍未缓解(或连续含服 3 片后),应警惕急性心肌梗死的发生;含服后最好平卧位,必要时吸氧;②静脉滴注时,监测患者心率、血压的变化,掌握好用药浓度和输液速度,防止低血压的发生;青光眼、低血压时忌用。

4.心理护理

心绞痛发作时安慰患者,解除紧张不安情绪,以减少心肌耗氧量。发作时应专人守护,给予心理安慰,增加患者的安全感。必要时可遵医嘱给予镇静药。

【健康教育】

(1)禁食烟、酒、浓茶。

(2)保持大便通畅,避免用力排便,多食水果及高纤维性食物。

(3)避免寒冷刺激,注意保暖。

(4)保持情绪稳定,避免各种诱发因素如情绪激动、剧烈活动、暴饮暴食等。

(5)指导患者合理用药,外出时随身携带硝酸甘油。

(二)心肌梗死

心肌梗死是指在冠状动脉病变的基础上,供应心肌某一节段的冠状动脉血流急剧减少或中断,而引起相应心肌的缺血性坏死。临床表现为持续而剧烈的胸痛、特征性心电图动态演变、心肌酶增高,可发生心律失常、心力衰竭或心源性休克。

【评估】

1.一般评估

神志,生命体征等。

2.专科评估

疼痛的部位及性质,面色苍白、皮肤发冷或出汗,发作诱因及发作时间等。

【护理要点】

1.一般护理

(1)吸氧:给予间断或持续性吸氧每分钟 2～4 L,以增加心肌氧的供应。

(2)休息与活动:发病 24 小时内绝对卧床休息,第 1 周生命体征平稳可协助患者进行床上洗漱,使用床边便椅,在床上进行轻微的四肢活动,第 2～3 周可在病区内缓慢行走,独立上厕所。

(3)饮食护理:发作时应禁食,缓解时给予低热量、低脂、低盐、低胆固醇、少产气的食物,少食多餐,避免过饱。

2.病情观察

(1)先兆症状:患者在发病前数日有乏力、胸部不适,活动时心悸、气急、心绞痛等前驱症状。

(2)疼痛:为最早出现的症状,疼痛部位和性质与心绞痛相似,但常发生在安静或睡眠时,疼痛程度更重,范围更广,持续时间较长,休息和含服硝酸甘油多不能缓解。

(3)急性期的护理:患者入住监护病房连续心电监护,严密监测生命体征的变化,详细记录患者监护情况,随时监测心肌酶谱及电解质的变化,备抢救车和除颤器于患者床旁。

(4)并发症:心脏破裂、心律失常、栓塞、心室壁瘤等。

3.用药护理

(1)溶栓药物:溶栓药物的共同不良反应为易造成组织或器官出血,使用前应详细询问患者有无出血病史及近期有无出血倾向或潜在的出血危险。如常用的尿激酶(UK),应用时需保证药物在 30 分钟内滴完。

(2)抗凝药物:有肝素或低分子肝素、阿司匹林、华法林等,用药期间均应密切观察患者的出血情况,如牙龈出血、血尿等。

4.心理护理

急性心肌梗死患者病情危急,疼痛剧烈,伴有濒死感,常存在紧张、恐惧心理,护士在配合医生抢救的同时,应做好患者及家属的安慰工作,关心体贴患者,并重视患者及家属的感受,允许他们表达自己的感受。保持周围环境安静,避免不良刺激加重患者的心理负担。不要在患者面前讨论其病情,用积极的态度和语言开导患者,帮助其树立战胜疾病的信心。

【健康教育】

(1)调整生活方式,缓解压力,克服不良情绪,养成良好的生活习惯。

(2)合理饮食,预防便秘。减烟、酒,控制体重,积极防治危险因素,如高血压、高血脂、糖尿病等。

(3)日常生活中避免过度疲劳,避免剧烈运动或观看刺激性的电影、球赛,洗澡时间不宜过长,卫生间不宜上锁。

第四节　原发性高血压

原发性高血压是以血压升高为主要临床表现伴或不伴有多种血管危险因素的综合征,通常简称为高血压病。原发性高血压是临床最常见的心血管疾病之一,也是多种心、脑血管疾病的重要危险因素,长期高血压状态可影响重要脏器如心、脑、肾的结构与功能,最终导致这些器官的功能衰竭。原发性高血压应与继发性高血压相区别,后者约占5%,其血压升高只是某些疾病的临床表现之一,如能及时治疗原发病,血压可恢复正常。

一、流行病学

高血压患病率有地域、年龄、种族的差别,总体上发达国家高于发展中国家。我国流行病学调查显示,高血压患病率呈明显上升趋势,估计我国每年新增高血压病病人1 000万。城市高于农村,北方高于南方。男、女患病率差别不大,女性更年期以前略低于男性,更年期以后高于男性,两性原发性高血压患病率均与年龄呈正比。近年来,我国高血压人群的知晓率、治疗率、控制率虽略有提高,但仍处于较低水平,尤其是城市与农村存在较大差别。

二、病因与发病机制

原发性高血压为多因素疾病,是在一定的遗传易感性基础上,多种后天环境因素综合作用的结果。一般认为遗传因素占40%,环境因素约占60%。

(一)病因

1.遗传因素

本病有较明显的家族聚集性,约60%高血压患者可询问到有高血压家族史。双亲均有高血压的正常血压子女,成年后发生高血压的比例增高。这些均提示本病是一种多基因遗传病,有遗传学基础或伴有遗传生化异常。

2.环境因素

(1)饮食:人群中钠盐(氯化钠)摄入量与血压水平和高血压患病率呈正相关,而钾盐摄入量与血压水平呈负相关。高钠、低钾膳食是我国大多数高血压患者发病的主要危险因素。但改变钠盐摄入并不能影响所有病人的血压水平,摄盐过多导致血压升高主要见于对盐敏感的人群中。低钙、高蛋白质摄入、饮食中饱和脂肪酸或饱和脂肪酸与不饱和脂肪酸比值较高也属于升压饮食。吸烟、过量饮酒或长期少量饮酒也与血压水平线性相关。

(2)超重与肥胖:超重与肥胖是血压升高的另一重要危险因素。身体脂肪含量、体重指数

（BMI）与血压水平呈正相关。BMI 不低于 24 kg/m² 者发生高血压的风险是正常体重指数者的 3～4 倍。身体脂肪的分布与高血压发生也相关，腹部脂肪聚集越多，血压水平就越高。腰围男性不低于 90 cm，女性不低于 85 cm，发生高血压的危险比正常腰围者大 4 倍以上。

（3）精神应激：人在长期精神紧张、压力、焦虑或长期环境噪声、视觉刺激下也可引起高血压，因此，城市脑力劳动者高血压患病率超过体力劳动者，从事精神紧张度高的职业和长期噪声环境中工作者患高血压较多。

3.其他因素

服用避孕药、阻塞性睡眠呼吸暂停综合征（SAHS）也与高血压的发生有关。口服避孕药引起的高血压一般为轻度，并且停药后可逆转。SAHS 患者 50% 有高血压。

（二）发病机制

高血压的发病机制，即遗传与环境通过什么途径和环节升高血压，至今还没有一个完整统一的认识。高血压的血流动力学特征主要是总外周阻力相对或绝对增高。从总外周血管阻力增高出发，目前高血压的发病机制较集中在以下几个环节。

1.交感神经系统亢进

长期反复的精神应激使大脑皮质兴奋、抑制平衡的功能失调，导致交感神经系统活性亢进，血浆儿茶酚胺浓度升高，从而使小动脉收缩，周围血管阻力增强，血压上升。

2.肾性水钠潴留

各种原因引起肾性水钠潴留，机体为避免心排血量增高使器官组织过度灌注，则通过血流自身调节机制使全身阻力小动脉收缩增强，而致总外周血管阻力和血压升高。也可能通过排钠激素分泌释放增加，例如内源性类洋地黄物质，在排泄水钠同时使外周血管阻力增高。

3.肾素-血管紧张素-醛固酮系统（RAAS）激活

肾脏球旁细胞分泌的肾素可激活肝脏合成的血管紧张素原（AGT）转变为血管紧张素 I（AT I），后者经过肺、肾等组织时在血管紧张素转换酶（ACE，又称激肽酶 II）的活化作用下转化成血管紧张素 II（AT II）。后者还可在酶的作用下转化成 AT III。此外，脑、心脏、肾、肾上腺、动脉等多种器官组织可局部合成 AT II、醛固酮，成为组织 RAAS 系统。AT II 是 RAAS 的主要效应物质，它作用于血管紧张素 II 受体（AT₁），使小动脉平滑肌收缩；可刺激肾上腺皮质球状带分泌醛固酮，引起水钠潴留；通过交感神经末梢突触前膜的正反馈使去甲肾上腺素分泌增加而升高血压。总之，RAAS 过度激活将导致高血压的产生。

4.细胞膜离子转运异常

血管平滑肌细胞有许多特异性的离子通道、载体和酶，组成细胞膜离子转运系统，维持细胞内外钠、钾、钙离子浓度的动态平衡。遗传性或获得性细胞离子转运异常，可导致细胞内钠、钙离子浓度升高，膜电位降低，激活平滑肌细胞兴奋-收缩耦联，使血管收缩反应性增强和平滑肌细胞增生与肥大，血管阻力增高。

5.胰岛素抵抗

大多数高血压病人空腹胰岛素水平增高，而糖耐量有不同程度降低，提示有胰岛素抵抗现象。胰岛素抵抗致血压升高的机制可能是胰岛素水平增高使：①肾小管对钠的重吸收增加；②增强交感神经活动；③使细胞内钠、钙浓度增加；④刺激血管壁增生肥厚。

三、病理

小动脉病变是本病最重要的病理改变,早期是全身小动脉痉挛,长期反复的痉挛最终导致血管壁的重构,即管壁纤维化,变硬,管腔狭窄,导致重要靶器官如心、脑、肾、视网膜组织缺血损伤。高血压后期可促进动脉粥样硬化的形成及发展,该病变主要累及体循环大、中动脉而致主动脉夹层或冠心病。全身小动脉管腔狭窄导致外周血管阻力持续上升引起的心脏结构改变主要是左心室肥厚和扩大。

四、临床表现

根据起病和病情进展的缓急及病程的长短,原发性高血压可分为两型:缓进型和急进性。前者又称良性高血压,绝大部分患者属于此型,后者又称恶性高血压,仅占患病率的$1\%\sim5\%$。

(一)缓进型(或良性)高血压

1.临床特点

缓进型高血压多在中年以后起病,有家族史者发病可较早。起病多数隐匿,病情发展慢,病程长。早期患者血压波动,血压时高时正常,在劳累、精神紧张、情绪波动时易有血压升高。休息、去除上述因素后,血压常可降至正常。随着病情的发展,血压可趋向持续性升高或波动幅度变小。患者的主观症状和血压升高的程度可不一致,约半数患者无明显症状,只是在体检或因其他疾病就医时才发现有高血压,少数患者则在发生心、脑、肾等器官的并发症时才明确高血压的诊断。

2.症状

早期患者由于血压波动幅度大,可有较多症状。而在长期高血压后即使在血压水平较高时也可无明显症状。因此,无论有无症状,都应定期检测患者的血压。

(1)神经精神系统表现:头痛、头晕和头胀是高血压常见的神经系统症状,也可有头枕部或颈项扳紧感。高血压直接引起的头痛多发生在早晨,位于前额、枕部或颞部。经降压药物治疗后头痛可减轻。高血压引起的头晕可为暂时性或持续性,伴有眩晕者较少,与内耳迷路血管障碍有关,经降压药物治疗后症状可减轻。但要注意有时血压下降得过快过多也可引起头晕。部分患者有乏力、失眠、工作能力下降等。

(2)靶器官受损的并发症。

1)脑血管病:包括缺血性脑梗死、脑出血。

2)心脏:出现高血压性心脏病(左心室肥厚、扩张)、冠心病、心力衰竭。

3)肾脏:长期高血压致肾小动脉硬化,肾功能减退,称为高血压肾病,晚期出现肾功能衰竭。

4)其他:主动脉夹层、眼底损害。

3.体征

听诊可闻及主动脉瓣区第二心音亢进、主动脉瓣区收缩期杂音(主动脉扩张致相对主动脉瓣狭窄)。长期高血压可有左心室肥厚,体检心界向左下扩大。左心室扩大致相对二尖瓣关闭不全时心尖区可闻及杂音及第四心音。

(二)急进型(或恶性)高血压

此型多见于年轻人,起病急骤,进展迅速,典型表现为血压显著升高,舒张压持续$\geqslant130$

mmHg。头痛且较剧烈、头晕、视力模糊、心悸、气促等。肾损害最为突出,有持续蛋白尿、血尿与管型尿。眼底检查有出血、渗出和乳头水肿。如不及时有效降压治疗,预后很差,常死于肾衰竭,少数因脑卒中或心力衰竭死亡。

(三)高血压危象

因紧张、疲劳、寒冷、嗜铬细胞瘤发作、突然停服降压药等诱因下,全身小动脉发生暂时性强烈痉挛,周围血管阻力明显增加,血压急剧上升,累及靶器官缺血而产生一系列急诊临床症状,称为高血压危象。在高血压早期与晚期均可发生。临床表现血压显著升高,以收缩压突然升高为主,舒张压也可升高。心率增快,可大于 110 次/min。患者出现头痛、烦躁、多汗、尿频、眩晕、耳鸣、恶心、呕吐、心悸、气急及视力模糊等症状。每次发作历时短暂,持续几分钟至数小时,偶可达数日,祛除诱因或及时降压,症状可逆转,但易复发。

(四)高血压脑病

产生的机制可能是由于过高的血压突破了脑血流自动调节范围,导致脑部小动脉由收缩转为被动性扩张,脑组织血流灌注过多引起脑水肿。临床表现除血压升高外,有脑水肿和颅内高压表现,表现为弥漫性剧烈头痛、呕吐、继而烦躁不安、视力模糊、黑蒙、心动过缓、嗜睡甚至昏迷。如发生局限性脑实质损害,可出现定位体征,如失语、偏瘫和病理反射等。眼底检查视盘水肿、渗出和出血。颅部 CT 检查无出血灶或梗死灶。经积极降压治疗后临床症状和体征消失,一般不会遗留脑损害的后遗症。

五、辅助检查

1.实验室检查

检查血常规、尿常规、肾功能、血糖、血脂分析、血尿酸等,可发现高血压对靶器官损害情况。

2.心电图

可见左心室肥大、劳损。

3.X 线检查

可见主动脉弓迂曲延长,左室增大,出现心力衰竭时肺野可有相应的变化。

4.超声心动图

了解心室壁厚度、心腔大小、心脏收缩和舒张功能、瓣膜情况等。

5.眼底检查

有助于对高血压严重程度的了解,目前采用 Keith-Wagener 分级法,其分级标准如下:Ⅰ级:视网膜动脉变细,反光增强;Ⅱ级:视网膜动脉狭窄,动静脉交叉压迫;Ⅲ级:眼底出血或棉絮状渗出;Ⅳ级:视神经盘水肿。

6.24 h 动态血压监测

有助于判断高血压的严重程度,了解其血压变异性和血压昼夜节律;指导降压治疗和评价降压药物疗效。

六、诊断要点

1.高血压诊断

主要依据诊室血压,采用经核准的水银柱或电子血压计,测量安静休息坐位时上臂肱动脉部位血压。在未使用降压药的情况下,非同日(一般间隔2周)3次测量血压,收缩压不低于140 mmHg和(或)舒张压不低于90 mmHg即诊断为高血压。收缩压不低于140 mmHg和舒张压低于90 mmHg为单纯收缩期高血压。患者既往有高血压病史,目前正在使用降压药,血压虽然低于140/90 mmHg,也诊断为高血压。根据血压升高的水平,可进一步分为高血压1、2、3级(见表2-2)。排除继发性高血压。

表2-2　血压水平的定义和分类

类别7	收缩压(mmHg)	关系	舒张压(mmHg)
正常血压	<120	和	<80
正常高值	120~139	和(或)	80~89
高血压	≥140	和(或)	≥90
1级高血压(轻度)	140~159	和(或)	90~99
2级高血压(中度)	160~179	和(或)	100~109
3级高血压(重度)	≥180	和(或)	≥110
单纯收缩期高血压	≥140	和	<90

注:以上分类适用于男、女性和18岁以上的成人。当收缩压与舒张压分属于不同级别时,则以较高的作为定级标准。单纯收缩期高血压也可按照收缩压水平分为1、2、3级。

2.高血压的危险分层

高血压病的严重程度并不单纯与血压的高度成正比,必须结合患者所具有的心血管疾病危险因素、靶器官的损害及并存的临床情况做出全面的评价(见表2-3)。

(1)心血管疾病危险因素:①高血压1~3级;②吸烟;③男性大于55岁,女性大于65岁;④糖耐量异常和(或)空腹血糖升高;⑤血脂异常;⑥早发心血管疾病家族史(一级亲属发病年龄女性小于50岁);⑦腹型肥胖(腰围:男性不低于90 cm,女性不低于85 cm)或肥胖(BMI不低于28 kg/m²)。

(2)靶器官损害:①左心室肥厚(心电图或超声心动图);②蛋白尿和(或)血肌酐轻度升高(106~177 μmol/L);③超声或X线证实有动脉粥样硬化斑块(颈、髂、股或主动脉);④视网膜动脉局灶或广泛狭窄;⑤颈、股动脉脉搏波速度高于12 m/s(选择使用);⑥踝/臂血压指数低于0.9(选择使用)。

(3)并存临床情况。①心脏疾病:心肌梗死、心绞痛、冠状动脉血运重建术后、心力衰竭;②脑血管疾病:脑出血、缺血性脑卒中、短暂性脑缺血发作;③肾脏疾病:糖尿病肾病、肾功能受损(血肌酐:男性高于133 μmol/L,女性高于124 μmol/L;蛋白尿高于300 mg/24 h;④血管疾病:主动脉夹层、外周血管病;⑤视网膜病变:出血或渗出、视盘水肿;⑥糖尿病:空腹血糖不低于7.0 mmol/L;餐后血糖不低于11.1 mmol/L。

表 2-3　中国高血压防治指南对高血压患者的危险分层

其他危险因素和病史	血压（mmHg）		
	1 级（收缩压 140～159 或舒张压 90～99）	2 级（收缩压 160～179 或舒张压 100～109）	3 级（收缩压不低于 180 或舒张压不低于 110）
Ⅰ（无其他危险因素）	低危	中危	高危
Ⅱ（1～2 个其他危险因素）	中危	中危	极高危
Ⅲ（不少于 3 个危险因素或靶器官损害）	高危	高危	极高危
Ⅳ（并存临床情况）	极高危	极高危	极高危

七、治疗要点

1.治疗目的

高血压治疗的最终目的是降低高血压水平,减少高血压患者心、脑血管病的发病率和死亡率。

2.血压控制目标

采取综合治疗措施(干预患者存在的危险因素或并存的临床情况),将血压降到患者能耐受的水平,目前主张一般高血压患者血压控制目标值至 140/90 mmHg 以下,血压达标时间 4～12 周。65 岁或以上的老年人单纯收缩期高血压的降压目标水平是收缩压(SBP) 140～150 mmHg,舒张压(DBP)低于 90 mmHg 但不低于 65～70 mmHg。老年人对药物耐受性差,血压达标时间可适当延长。伴有糖尿病、慢性肾脏病、病情稳定的冠心病或脑血管疾病的高血压患者,治疗更应个体化,一般血压控制目标值低于 130/80 mmHg。

3.治疗内容

包括非药物治疗和药物治疗两大类。

(1)非药物治疗:即改变不良的生活方式,是治疗高血压的首要和基本措施,对全部高血压病患者均适用。

(2)药物治疗:凡高血压 2 级或以上病人;高血压合并糖尿病,或者已有心、脑、肾靶器官损害和并发症的病人;血压持续升高 6 个月以上,非药物治疗手段仍不能有效控制血压者,必须使用降压药物治疗。

1)常用降压药:目前常用降压药物可归纳为 5 类,即利尿剂、β 受体阻滞剂、钙通道阻滞剂、血管紧张素转换酶抑制剂及血管紧张素 Ⅱ 受体拮抗剂。α 受体阻滞剂或其他中枢性降压药有时亦可用于某些高血压患者。

2)用药原则:概括为"小剂量开始,联合用药,优先选用长效降压药,个体化降压,降压达标,长期维持"。

小剂量:选用的降压药应从小剂量开始,逐步递增剂量,达到满意血压水平所需药物的种类与剂量后进行长期维持降压治疗。

推荐应用长效制剂:可以有效控制夜间血压和晨峰血压,减少血压的波动,降低主要心血管事件的发生危险和防治靶器官损害,并提高用药的依从性。

联合用药:以增强降压疗效又减少不良反应,在低剂量单药降压效果不理想时,可以采用两种或多种药物联合治疗。

个体化:根据患者具体情况和耐受性及个人意愿或长期经济承受能力,选择适合患者的降压药。

3)常见药物组合:目前优先推荐的2种降压药物联合治疗方案是二氢吡啶类钙通道阻滞剂(D-CCB)与 ARB/ACEI;ARB/ACEI/D-CCB 与噻嗪类利尿剂;D-CCB 与 β受体阻滞剂。3种降压药物合理的联合治疗方案除有禁忌证外必须包含利尿剂。

4)有并发症和并发症的降压治疗(见表 2-4)。

表 2-4　高血压有并发症的降压治疗

并发症	降压药物
合并脑血管病	ARB、长效钙通道阻滞剂、ACEI 或利尿剂
合并心肌梗死	β受体阻滞剂和 ACEI
合并稳定型心绞痛	β受体阻滞剂和钙通道阻滞剂
并发心力衰竭	ACEI 或 ARB、B受体阻滞剂和利尿剂
并发慢性肾衰竭	3 种或 3 种以上降压药
合并糖尿病	ACEI 或用 ARB,必要时用钙通道阻滞剂和小剂量利尿剂。

(3)高血压急症的治疗:高血压急症是指短时期内(数小时或数天)血压急骤升高,收缩压高于 200 mmHg 和(或)舒张压高于 130 mmHg,同时伴有心、脑、肾、视网膜等重要的靶器官功能损害的一种严重危及生命的临床综合征,其发生率占高血压患者的 5%左右。

1)一般处理:见高血压急症的护理措施内容。

2)迅速降压:静脉给予适宜有效的降压药物,并加强血压监测。

3)控制性降压:短时间血压骤降,可能造成重要器官的血流灌注明显减少,应采取逐步控制性降压的方式,即开始的 24 h 内血压降低 20%~25%,再将血压逐步降到适宜水平,48 h 内血压不低于 160/100 mmHg。

4)降压药物选择:①硝普钠:首选药物,适用于大多数高血压急症;为动脉和静脉扩张剂,可即刻起效,静滴停止后作用持续时间 1~2 分钟;剂量 0.25~10 μg/(kg·min);②其他:硝酸甘油、尼卡地平、地尔硫草、拉贝洛尔、乌拉地尔、肼屈嗪、酚妥拉明可根据病情选择使用。

5)降低颅内压:有高血压脑病时宜给予脱水剂,如甘露醇;或选择快速利尿剂如呋塞米静注。

6)镇静止痉:伴烦躁、抽搐者应用地西洋、巴比妥类药物肌注或水合氯醛灌肠。

八、主要护理诊断/问题

(1)疼痛:头痛与血压升高有关。

(2)有受伤的危险与头晕、视力模糊、意识改变或发生直立性低血压有关。

(3)潜在并发症:高血压急症。

(4)营养失调:高于机体需要量与摄入过多、缺少运动有关。

（5）焦虑：与血压控制不满意、已发生并发症有关。

（6）知识缺乏：缺乏疾病预防、保健知识和高血压用药知识。

九、护理措施

1.休息与活动

高血压初期可不限制一般的体力活动，但应避免重体力劳动，保证充足的睡眠。血压较高、症状频繁或有并发症的患者应多卧床休息，避免体力或脑力过度兴奋。

2.病情观察

观察患者头痛情况，如疼痛程度、持续时间，是否伴有头晕、耳鸣、恶心、呕吐等症状。一旦发现血压急剧升高、剧烈头痛、呕吐、大汗、视力模糊、面色及神志改变、肢体运动障碍等症状，立即通知医生。

3.对症护理

（1）头痛：及时进行头痛原因解释，指导使用放松方法，如听柔和音乐法、缓慢呼吸等。协助病人卧床休息，抬高床头，改变体位的动作应缓慢。保持病室安静，减少声光刺激，限制探视人员。遵医嘱使用降压药，并半小时后监测血压。症状缓解后告知病人平时避免劳累、情绪激动、精神紧张、环境嘈杂等不良因素；教会患者及家属采取肩颈部按摩及放松等技巧，以改善头痛。

（2）视力模糊：保证病人安全，应清除活动范围内的障碍物，保持地面干燥、室内光线良好。外出时有人陪伴。

（3）直立性低血压：又称直立性低血压，是由于体位的改变，如从平卧位突然转为直立，或长时间站立发生的脑供血不足引起的低血压。通常认为，在改变体位为直立位的 3 分钟内，收缩压下降高于 20 mmHg 或舒张压下降高于 10 mmHg，同时伴有肢软乏力、头晕目眩、站立不稳、视物模糊、心悸、出汗、恶心、呕吐等，即为直立性低血压。措施：①告知患者直立性低血压的表现。应特别注意在联合用药、服首剂药物或加量时容易发生直立性低血压，服药后不要突然站起，最好静卧 1～2 h 再缓慢起床活动；②指导患者预防直立性低血压的方法：避免长时间站立，尤其在服药后最初几个小时；改变姿势，特别是从卧、坐位起立时，动作宜缓慢；服药时间可选在平静休息时，服药后继续休息片刻再活动；如有睡前服药，夜间起床排尿时应注意直立性低血压的发生；大量出汗、热水浴或蒸汽浴、饮酒等都是发生直立性低血压的诱因，应该注意避免；③发生直立性低血压时可平卧并抬高下肢，以促进下肢血液回流。

（4）高血压急症：①患者绝对卧床休息，抬高床头，避免一切不良刺激和不必要的活动，协助生活护理；②保持呼吸道通畅：有抽搐者用牙垫置于上下磨牙间防止舌咬伤；呕吐时头偏向一侧，以防止误吸；呼吸道分泌物较多但患者无法自行排出时，应及时用吸引器吸出；③吸氧 4～5 U/min，连接床边心电监护仪，实时监测心电、血压、呼吸；④安定患者情绪，必要时用镇静剂；⑤迅速建立静脉通路，遵医嘱应用降压药物，尽早将血压降至安全范围；⑥严密观察病情：定时观察并记录生命体征、神志、瞳孔、尿量，特别注意避免出现血压骤降；观察患者头痛、烦躁等症状有无减轻，有无肢体麻木、活动不灵、语言不清、嗜睡等情况；⑦硝普钠使用注意事项：本药对光敏感，溶液稳定性较差，滴注溶液应现配现用并注意避光；新配溶液为淡棕色，如变为暗棕色、橙色或蓝色应弃去重新配制；溶液内不宜加入其他药品，应单独使用一条静脉通路,以微量泵控制注入滴速,若静脉滴注已达 10 μg/(kg·min),经 10 分钟降压仍不满意,应通知医生考虑停用本药,更换降压药;持续静脉滴注一般不超过 72 h,以免发生氰化物中毒。

4.用药护理

遵医嘱应用降压药物,测量血压的变化以判断疗效,观察药物不良反应。

十、健康教育

高血压病病程很长,发展也不平衡,为了使患者血压控制在适当水平,应教育患者严格遵循自我护理计划,从而延缓或逆转高血压所造成的靶器官损害。

(1)改变生活方式:合理膳食、限盐少脂、戒烟限酒;适量运动、控制体重;心理平衡(表2-5)。

表 2-5　高血压治疗中生活方式的改善措施及成效

措施	推荐方法	相当的收缩压降低范围
减轻体重	保持正常体重	5～10 mmHg/减轻 10 kg 体重
采用 DASH 饮食计划	选用富含水果、蔬菜、低脂肪(低饱和脂肪酸和总脂肪含量)饮食	8～14 mmHg
低钠饮食	减少每日钠摄入量不超过 2.4 g 钠或 6 g 氯化钠水平	2～8 mmHg
体育锻炼	规律的有氧体育运动,如慢跑(每天至少 30 分钟,每周不少于 3 次)	4～9 mmHg
限酒	男性每日饮酒不超过 2 杯(白酒小于 1 两、葡萄酒小于 2 两、啤酒小于 5 两),女性和体重较轻者每日饮酒不超过 1 杯	2～4 mmHg

1)食物的选择建议:以控制总热量为原则。①主食:提倡三餐中有两餐吃未精制的全谷类,如糙米饭、全麦面包、全麦馒头等;豆类和根茎淀粉类食物可搭配食用,如红豆粥、绿豆粥、地瓜、马铃薯等;少吃葡萄糖、果糖及蔗糖,这类糖属于单糖,易引起血脂升高;②钠盐:尽量减少烹调用盐,建议使用可定量的盐勺,每日食盐量以不超过 6 g 为宜;减少味精、酱油等含钠盐的调味品;少食或不食含钠盐较高的加工食品,如各种腌制品或各类炒货;肾功能良好者可使用含钾的烹饪盐;③蔬菜水果、奶类:可保证充足的钾、钙摄入;每天吃新鲜蔬菜、水果可预防便秘,以免用力排便使血压上升,诱发脑血管破裂;奶类以低脂或脱脂奶及乳制品为好,可单独饮用或搭配其他食物,如蔬菜、果汁食用;油菜、芹菜、蘑菇、木耳、虾皮、紫菜等食物含钙量较高,可适度选食;④脂肪:烹调时选用植物油,如橄榄油、麻油、花生油、茶油等,动物油、奶油尽量不用;尽量不吃油炸食物,有条件者可吃深海鱼油,其含有较多的亚油酸,对增加微血管的弹性、防止血管破裂,防止高血压并发症有一定的作用;⑤蛋白质:以豆制品、鱼、不带皮的家禽为主,少吃红肉(即家畜类);鱼以外的海产品、动物内脏、蛋类胆固醇含量高,尽量避免食用或少食。

2)控制体重:适当降低升高的体重,减少体内脂肪含量,可显著降低血压。最有效的减重措施是控制能量摄入和增加体力活动。减重的速度因人而异,体重以每周减重 0.5～1.0 kg 为宜。重度肥胖者还可在医生指导下选用减肥药降低体重。

3)合理运动:根据年龄和血压水平选择适宜的运动方式,对中老年人应包括有氧、伸展及增强肌力 3 类运动,具体项目可选择步行、慢跑、太极拳、气功等。运动强度因人而异,常用的运动强度指标为运动时最大心率＝170－年龄,如 50 岁的人运动心率为 120 次/分钟,运动频率一般每周 3～5 次,每次持续 30～60 min。注意劳逸结合,运动强度、时间和频度以不出现不适反应为度,避免竞技性和力量型运动。

4)心理平衡:情绪激动、精神紧张、精神创伤等可使交感神经兴奋,血压上升,故应指导患者减轻精神压力,保持心态平和。工作时保持轻松愉快的情绪,避免过度紧张,在工作 1 小时后最好能休息 5～10 分钟,可做操、散步等调节自己的神经。心情郁怒时,要学会转移注意力,通过轻松愉快的方式来松弛自己的情绪。忌情绪激动、暴怒,防止发生脑出血。生活环境应安静,避免噪音刺激和引起精神过度兴奋的活动。

(2)自我病情监测。

1)定时测量血压:家庭测量血压多用上臂式全自动或半自动电子血压计,应教会患者和家属正确的测量血压方法及测压时注意事项。家庭血压值一般低于诊室血压值,高血压的诊断标准为不低于 135/85 mmHg,与诊室血压的 140/90 mmHg 相对应。建议每天早晨和晚上测量血压,每次 2～3 遍,取平均值。血压控制平稳者,可每周测量 1 次。详细记录每次测量的日期、时间及血压读数,每次就诊携带记录,作为医生调整药量或选择用药的依据。对于精神高度焦虑的患者,不建议自测血压。

2)测量血压时的注意事项:①血压计要定期检查,以保持其准确性,并应放置平稳,切勿倒置或震荡;②应尽量做到四定:定时间、定部位、定体位、定血压计;③对偏瘫病人,应在健侧手臂上测量;④选择合适的测压环境,应在安静、温度适当的环境里休息 5～10 分钟后进行血压测量,避免在应激状态下如膀胱充盈或吸烟、受寒、喝咖啡后测压。

(3)用药指导:①合理降压:尽量将血压降至目标血压水平,但应注意温和降压,而非越快越好;②坚持服药:强调长期药物治疗的重要性,用降压药物使血压降至理想水平后,应继续服用维持量,以保持血压相对稳定,对无症状者更应强调;告知有关降压药物的名称、剂量、用法、作用及不良反应,并提供书面材料;③遵医嘱服药:指导患者必须遵医嘱按时按量服药,不要随意增减药物、漏服或频繁更换降压药,更不能擅自突然停药,以免引起血压波动,诱发高血压危象;高血压伴有冠心病的患者若突然停用 β 受体阻滞剂还可诱发心绞痛、心肌梗死;④长期用药要注意药物不良反应的观察。

(4)定期复诊:根据病人的总危险分层及血压水平决定复诊时间。危险分层属低危或中危者,可安排病人每 1～3 个月随诊 1 次;若为高危者,则应至少每 1 个月随诊 1 次。

第五节　心脏瓣膜病

心脏瓣膜病(valvular heart disease)是心脏瓣膜及其附属结构(如瓣叶、瓣环、腱索及乳头肌等)因各种原因造成的以瓣膜增厚、粘连、纤维化、缩短为主要病理改变,以单个或多个瓣膜狭窄和(或)关闭不全为主要临床表现的一组心脏病。若瓣膜互相粘连、增厚、变硬、畸形致瓣膜开放受到限制,从而阻碍血液流通,称瓣膜狭窄;若瓣膜因增厚、缩短,以致不能完全闭合,导致部分血液反流,则称瓣膜关闭不全。二尖瓣最常受累,其次为主动脉瓣;若两个或两个以上瓣膜同时累及,临床上称为多瓣膜病。

引起本病的病因有炎症、黏液瘤样变性、退行性改变、先天性畸形、缺血性坏死、结缔组织疾病及创伤等。其中风湿性心脏病(theumatic heart disease)(简称风心病)是我国常见的心脏瓣膜病之一,它是由反复风湿热发生所造成的心脏瓣膜损害。风湿热是一种自身免疫性结缔组织疾病,主要累及心脏和关节,也可侵犯皮下组织、脑、浆膜及小血管等,与甲族乙型溶血性链球菌感染密切相关,患者多有反复链球菌扁桃体炎或咽峡炎病史。多发于冬春季节,寒冷潮湿环境下及医疗较差的地区。主要累及 40 岁以下人群,女性居多。最常累及的瓣膜是二尖瓣。急性风湿热后,至少需 2 年始形成明显二尖瓣狭窄。目前随着风湿热的减少,其发生率有所降低,而非风湿性的瓣膜病,如瓣膜黏液样变性和老年人的瓣膜钙化,日益增多。

(一)二尖瓣狭窄

【病理生理】

二尖瓣狭窄主要累及左心房和右心室。正常人的二尖瓣口面积为 $4\sim 6$ cm²,当瓣口面积减少-半即出现狭窄的相应表现。瓣口面积 1.5 cm² 以上为轻度狭窄、$1\sim 1.5$ cm² 为中度狭窄、小于 1 cm² 为重度狭窄。其病理演变经历 3 个阶段。

1.左房代偿期

瓣口面积减至 2 cm² 以下,左房压升高,左房代偿性扩大、肥厚以加强收缩,此时病人多无症状。

2.左房失代偿期

瓣口面积小于 1.5 cm² 时,左房扩大超过代偿极限,左房内压力持续升高,使肺静脉和肺毛细血管压力相继增高,导致肺顺应性减低,临床出现劳力性呼吸困难。

3.右心受累期

左房压和肺静脉压升高,引起肺小动脉反应性收缩,最终导致肺小动脉硬化,肺血管阻力增高,肺动脉压力升高,可引起右心室肥厚、扩张,直至右心衰竭。

【临床表现】

1.症状

轻度二尖瓣狭窄和二尖瓣关闭不全者,可无明显症状。当二尖瓣中度瓣狭窄(瓣口面积小于 1.5 cm²)时始有症状出现。

(1)呼吸困难:为最常见的早期症状。最先为劳力性呼吸困难,常因运动、精神紧张、性交、感染、妊娠或心房颤动而诱发。随着狭窄加重,出现静息时呼吸困难、阵发性夜间呼吸困难和端坐呼吸,严重狭窄者可反复发生急性肺水肿。

(2)咯血:可表现为痰中带血伴有夜间阵发性呼吸困难。突然咯出大量鲜血,通常见于严重二尖瓣狭窄,可为首发症状。它主要是薄而扩张的支气管静脉破裂所致,常由于左房压力突然升高引起。急性肺水肿时咳粉红色泡沫痰。肺梗死伴咯血为晚期伴有心衰时少见的并发症。

(3)咳嗽:常见,尤其在冬季明显,有的患者在平卧时干咳,可能与支气管黏膜瘀血水肿易引起支气管炎,或左心房增大压迫左主支气管有关。

(4)声嘶:较少见,由于扩大的左心房和肺动脉压迫左喉返神经所致。

(5)右心受累症状可表现为食欲下降,恶心、呕吐,腹胀,少尿,水肿等。

2.体征

重度二尖瓣狭窄常有"二尖瓣面容",双颧多呈紫红色,口唇轻度发绀。

(1)心脏体征:心尖冲动正常或不明显。心浊音界在胸骨左缘第3肋间向左扩大,心腰消失,形成"梨形心"。心尖区有低调的隆样舒张中晚期杂音,局限,不传导,常伴舒张期震颤,为二尖瓣狭窄的特征性体征。心尖区可闻第一心音亢进和开瓣音,提示前叶柔顺、活动度好;如瓣叶钙化僵硬,则第一心音减弱,开瓣音消失。

(2)肺动脉高压和右心室扩大的体征:肺动脉高压时肺动脉瓣区第二心音亢进或伴分裂。当肺动脉扩张引起相对性肺动脉瓣关闭不全时,可在胸骨左缘第二肋间闻及舒张早期吹风样杂音,称 Graham Steell 杂音。右心室扩大伴相对性三尖瓣关闭不全时,在三尖瓣区闻及全收缩期吹风样杂音,吸气时增强。

【并发症】

(1)心房颤动:为相对早期的常见并发症。心房颤动可使心排血量减少20%,可为首次呼吸困难发作的诱因或患者活动受限的开始。突发快速房颤常为心力衰竭甚至急性肺水肿的主要诱因。

(2)急性肺水肿:为重度二尖瓣狭窄的严重并发症,如不及时救治,可能致死。

(3)右心衰竭:是晚期常见并发症。临床表现为右心衰竭的症状和体征。

(4)血栓栓塞:20%的患者发生体循环栓塞,以脑动脉栓塞最多见,其余依次为外周动脉和内脏(脾、肾和肠系膜)动脉栓塞。心房颤动、大左心房(直径大于 55 mm)、栓塞史或心排出量明显降低为体循环栓塞的危险因素。

(5)肺部感染:常见,可诱发或加重心力衰竭。

(6)感染性心内膜炎:较少见。

(二)二尖瓣关闭不全

【病理生理】

二尖瓣关闭不全常与二尖瓣狭窄同时存在,也可单独存在。此病变主要累及左心房左心室,最终影响右心。

二尖瓣关闭不全时,左心室收缩期部分血液反流回左心房,加上肺静脉回流的血液,使左心房压力升高和容量增加,引起左心房扩大;左心室舒张期过多的左房血液流入左心室,使左心室因负荷过大而代偿性扩张、肥大。在代偿期,左心室可维持正常心搏量,使左心房压和左心室舒张末期压力不致明显上升,故不出现肺瘀血。但持续严重的过度容量负荷终致左心衰竭,左心房压和左心室舒张末压明显上升,出现肺瘀血,最终导致肺动脉高压和右心衰竭发生。故单纯二尖瓣关闭不全发生心力衰竭较迟,但一旦发生,病情进展迅速。

【临床表现】

1.症状

轻度二尖瓣关闭不全可终生无症状。严重返流时有心排出量减少,患者最突出的主诉是疲乏无力。肺瘀血的症状如呼吸困难等出现较晚。

2.体征

心尖冲动明显,左心室增大时向左下移位,呈抬举性搏动。第一心音减弱。心尖区可闻及全收缩期吹风样高调一贯型杂音,向左腋下和左肩胛下区传导,常伴震颤,为二尖瓣关闭不全的特征性体征。

【并发症】

与二尖瓣狭窄相似。体循环栓塞较二尖瓣狭窄少见,而感染性心内膜炎较二尖瓣狭窄多见。心力衰竭仅在晚期出现。

(三)主动脉瓣狭窄

【病理生理】

主动脉瓣狭窄主要累及左心室和左心房。成人主动脉瓣口不小于 $3.0\ cm^2$。当瓣口面积减少一半时,收缩期仍无明显跨瓣压差。瓣口不大于 $1.0\ cm^2$ 时,左心室收缩压明显升高,跨瓣压差显著增大。主动脉瓣狭窄导致左心室射血受阻,左心室发生代偿性向心性肥厚,以维持正常收缩期室壁应力和左心排出量。肥厚的左心室顺应性降低,引起左心室舒张末压进行性升高,因而使左心房的后负荷增加,左心房代偿性肥厚。左心室射血受阻致心室收缩压升高和射血时间延长,加之左心室肥厚、舒张期心腔内压力增高,压迫心内膜下冠状动脉可引起冠状动脉血流减少,引起心肌缺血。最终由于室壁应力增高、心肌缺血和纤维化等导致左心衰竭。

【临床表现】

1.症状

由于左心室代偿能力较强,症状出现较晚,有的在 50～70 岁才产生症状。典型的症状是呼吸困难、心绞痛和运动时晕厥三大主症。

(1)呼吸困难:劳力性呼吸困难为晚期肺瘀血引起的首发症状,见于 90% 的有症状患者。进而可发生夜间阵发性呼吸困难和端坐呼吸,甚或急性肺水肿。

(2)心绞痛:常见,随年龄增长,发作更频繁,由运动或体力劳动所诱发,休息缓解,主要由心肌缺血所致。

(3)晕厥:见于 1/3 有症状的患者。常在直立、体力活动中或之后立即发生。由急性脑缺血引起。

2.体征

心尖冲动相对局限、持续有力,如左心室扩大,可向左下移位。主动脉瓣区可闻及粗糙而响亮的收缩期喷射性杂音,向颈动脉、胸骨左下缘及心尖区传导,常伴震颤,为特异性体征。第一心音正常,第二心音减弱或消失。动脉脉搏上升缓慢、细小而持续(细迟脉)。严重主动脉瓣狭窄时心排血量降低,收缩压和脉压均下降。

【并发症】

(1)心脏性猝死:占 10%～20%。猝死前常有晕厥、心绞痛或心力衰竭史,也可发生于无任何症状者。

(2)心律失常:约 10% 患者并发心房颤动。主动脉瓣钙化侵及传导系统可致房室传导阻滞。左心室肥厚、心内膜下心肌缺血或冠状动脉栓塞可致窒息性心律失常。心律失常是导致晕厥甚至猝死的主因。

（3）心力衰竭：多数死于左心衰竭。患者左心衰后，自然病程明显缩短，故终末期右心衰竭少见。

（4）其他：感染性心内膜炎和体循环栓塞，较少见。

（四）主动脉瓣关闭不全

【病理生理】

此病变可导致主动脉内血流在舒张期返流入左心室，左心室在舒张期要同时接受左心房流入的血液和主动脉反流的血液，左心室舒张末容量增加，因此收缩期心搏出量增加，导致左心室代偿性肥厚与扩张，后期可发生左心衰竭。由于心脏收缩时射血增多，故收缩压升高，而舒张早期主动脉瓣口的反流导致舒张压降低，出现脉压增大和周围血管征。若返流量大，可引起外周动脉灌注不足，导致重要脏器灌注不足而出现相应的临床表现。

【临床表现】

1.症状

轻度者可多年无症状，甚至可耐受运动。一旦心功能失代偿，则病情常迅速恶化。最先的主诉为心排血量增加和心脏收缩力增强而发生心悸、心尖冲动增强、左胸不适、颈部和头部动脉强烈搏动感等。晚期出现左心衰竭表现。

2.体征

（1）心脏体征：心尖冲动向左下移位，呈抬举性搏动。第一心音减弱，第二心音减弱或缺如。胸骨左缘第3、4肋间可闻及与第二心音同时开始的高调叹气样递减型舒张早期杂音，向心尖部传导，坐位并前倾和深呼气时易听到，为特征性体征。轻度反流时，杂音限于舒张早期，音调高；中或重度反流时，杂音粗糙，为全舒张期隆隆样杂音。杂音为音乐性（鸽叫声）时，提示瓣叶脱垂、撕裂或穿孔。

（2）血管：收缩压升高，舒张压降低，脉压增大。严重主动脉瓣关闭不全时可出现周围血管征：随心脏搏动的点头征、颈动脉和桡动脉扪及水冲脉、股动脉枪击音及毛细血管搏动征。主动脉根部扩大者，在胸骨右缘第2、3肋间可扪及收缩期搏动。

【并发症】

（1）感染性心内膜炎：较常见，常导致瓣膜穿孔和断裂而加重主动脉瓣反流，加重心力衰竭的发生。

（2）室性心律失常：较常见，但少见心脏性猝死。

（3）心力衰竭：在急性者出现早，慢性者于晚期始出现。

（五）心脏瓣膜病的辅助检查及治疗要点

【辅助检查】

1.X线检查

（1）二尖瓣狭窄：轻度狭窄心影可正常；中重度狭窄时，心影呈梨形（二尖瓣型），因肺动脉总干、左心耳和右心室扩大所致。

（2）二尖瓣关闭不全：慢性且重度反流者常见左心房和左心室增大。

（3）主动脉瓣狭窄：心影正常或左心室左心房轻度增大，升主动脉根部常见狭窄后扩张。

在侧位透视下可见主动脉瓣钙化。

（4）主动脉瓣关闭不全：慢性者左房、左室扩大，心影呈靴形（主动脉型），升主动脉扩张较明显。

（5）肺部改变：左心衰竭时，可见肺瘀血或肺水肿征。

2.心电图

（1）重度二尖瓣狭窄可有"二尖瓣型 P 波"，P 波宽度大于 0.12 秒，伴切迹。QRS 波群示电轴右偏和右心室肥厚。可有各类心律失常，以心房颤动为最常见。

（2）慢性重度二尖瓣关闭不全主要为左心房增大，部分有左室肥厚和非特异性 ST-T 改变，少数有右室肥厚征，心房颤动常见。

（3）重度主动脉瓣狭窄者有左心室肥厚伴 ST-T 继发性改变和左心房大。

（4）慢性者主动脉瓣关闭不全常见左心肥厚劳损。

3.超声心动图

超声心动图为明确和量化诊断各瓣膜病变的可靠方法。二尖瓣狭窄时 M 型超声示二尖瓣"城墙样"改变（二尖瓣前叶活动曲线 EF 斜率降低，双峰消失，前后叶同向运动）。二维超声心动图探测主动脉瓣异常十分敏感，有助于确定狭窄的病因。彩色多普勒血流显像于左室流出道内探及全舒张期反流束，为最敏感的确定主动脉瓣反流方法，并可判断其严重程度。

4.其他

心导管检查、放射性核素心室造影、主动脉造影、核磁共振成像等可选择性进行。

【治疗要点】

1.内科治疗

（1）一般治疗：无症状、心功能正常者无须特殊治疗，但应避免剧烈体力活动，定期随访。无症状的轻度瓣膜狭窄或关闭不全患者每 1～2 年复查一次；无症状的中度和重度瓣膜狭窄或关闭不全的患者每 6～12 个月复查 1 次。出现症状或发现心脏扩大时，应及时治疗。积极预防上呼吸道感染及感染性心内膜炎。

（2）抗风湿治疗：有风湿活动者应给予抗风湿治疗，特别重要的是预防风湿热复发，一般应坚持至患者 40 岁甚至终生应用苄星青霉素。

（3）并发症治疗。

1）心力衰竭：呼吸困难者应减少体力活动，限制钠盐摄入，使用利尿剂，但主动脉瓣狭窄者应慎用利尿剂，避免强效利尿剂及血管扩张剂，以免左心室舒张末压下降和心排血量减少，发生直立性低血压。

2）咯血：大量咯血应取坐位，用镇静剂，静脉注射利尿剂，以降低肺静脉压。

3）心绞痛：主动脉瓣狭窄者出现心绞痛可试用硝酸酯类和钙拮抗剂治疗。

4）心房颤动：治疗目的为满意控制心室率，争取恢复和保持窦性心律；服用阿司匹林或华法林预防血栓栓塞。主动脉狭窄患者不能耐受心房颤动，一旦出现，应及时转复为窦性心律。

5）急性肺水肿：避免和控制诱发急性肺水肿的因素，其处理原则与急性左心衰竭所致的肺水肿相似。但应注意：①避免使用以扩张小动脉为主、减轻心脏后负荷的血管扩张药物，应选用扩张静脉系统、减轻心脏前负荷为主的硝酸酯类药物；②正性肌力药物对二尖瓣狭窄的肺水肿无益，仅在心房颤动伴快速心室率时可静注毛花苷 C，以减慢心室率。

6)栓塞:慢性心房颤动、有栓塞史或超声检查有左房血栓者,如无禁忌证,均应长期进行抗凝治疗。

2.介入治疗

包括经皮球囊导管二尖瓣成形术、经皮球囊导管主动脉瓣成形术。前者为缓解单纯二尖瓣狭窄的首选方法。在瓣叶(尤其是前叶)活动度好,无明显钙化,瓣下结构无明显增厚的患者效果更好。

3.外科手术治疗

有闭式分离术、直视分离术、瓣膜修补术、人工瓣膜置换术。对于二尖瓣关闭不全的患者,手术为恢复二尖瓣瓣膜关闭完整性的根本措施,应在发生不可逆的左心室功能不全之前施行,可选择瓣膜修补术或人工瓣膜置换术。人工瓣膜置换术也是治疗成人主动脉狭窄和严重主动脉瓣关闭不全的主要方法。

(六)心脏瓣膜病的护理

1.一般护理

(1)休息与活动:按心功能分级安排活动量,如心功能Ⅰ级主要避免重体力活动;心功能Ⅱ级中度限制体力活动;心功能Ⅲ级严格限制体力活动;心功能Ⅳ级应该绝对卧床休息。有风湿活动易并发急性心衰者,需卧床休息,以减少机体消耗。待风湿活动征象消失,血沉正常后再逐渐增加活动。

(2)饮食:指导病人合理进食摄入清淡、高热量、富含维生素及蛋白质的食物。少量多餐、晚餐宜少,避免引起腹部胀气的食物。适当进食蔬菜、水果及高纤维饮食,防止便秘,以免用力排便增加心脏负担。有心衰者给低盐饮食。

(3)预防感染:保持皮肤清洁,做好口腔护理。出汗多的病人勤换衣裤、被褥,防止受凉感冒。

2.病情观察

(1)定时测量并记录生命体征,注意心脏大小、杂音情况以及房颤发生时有无脉搏短绌的变化。

(2)观察有无风湿热活动,如发热、皮肤环形红斑、皮下结节、关节红肿及疼痛不适等。

(3)加强并发症的观察。本病最易出现的并发症是心力衰竭,护士应注意评估患者是否出现呼吸困难、乏力、食欲减退、腹胀不适、尿少等症状,检查有无肺部湿性啰音、颈静脉怒张、肝脏肿大、下肢水肿等体征。对于心电图示有心房颤动及超声心动图报告有附壁血栓者,应注意有无体循环栓塞的表现。本病患者还可合并感染性心内膜炎,除了加强体温的监测外,还需特别注意检查皮肤黏膜有无出血点、手掌和足底是否存在无痛性出血性红斑等。

3.对症护理

(1)发热:定时测量并记录体温,体温超过38.5℃时给予物理降温,半小时后测量体温并记录降温效果。

(2)关节肿痛:肿痛关节垫软枕,避免受压、碰撞,进行局部制动、热敷等。

(3)呼吸困难:协助患者半卧位休息并给予氧气吸入(3～4 L/min),以保证心、脑的血氧供应,改善呼吸困难。

(4)栓塞:遵医嘱给予抗血小板聚集药物,预防血栓形成。左房内有巨大附壁血栓者应限制活动,静卧休息,避免用力咳嗽、用力排便及情绪激动,以免引起血栓脱落造成体循环栓塞。

卧床期间,应协助患者翻身、做肢体的被动运动、按摩及温水泡足,防止下肢深静脉血栓形成。密切观察患者有无胸痛、咯血、头痛、肢体活动及感觉障碍、腰痛、血尿等肺、脑、肾栓塞表现。一旦发生,应配合医生给予溶栓、抗凝治疗。

4.用药护理

遵医嘱正确使用苄星青霉素(苄星青霉素 120 万 U,每 4 周肌注 1 次)、阿司匹林、华法林、地高辛、呋塞米、氢氯噻嗪等药物,注意疗效及副作用。

5.心理护理

向患者介绍疾病的相关知识,使患者能正确认识自己的病情,树立战胜疾病的信心,积极配合治疗;鼓励家属探视,缓解紧张、焦虑、恐惧心理;对高度焦虑、情绪波动大的病人可遵医嘱给予少量镇静药物。

6.健康教育

本病各类瓣膜病病程长短不一,有的可长期处于代偿期而无明显症状,有的则病情发展迅速。最常见的死亡原因是心力衰竭。手术治疗可显著提高病人的生活质量和存活率。出院后需注意以下内容。

(1)坚持服药,定期复查,了解病情进展。有手术适应证者建议尽早择期手术以提高生活质量。

(2)避免诱因:日常生活中根据心功能情况适当活动,避免重体力劳动、剧烈运动和情绪激动。育龄妇女根据心功能情况在医生指导下选择妊娠与分娩时机,如心功能Ⅰ级～Ⅱ级可以妊娠,Ⅲ级～Ⅳ级则不宜妊娠。

(3)预防感染:改善居住环境中潮湿、阴暗等不良条件,保持室内空气流通、温暖、干燥,阳光充足,以防止风湿热活动。注意防寒保暖,避免呼吸道感染。一旦发生感染,应立即就诊治疗,不拖延。有扁桃体反复发炎时在风湿活动控制后 2～4 个月手术摘除扁桃体。

(4)加强营养:进易消化、多维生素类饮食,适当限制食盐的摄入量,不宜过饱,保持大便通畅。

(5)避免医源性因素:在拔牙、内镜检查、导尿术、分娩、人工流产等手术前,应告知医生以上病史,以便预防性使用抗生素。

(6)不适随诊:当出现明显的乏力、胸闷、心悸等症状,休息后不能好转;或出现腹胀、食欲缺乏、下肢水肿;或风湿热活动,如发热、关节肿痛、皮肤环形红斑时,应及时就诊。

第六节　感染性心内膜炎

感染性心内膜炎(infective endocarditis,IE)指因细菌、真菌和其他微生物(如病毒、立克次体、衣原体、螺旋体等)直接感染而产生心瓣膜或心室壁内膜的炎症。有别于由于风湿热、类风湿关节炎、系统性红斑狼疮等所致的非感染性心内膜炎,IE 伴有赘生物形成,赘生物为大小不等、形状不一的血小板和纤维素团块,内含大量微生物和少量炎症细胞。瓣膜为最常受累部位,也可以发生在间隔缺损部位、腱索或心壁内膜。本病可分为自体瓣膜、人工瓣膜和静脉药瘾者的心内膜炎。

发生 IE 的患者平均年龄多大于 40 岁,近年来随着医学发展,对本病的警惕性提高,在积极防治下本病的发生率有所降低。

根据病程,本病分为急性和亚急性。急性感染性心内膜炎特征:①中毒症状明显;②病程进展迅速,数天至数周引起瓣膜破坏;③感染迁移多见,可引起转移性脓肿,如心肌脓肿、脑脓肿和化脓性脑膜炎;④病原体主要为金黄色葡萄糖球菌。亚急性感染性心内膜炎特征:①中毒症状轻;②病程数周至数月;③感染迁移少见;④病原体以草绿色链球菌多见,其次为肠球菌。

(一)自体瓣膜心内膜炎

【病因与发病机制】

自体瓣膜心内膜炎(native valve endocarditis)中亚急性病例至少占2/3以上,主要发生于器质性心脏病的基础上,以心脏瓣膜病为主,其次为先天性心脏病。

此病主要累及正常心瓣膜,主动脉瓣受累常见。病原菌来自皮肤、肌肉、骨骼或肺部等部位的活动性感染灶,循环中细菌量大,细菌毒力强,具有高度侵袭性和黏附于内膜的能力。在心瓣膜病损的部位,存在异常的血液压力阶差,引起局部心内膜的内皮受损,形成非细菌性血栓性(无菌赘生物)心内膜病变,为细菌定植在瓣膜表现创造了条件,涡流可使细菌沉淀于无菌性赘生物上,从而转变成感染性心内膜炎。

【临床表现】

1.急性感染性心内膜炎

此病常有急性化脓性感染、近期手术、外伤、产褥热、器械检查史。呈暴发性败血症过程,起病急骤,进展迅速,有高热、寒战、呼吸急促等毒血症症状。IE症状常被掩盖,由于瓣膜和腱索的急剧损害,可迅速发展为急性充血性心力衰竭而死亡。

2.亚急性感染性心内膜炎

(1)症状。

1)发热:是最常见的症状。热型以不规则者为最多,可为间歇型或弛张型,伴有畏寒和出汗。体温大多在37.5~39℃,可高达40℃以上,也可仅为低热。3%~15%的患者体温正常或低于正常,多见于老年伴有栓塞或真菌性动脉瘤破裂引起脑出血和蛛网膜下腔出血以及严重心力衰竭、尿毒症的患者。此外未确诊本病前已应用过抗生素、退热药、激素者也可暂不发热。

2)贫血:是本病常见的症状之一,70%~90%的患者有进行性贫血,多为轻、中度贫血,晚期患者有重度贫血。有苍白、无力和多汗。主要与感染抑制骨髓相关。

3)疼痛:是另一常见表现,关节痛、低位背痛和肌痛在起病初期时较常见,主要累及腓肠肌和股部肌肉、踝、腕等关节,也可呈多部位关节受累表现。病程较长者常有全身疼痛。若有严重的骨疼,应考虑可能由于骨膜炎、骨膜下出血或栓塞、栓塞性动脉瘤压迫骨部或骨血管动脉。

(2)体征。

1)心脏杂音:可听到原来正常的心脏出现杂音或原有心脏病的杂音发生变化。由于瓣叶或瓣膜支持结构的损害,多出现瓣膜关闭不全的反流性杂音。

2)周围体征:多为非特异性,近年已不多见,可能的原因是微血管炎或微栓塞。包括:①瘀点:发生率最高,可成群或个别出现,见于任何部位,以锁骨以上皮肤、口腔黏膜及睑结膜多见;②甲床下出血:指和趾甲床下有线状出血,远端不到达甲床前端边缘,可伴有压痛;③Roth斑:为视网膜的卵圆形出血斑,中心呈白色;④Osler结节:为指和趾垫出现的豌豆大的红色或紫色痛性结节；⑤Janeway 损害：为手掌和足底处直径 $1\sim4$ mm 无痛的出血性或红斑性损害，由化脓性栓塞引起；⑥杵状指(趾)：仅见于 20% 病程超过 6 周的患者，无特异性。

3)脾大：见于 15%～50%，病程高于 6 周的患者。

【并发症】

1.心脏并发症

心力衰竭为最常见并发症，是本病首要致死原因。如病变累及心肌或心脏传导组织，可致心律失常(多数为室性期前收缩)。其他可见心肌脓肿、心肌炎、化脓性或非化脓性心包炎、栓塞性心肌梗死等。

2.动脉栓塞

动脉栓塞是仅次于心力衰竭的常见并发症。发生率为 15%～35%。受损瓣膜上的赘生物被内皮细胞完全覆盖需 6 个月，故栓塞可在发热开始后数天起至数月内发生。早期出现栓塞者大多起病急，病情凶险。栓塞最常见部位是脑、肾、脾和冠状动脉。心肌、肾和脾栓塞不易察觉，多于尸检中发现。本病痊愈后 1～2 年内仍有发生栓塞的可能，并不一定就是复发，需密切观察。

3.细菌性动脉瘤

细菌性动脉瘤多见于亚急性患者，以真菌性动脉瘤最常见。受累动脉依次为近端主动脉、脑、内脏和四肢动脉。

4.迁移性脓肿

迁移性脓肿多见于急性患者，常发生于肝、脾、骨髓和神经系统。

5.神经系统并发症

神经系统并发症发生率为 10%～15%，患者可有脑栓塞、脑细菌性动脉瘤、脑出血、中毒性脑病、脑脓肿、化脓性脑膜炎等不同神经系统受累表现。

6.肾脏

大多数病人有肾损害，包括肾动脉栓塞和肾梗死、肾小球肾炎、肾脓肿等。

【辅助检查】

1.血培养

血培养是最重要的诊断方法，血培养阳性是诊断本病的最直接证据，而且还可以随访菌血症是否持续。15%～35% 的患者血培养阳性。确诊必须 2 次以上血培养阳性。阳性者应做药物敏感试验，为抗生素的选择提供依据。

2.临床常规检查

血常规检查红细胞计数、血红蛋白降低，白细胞计数正常或轻度升高，可伴核左移；血沉大多增快；尿液检查半数以上患者可见镜下血尿和轻度蛋白尿。出现肉眼血尿、脓尿及血肌酐和血尿素氮升高提示急性肾小球肾炎、间质性肾炎或肾梗死。

3.免疫学检查

病人可有高丙种球蛋白血症或低补体血症，出现循环免疫复合物阳性。病程超过 6 周以上的亚急性病人可检出类风湿因子阳性。

4.超声心动图

超声心动图是显示心内膜损伤和赘生物的重要诊断手段,还有助于诊断原来的心脏和瓣膜病变。经胸超声检查可检出 50%～75% 的赘生物,经食管超声检查的敏感性高达 95% 以上,能探测出小于 5 mm 的赘生物。但未发现赘生物时,不能除外 IE。赘生物不小于 10 mm 者,发生动脉栓塞的危险性大。

5.其他

X 线检查有助于了解心脏外形、肺部表现等。心电图可发现心律失常。CT 扫描有助于脑梗死、脓肿和出血的诊断。心导管检查和心血管造影可使赘生物脱落引起栓塞,加重心力衰竭,须严格掌握适应证。

【诊断要点】

阳性血培养对本病诊断有重要价值,超声心动图为显示心内膜损伤和赘生物的重要诊断手段。根据临床表现、实验室及超声心动图检查制定了感染性心内膜炎的 Duke 诊断标准,凡符合 2 项主要诊断标准,或 1 项主要诊断标准和 3 项次要诊断标准,或 5 项次要诊断标准可确诊。主要诊断标准:①2 次血培养阳性,而且病原菌完全一致,为典型的感染性心内膜炎致病菌;②超声心动图发现赘生物,或新的瓣膜关闭不全。次要诊断标准:①基础心脏病或静脉滥用药物史;②发热,体温不低于 38℃;③血管征象:动脉栓塞、细菌性动脉瘤、颅内出血、结膜瘀点以及 Janeway 损害;④免疫反应:肾小球肾炎、Osler 结节、Roth 斑及类风湿因子阳性;⑤血培养阳性,但不符合主要诊断标准;⑥超声心动图发现符合感染性心内膜炎,但不符合主要诊断标准。

【治疗要点】

及早治疗可提高本病的治愈率。明确病原体,采用最有效的抗生素是治愈本病的关键,需在抗生素治疗前抽取足够的血进行培养。

1.抗生素治疗原则

①早期应用,在连续送 3～5 次血培养后即可开始治疗;②充分用药,大剂量和长疗程,一般需要达到体外有效杀菌浓度的 4～8 倍以上,疗程至少 6～8 周,旨在完全消灭藏于赘生物内的致病菌;③静脉用药为主,保持高而稳定的血药浓度;④联合用药,以增强杀菌能力。

2.药物选择

当病原微生物不明时,急性者选用对金黄色葡萄球菌、链球菌和革兰阴性杆菌均有效的广谱抗生素治疗;亚急性者采用针对大多数链球菌(包括肠球菌)的抗生素;已分离出病原体时,应根据药敏试验结果选择抗生素。本病大多数致病菌对青霉素敏感,可作为首选药物。常静脉给予青霉素 G600 万～1 800 万 U/d,并与庆大霉素合用,若治疗 3 天,发热仍不退,可加大青霉素 G 剂量至 2 000 万 U/d,维持治疗 6 周。耐青霉素酶菌株所致者可选用第一代头孢菌素类和各种抗青霉素酶的青霉素。真菌感染者选两性霉素 B。

3.手术治疗

对抗生素治疗无效、严重心内并发症者应考虑手术治疗。

(二)人工瓣膜和静脉药瘾者心内膜炎

1.人工瓣膜心内膜炎

发生于人工瓣膜置换术后 60 天以内者为早期人工瓣膜心内膜炎,60 天以后发生者为晚期人工瓣膜心内膜炎。除赘生物形成外,常致人工瓣膜部分破裂、瓣周漏、瓣环周围组织和心肌脓肿。最常累及主动脉瓣。术后发热、出现新杂音、脾大或周围栓塞征,血培养同一种细菌阳性结果至少 2 次,可诊断本病。预后不良,早期与晚期者的病死率分别为 40%～80% 和 20%～40%。

本病难以治愈。应在自体瓣膜心内膜炎用药基础上,将疗程延长为 6～8 周。任一用药方案均应加庆大霉素。有瓣膜再置换适应证者,应早期手术。

2.静脉药瘾者心内膜炎

此病多见于年轻男性,致病菌最常来源于皮肤,药物污染所致者少见。金黄色葡萄糖球菌为主要致病菌。大多累及三尖瓣。急性发病者多见,常伴有迁移性感染灶。预后尚可,总死亡率不足 10%,但多种致病菌或铜绿假单胞菌性心内膜炎预后极差。

(三)感染性心内膜炎病人的护理

【主要护理诊断/问题】

(1)体温过高与感染有关。

(2)潜在并发症:栓塞。

(3)焦虑与发热、出现并发症、疗程长或病情反复有关。

(4)营养失调:低于机体需要量与食欲下降、长期发热导致机体消耗过多有关。

【护理措施】

1.休息与活动

病情严重者应卧床休息,限制活动,保持环境安静、空气清新,减少探视。亚急性者可适当活动,但应避免剧烈运动及情绪激动。

2.饮食护理

给予清淡、高蛋白、高热量、高维生素、易消化的半流质或软食,以补充发热引起的机体消耗。鼓励病人多饮水,做好口腔护理。有心力衰竭征象的病人按心力衰竭病人饮食进行指导。

3.正确采集血标本

告知病人及家属为提高血培养结果的准确率,需多次采血,且采血量较多,在必要时甚至需暂停抗生素,以取得理解和配合。急性患者宜在应用抗生素前 1～2 h 内抽取 2～3 个血标本,亚急性患者在应用抗生素前 24 h 采集 3～4 个血标本。先前应用过抗生素的患者应至少每天抽取血培养共 3 天,以期提高阳性率。本病的菌血症为持续性,无须严格在体温升高时采血。每次采血 10～20 ml,并更换静脉穿刺的部位,皮肤严格消毒。应用抗生素治疗的患者,取血量不宜过多,避免血液中过多的抗生素不能被培养基稀释,影响细菌的生长。常规做需氧菌和厌氧菌培养,在人工瓣膜置换、较长时间留置静脉插管、导尿管、有药瘾者,应加做真菌培养。血培养观察时间至少 2 周,当培养结果阴性时应保持到 3 周。

4.病情观察

(1)体温及皮肤黏膜变化:动态监测体温变化情况,每 4～6 小时测量体温 1 次并准确绘制体温曲线,判断病情进展及治疗效果。观察病人有无皮肤瘀点、指(趾)甲下线状出血、Osler 结节和 Janeway 损害等及消退情况。

(2)心力衰竭:心力衰竭多在瓣膜被破坏、穿孔以及其支持结构如腱索、乳头肌受损导致瓣膜功能不全时出现,应加强心衰临床表现观察并结合超声心动图检查结果予以判断。

(3)脏器栓塞:观察瞳孔、神志、肢体活动及皮肤温度等,早期发现栓塞征象。出现可疑征象,应尽早报告医生并协助处理。

1)脑栓塞:发生率约30%,好发于大脑中动脉及其分支,常致偏瘫、失语等。

2)肺栓塞:多见于右侧心脏心内膜炎。如果左侧心瓣膜上的赘生物小于未闭的卵圆孔时,则可到达肺部造成肺梗死,患者往往突然出现胸痛、气急、发绀和咯血等症状,但较小的肺梗死可无明显症状。

3)冠状动脉栓塞:可引起突发胸痛、心肌缺血或梗死、休克、心力衰竭、严重的心律失常甚至猝死。

4)其他:较大的脾栓塞可突然发生左上腹或左肩部疼痛,少量左侧胸腔积液和脾肿大,并有发热和脾区摩擦音。偶可因脾破裂而引起腹腔内出血或腹膜炎和膈下脓肿。肾栓塞时可有腰痛或腹痛、血尿或菌尿,但较小的栓塞不一定引起症状。四肢动脉栓塞可引起肢体疼痛、软弱、苍白而冷、发绀甚至坏死。中心视网膜动脉栓塞可引起突然失明。

5.用药护理

严格遵医嘱按时按量使用抗生素,现配现用;输液时滴速要适宜,一般20~30滴/分;密切观察药物的副反应。应用大剂量青霉素,需注意脑脊液浓度,过高可导致神经毒性出现青霉素中毒性脑病,表现为意识障碍、幻想、神经错乱、反射亢进、抽搐、惊厥甚至昏迷等。氨基糖苷类损害第八对脑神经,引起耳鸣、眩晕、耳聋,注意询问病人听力变化。

6.对症护理

(1)高热:按发热护理措施进行。

(2)栓塞:心脏超声示巨大赘生物的患者,应绝对卧床休息,防止赘生物脱落。一旦出现可疑征象,应遵医嘱尽快予以溶栓治疗。

(3)心力衰竭。

(4)恐惧、焦虑:加强与患者的沟通,耐心解释治疗的目的及意义,安慰鼓励病人,给予心理支持,使其积极配合治疗。

【健康教育】

大多数患者可获得细菌学治愈,但易复发或再发,近期和远期病死率仍较高,故IE的高度危险性使其预防显得尤为重要。

(1)疾病知识指导:向病人和家属讲解本病的病因与发病机制、致病菌侵入途径、坚持足够剂量和足够疗程抗生素治疗的重要性。在实行口腔手术如拔牙、扁桃体摘除术、上呼吸道手术或操作、泌尿、生殖、消化道侵入性诊治或其他外科手术治疗前,应说明自己患有心瓣膜病、心内膜炎等病史,以便预防性使用抗生素。

(2)生活指导:IE与暴露于日常活动引起的菌血症密切相关,故应告诫病人必须保持良好的口腔健康和卫生,注意皮肤清洁、防寒保暖,避免感冒。勿挤压痤疮、疖、痈等感染病灶,减少病原体入侵的机会。加强营养,合理休息,增强机体抵抗力。

(3)病情自我监测指导:教会病人自我监测体温变化及栓塞表现,定期门诊随访。

第三章　消化系统疾病

第一节　胃炎

胃炎是指不同病因所致的胃黏膜炎症。胃黏膜对损伤的反应包括上皮损伤、黏膜炎症、上皮再生三个过程。按临床发病的急缓,一般分为急性和慢性胃炎两大类型。急性胃炎是指由多种病因引起的急性胃黏膜炎症,表现为上腹部症状。急性胃炎主要包括:①急性腐蚀性胃炎;②急性化脓性胃炎;③急性糜烂性出血性胃炎。慢性胃炎是由多种原因引起的胃黏膜慢性炎症病变。

【评估】

1.一般评估

神志,生命体征等。

2.专科评估

上腹部疼痛发生的时间、部位、性质、程度,及其是否发热、腹泻、呕吐等,呕吐物的性状、气味、颜色、量及呕吐次数。

【护理要点】

1.一般护理

(1)环境:病室温度为 18~22℃,空气相对湿度为 50%~60%,环境应安静、舒适,保持空气流通、新鲜。

(2)休息与活动:患者应适当休息,减少活动。对急性应激所致或伴有消化道出血者应卧床休息,同时做好患者的心理疏导,减轻或解除其紧张情绪,保证身、心两方面得以充分的休息。病情缓解时,进行适当的锻炼,以增强机体抵抗力。

(3)饮食护理:饮食应定时、有规律,少量多餐,避免辛辣、生硬刺激食物,不可暴饮暴食、饮酒等。一般进食营养丰富的温凉半流质饮食。若有少量出血者可给牛奶、米汤等流食以中和胃酸,以利于胃黏膜的修复。急性大出血或呕吐频繁时应暂禁食。

(4)皮肤护理:患者出现呕吐、呕血时,应用温水及时清理呕吐物及血渍,保持皮肤清洁,无异味,协助患者漱口,保持口腔清洁。发热出汗时以温水擦浴,勤换衣服和床单,保持皮肤清洁、干燥。

2.病情观察

(1)上腹痛患者,观察其发生的时间、部位、性质、程度及其是否发热、腹泻、呕吐等伴随症状和体征。诊断明确后可给予局部热敷或遵医嘱给予解痉止痛药。

(2)恶心、呕吐患者,观察呕吐物的性状、气味、颜色、量,以及呕吐次数。严重呕吐患者密切观察和及时纠正水、电解质平衡紊乱。

（3）高热患者物理降温，可头部置冰袋或用冰水冷敷、乙醇或温水擦浴。畏寒患者要注意保暖。

（4）急性糜烂性出血时注意观察胃管引流液的颜色、量，判断是否继续出血，遵医嘱经胃管给予止血药物；观察呕血或黑粪的量、性状、次数、颜色及时间；测血压、脉搏、呼吸，每小时测 1 次，密切观察尿量、末梢循环、肢体温度、皮肤弹性等；详细记录 24 小时出入液量；迅速建立静脉通道，快速输液，以补充血容量，遵医嘱测血型，交叉配血，必要时输血；准备好一切急救药品和用物；大出血时，及时清理血迹，倾倒床旁呕吐物或引流物，避免不良刺激，以消除恐惧气氛；安慰患者，让其放松心情。

3.用药护理

（1）禁用或慎用阿司匹林、吲哚美辛、泼尼松等对胃黏膜有刺激性的药物。

（2）应用抗生素阿莫西林时应询问患者有无青霉素过敏史，应用过程中注意有无迟发性过敏反应，如皮疹。甲硝唑可引起恶心、呕吐等胃肠道反应。

（3）胃黏膜保护药如硫糖铝、磷酸铝凝胶宜在饭前 30 分钟服用。

（4）抗酸药如氢氧化铝应在饭后 1 小时和睡前服用。服用片剂时应嚼服，避免与奶制品同时服用。

（5）服用奥美拉唑可引起头晕，应嘱咐患者用药期间避免开车或做其他高度集中注意力的工作。

4.心理护理

耐心解答患者及家属提出的相关问题，加强有关疾病知识宣教，让患者了解和掌握疾病的机制、治疗、休养中的注意事项，以及精神因素对疾病的影响。消除紧张、恐惧心理，安慰鼓励患者增强对生活的信心。加强巡视患者，增加其安全感。

【健康教育】

（1）向患者及家属讲解疾病有关知识，指导患者避免诱发因素。

（2）生活有规律，应保持愉快心情，避免过度劳累。

（3）加强饮食卫生和营养，养成有规律的饮食习惯，避免过热、过冷、辛辣刺激食物及咖啡、浓茶等刺激性饮料；嗜酒者应戒酒，防止乙醇损伤胃黏膜。

（4）避免使用对胃黏膜有刺激的药物，按医嘱正确服药。

（5）告知患者若出现呕血、黑粪等消化道出血征象时，及时就诊。

第二节　消化性溃疡

消化性溃疡指胃肠道黏膜在某些情况下被胃酸/胃蛋白酶消化而造成的溃疡，可发生于食管、胃、十二指肠，也可发生于胃-空肠吻合口附近。因为胃溃疡和十二指肠溃疡最常见，故一般所谓的消化性溃疡，指胃溃疡和十二指肠溃疡（表 3-1）。溃疡的发生是由于对胃、十二指肠黏膜有损伤的侵袭因素与黏膜自身防御修复因素之间失去平衡的结果。其中幽门螺杆菌

(Hp)感染、服用非甾体抗炎药(NSAID)是主要病因。消化性溃疡的并发症有出血、穿孔、幽门梗阻、癌变。

表 3-1 消化性溃疡疼痛特点

	胃溃疡	十二指肠溃疡
疼痛时间	进食后 30～60 分钟,至下次进餐前消失。较少发生在夜间	进食后 3～4 小时,至下餐后缓解,午夜长痛醒
疼痛部位	剑突下正中或偏左	上腹正中或偏右
疼痛性质	烧灼、痉挛感	饥饿感、烧灼感
一般规律	进食-疼痛-缓解	进食-缓解-疼痛

【评估】

1.一般评估

神志,生命体征等。

2.专科评估

上腹疼痛发生的时间、部位、性质、程度、有无规律变化。

【护理要点】

1.一般护理

(1)环境:病室温度为 18～22℃,空气相对湿度为 50%～60%,环境安静、舒适,保持空气流通、新鲜。

(2)休息与活动:溃疡活动期且症状较重或者有并发症时,应卧床休息,可使疼痛缓解。病情较轻者应鼓励其适当活动,分散注意力。生活有规律,注意劳逸结合,避免过度劳累。

(3)饮食护理:选择易消化、营养丰富的食物。

1)若并发急性大出血伴恶心、呕吐者应禁食。少量出血无呕吐者,可进温凉、清淡流食。症状较重者以面食为主,面食好消化,且含碱能有效中和胃酸。不习惯面食者可用米粥或软米饭替代。

2)禁食酸辣、油炸、过冷、过热的食物,禁止浓茶、咖啡、饮酒等以减少胃酸分泌,保护胃黏膜。牛乳和豆浆能稀释胃酸,但其含钙和蛋白质能刺激胃酸分解,故不宜多饮。

3)进食规律、少量多餐、定时定量,每餐不宜过饱,以免胃窦部过度扩展而刺激胃酸分泌。

4)食物不宜过甜,避免刺激胃黏膜引起反酸,最好隔 3～4 小时进食 1 次,使胃中经常有少量食物用以中和胃酸。

2.病情观察

随时观察腹痛程度、性质、时间及诱发因素,并注意与饮食、服药的关系。观察大便的色、质、量。观察有无溃疡出血征象,如面色苍白、出冷汗、四肢冰凉或呕血等。

3.用药护理

(1)抗酸药:如氢氧化铝凝胶,应在饭后 1 小时和睡前服用。

(2)H2 受体阻滞药:如西咪替丁应在餐中或餐后即刻服用,也可在睡前服用。

（3）质子泵抑制药：如奥美拉唑应在餐前服用。

（4）胃黏膜保护药：磷酸铝凝胶宜餐前 30 分钟服用，服药后不宜喝水。

（5）抗幽门螺杆菌药：应饭后 30 分钟服用。服用阿莫西林前应询问患者有无青霉素过敏史，使用过程中注意有无迟发性过敏反应，如皮疹等。甲硝唑可引起恶心、呕吐等胃肠道反应。

观察用药后可能出现的不良反应，如视物模糊、头痛、腹泻、便秘、腹痛、恶心或呕吐、乏力、皮疹等，一般停药后可恢复正常。嘱患者按医嘱服药，不可漏服。询问服药后症状改善情况。

4.心理护理

本病的发生和心理因素有很大关系。因此心理护理十分重要。向患者介绍本病病因、机制及疼痛的规律及治疗效果。告知患者紧张、焦虑的心理可增加胃酸分泌，诱发疼痛加重或溃疡复发，平时生活中应保持身心放松，以促进溃疡愈合。经常巡视病房，与患者多交流，鼓励其说出心中的顾虑与疑问，帮助他们了解病情，增加其安全感。

5.疼痛的护理

帮助患者认识和去除病因，向患者解释疼痛的病因、机制，指导其尽量减少或去除加重和诱发疼痛的因素，如少服用非甾体药物、避免进食刺激性食物和暴饮暴食、戒除烟酒。指导患者缓解疼痛的方法，如十二指肠溃疡常空腹痛和午夜痛，疼痛时可进食苏打饼干或服用抗酸药。也可采用局部热敷、针灸止痛等。

6.并发症的护理

（1）出血：溃疡侵蚀血管可引起出血。出血是消化性溃疡最常见的并发症，也是上消化道大出血最常见的病因。出血时按上消化道大出血进行护理。

（2）穿孔：溃疡穿透浆膜层则并发穿孔。溃疡穿孔临床上可分为急性、亚急性和慢性三种类型，以第一种常见。穿孔后密切观察患者的临床表现，及时发现外科手术指征。立即给予禁食、胃肠减压、建立静脉通路输液、备血等术前准备。及时手术治疗。

（3）幽门梗阻：主要是由十二指肠溃疡（DU）或幽门管溃疡引起。溃疡急性发作时可因炎症水肿和幽门部痉挛而引起暂时性梗阻，可随炎症的好转而缓解；慢性梗阻主要由于瘢痕收缩而呈持久性。轻者可进食流质饮食，重者禁食、胃肠减压、补液，准确记录出入液量，监测电解质结果。经胃肠减压、纠正水电解质紊乱、抗溃疡治疗无缓解者应做好手术准备。

（4）癌变：少数（1%以下）胃溃疡（GU）可发生癌变，癌变发生于溃疡边缘。一般发生在有长期慢性 GU 病史、年龄在 45 岁以上、溃疡顽固不愈的患者。按癌症患者护理常规护理。

【健康教育】

（1）保持平稳、乐观的情绪，少数睡眠不好的患者可在医生的指导下适当服用镇静药。

（2）保持规律的作息时间，适当休息，注意劳逸结合，避免劳累，在秋冬或冬春气候变化时要注意保暖。

（3）合理安排饮食，注意定时进食，每天进餐 4～5 次，病情平稳后改为一日三餐。睡前不进食，避免过饥过饱，避免食物过冷、过热和粗糙，进食要咀嚼，戒烟酒。

（4）按照医生的要求用药，不要频繁换药，坚持按疗程服药。慎用损害胃黏膜的药物。

（5）定期复查，向家属进一步讲解发病的病因和诱发因素，如有疼痛持续不缓解、规律消失、排黑粪立即到门诊复查。

第三节　肠易激综合征

肠易激综合征(irritable bowel syndrome,IBS)是一种以腹痛或腹部不适伴排便习惯改变为特征的功能性肠病,经检查排除可引起这些症状的器质性疾病。本病是最常见的一种功能性肠道疾病,患者以中青年居多,50 岁以后首次发病少见。男女比例约 1∶2。

【常见病因】

本病病因尚不清楚,与多种因素有关。目前认为,IBS 的病理生理学基础主要是胃肠动力学异常和内脏感觉异常,而造成这些变化的机制则尚未阐明。肠道感染后和精神心理障碍是IBS 发病的重要因素。

【临床表现】

起病隐匿,症状反复发作或慢性迁延,病程可长达数年至数十年,但全身健康状况却不受影响。精神、饮食等因素常诱使症状复发或加重。最主要的临床表现是腹痛与排便习惯和粪便性状的改变。

1.症状

(1)腹痛:以下腹和左下腹多见,多于排便或排气后缓解,睡眠中痛醒者极少。

(2)腹泻:一般每日 3～5 次,少数严重发作期可达十数次。大便多呈稀糊状,也可为成形软便或稀水样,多带有黏液;部分患者粪质少而黏液量很多,但绝无脓血。排便不干扰睡眠。部分患者腹泻与便秘交替发生。

(3)便秘:排便困难,粪便干结、量少,呈羊粪状或细杆状,表面可附黏液。

(4)其他消化道症状:多伴腹胀感,可有排便不净感、排便窘迫感。部分患者同时有消化不良症状。

(5)全身症状:相当部分患者可有失眠、焦虑、抑郁、头晕、头痛等精神症状。

2.体征

无明显体征,可在相应部位有轻压痛,部分患者可触及腊肠样肠管,直肠指检可感到肛门痉挛、张力较高,可有触痛。

【治疗原则】

主要是积极寻找并去除促发因素和对症治疗,强调综合治疗和个体化的治疗原则。

1.一般治疗

详细询问病史以求发现促发因素,并设法予以去除。告知患者 IBS 的诊断并详细解释疾病的性质,以解除患者顾虑和提高对治疗的信心,是治疗最重要的一步。教育患者建立良好的生活习惯。饮食上避免诱发症状的食物,一般而言宜避免产气的食物如乳制品、大豆等。高纤维食物有助改善便秘。对失眠、焦虑者可适当给予镇静药。

2.针对主要症状的药物治疗

(1)胃肠解痉药抗胆碱药物可作为缓解腹痛的短期对症治疗。

(2)止泻药洛哌丁胺或地芬诺酯止泻效果好,适用于腹泻症状较重者,但不宜长期使用。

（3）对便秘型患者酌情使用泻药,宜使用作用温和的轻泻剂以减少不良反应和药物依赖性。

（4）抗抑郁药对腹痛症状重,上述治疗无效且精神症状明显者可适用。

（5）其他肠道菌群调节药如双歧杆菌、乳酸杆菌、酪酸菌等制剂,可纠正肠道菌群失调,据报道对腹泻、腹胀有一定疗效,但确切临床疗效尚待证实。

3.心理和行为疗法

症状严重而顽固,经一般治疗和药物治疗无效者应考虑予以心理行为治疗,包括心理治疗、认知疗法、催眠疗法和生物反馈疗法等。

【护理】

1.评估

（1）一般情况:病人的年龄、性别、职业、婚姻状况、健康史、心理、既往史,饮食习惯等。

（2）身体状况:主要是评估腹部不适的部位、性状、时间等;了解腹泻的次数、性状、量、色、诱因及便秘的情况。

2.护理要点及措施

（1）饮食的护理:IBS不论哪种类型都或多或少与饮食有关,腹泻为主型IBS病人80%的症状发作与饮食有密切的相关性。因此,应避免食用诱发症状的食物,因个人而异,通常应避免产气的食物,如牛奶、大豆等。早期应尽量低纤维素饮食,但便秘型病人可进高纤维素饮食,以改善便秘症状。

（2）排便及肛周皮肤护理:可以通过人为干预,尽量改变排便习惯。对于腹泻型病人,观察粪便的量、性状、排便次数并记录。多卧床休息,少活动。避免受凉,注意腹部及下肢保暖。做好肛门及周围皮肤护理,便后及时用温水清洗,勤换内裤,保持局部清洁、干燥。如肛周皮肤有淹红、糜烂,可使用抗生素软膏涂擦,或行紫外线理疗。对于便秘型病人可遵医嘱给予开塞露等通便药物。

（3）心理护理:IBS多发生于中青年,尤以女性居多。多数病人由于工作、家庭、生活等引起长期而过度的精神紧张,因此应该给予患者更多的关怀,自入院始尽可能给予他们方便,使他们对新的环境产生信任感和归属感。在明确诊断后更要耐心细致的给他们讲解病情,使他们对所患疾病有深刻的认识,避免对疾病产生恐惧,消除紧张情绪。耐心细致的讲解,也会使病人产生信任感和依赖感,有利于病情缓解。

3.健康教育

（1）指导患者应保持良好的精神状态,注意休息,适当运动（如散步、慢跑等）,以增强体质,保持心情舒畅。

（2）纠正不良的饮食及生活习惯,戒除烟酒,作息规律,保证足够的睡眠时间,睡前温水泡足,不饮咖啡、茶等兴奋性的饮料。

（3）如再次复发时应首先通过心理、饮食调整。效果不佳者应到医院就诊治疗。

第四节　急性胰腺炎

急性胰腺炎(AP)是多种病因导致胰酶在胰腺内被激活后引起胰腺组织自身消化、水肿、出血,甚至坏死的炎症反应。病变程度轻重不等,轻者以胰腺水肿为主,临床多见,病情常呈自限性,预后良好,又称为轻症急性胰腺炎(mild acute pancreatitis,MAP)。少数重者的胰腺出血坏死,常继发感染、腹膜炎和休克等多种并发症,病死率高,称为重症急性胰腺炎(severe acute pancreatitis,SAP)。

【常见病因与发病机制】

临床上常见的病因有胆石症、酗酒,占病因的80%,其他还有如创伤、暴饮暴食、代谢异常、感染、药物等。

发病机制迄今未完全明确,正常情况下,胰腺腺泡细胞内酶蛋白的形成与分泌过程处于与细胞质隔绝状态,胰腺各种蛋白酶进入十二指肠前,均处于无活性或微活性的酶原状态,上述各种病因导致胰胆管梗阻,十二指肠液反流,胰胆管内压力增高,均可在胰腺内激活各种胰酶原形成急性胰腺炎。当激活的胰酶进入全身血液循环时,引起远处脏器和全身酶系统损伤,产生大量炎症介质和细胞因子,引起全身炎症反应综合征。

【临床表现】

AP的临床表现的轻重与其病因、病情的严重程度、治疗是否及时等因素有关。

1.症状

(1)腹痛:95%的患者有腹痛,多呈突然发作,与饱餐和酗酒有关,为持续性刀割样痛,疼痛部位多在上腹,可向左背部放射,疼痛时蜷屈体位和前倾体位可使疼痛缓解。

(2)发热:多为中度发热,持续3~5天。若发热不退或逐日升高,尤其持续发热2~3周以上者,要警惕胰腺脓肿可能。

(3)恶心、呕吐:多在起病后出现,呕吐物为胃内容物,重者混有胆汁,呕吐后病人无舒适感。

(4)黄疸:病情较轻的可无黄疸。不同原因的黄疸持续时间也不一样。

2.体征

(1)轻症急性胰腺炎病人有腹部的深压痛,重症急性胰腺炎病人可出现腹肌紧张、压痛、反跳痛等腹膜刺激征三联征。

(2)腹块:常为急性胰腺假囊肿或胰腺脓肿,一般见于起病后4周或4周以上。

(3)皮下瘀斑:是血性液体渗透至皮下形成,出现在两肋部者,称Grey-Tuner征;出现在脐部者称Cullen征。

(4)其他:如手足搐搦、气急,胸腔积液及腹水等。

【并发症】

1.局部并发症

急性液体积聚、胰腺坏死、胰腺假囊肿、胰腺脓肿。

2.全身并发症

低血压及休克、消化道出血、细菌及真菌感染、糖尿病、代谢异常、心肾呼吸功能不全或衰竭、胰性脑病等,通常见于重症急性胰腺炎。

【辅助检查】

1.血清淀粉酶、血清脂肪酶测定

AP 起病 6 小时后,血清淀粉酶超过高于 500 U/L,血清脂肪酶在 AP 早期就有升高,在诊断 AP 时,其敏感性和特异性均可达 100%。

2.血常规

白细胞总数及分类均增高。

3.血钙

血钙值的明显下降提示胰腺有广泛的脂肪坏死,当低于 1.75 mmol/L 时提示病人预后不良。

4.C 反应蛋白(CRP)

CRP 是组织损伤和炎症的非特异性标志物,有助于评估与监测急性胰腺炎的严重性,在胰腺坏死时 CRP 明显升高。

5.影像学检查

(1)X 线:胸、腹部 X 线片对有无胸腔积液、肠梗阻有帮助。

(2)腹部 B 超:可用于有无胆道结石和胰腺水肿、坏死的判断。

(3)腹部 CT:增强 CT 扫描能确切地显示胰腺的解剖结构,可确定急性胰腺炎是否存在及其严重程度以及有无局部并发症,鉴别囊性或实质性病变,判断有无出血坏死,评价炎症浸润的范围。

(4)MRI:对胰腺炎的诊断相似于 CT,还可通过 MRCP 判断有无胆胰管梗阻。

【治疗原则】

1.MAP

以内科治疗为主。

(1)抑制胰液分泌:①禁食及胃肠减压,可减少胰腺分泌;②胆碱能受体阻滞药,山莨菪碱为最常用;③质子泵抑制药,抑制胃酸以保护胃黏膜及减少胰腺分泌;④生长抑素及类似物:具有多种内分泌活性,在 AP 早期,能迅速控制病情、缓解临床症状,使血淀粉酶快速下降并减少并发症,提高治愈率。

(2)抑制胰酶活性,减少胰酶合成:乌司他丁为一种蛋白酶抑制药,可以抑制各种胰酶,此外,还可抑制炎性介质的释放。

(3)镇痛:腹痛时遵医嘱给予山莨菪碱或哌替啶注射液,一般不用吗啡。

(4)抗生素的应用:可选氨基糖苷类、喹诺酮类、头孢菌素类药物。

2.SAP

(1)内科治疗。

1)禁食及胃肠减压:可减少胰腺分泌,减少胃酸的刺激及减轻肠胀气和肠麻痹,在 SAP 中,禁食至少 2 周,过早进食会导致胰腺假性囊肿的发生。

2)肠内营养:是将鼻饲营养管放置在屈氏韧带以下的空肠给予要素饮食。对于不能耐受肠内营养的患者应考虑使用胃肠外营养。

3)应用广谱高效抗生素:SAP患者的死亡原因80%为感染,应及早应用抗生素治疗且至少维持14天。

4)生长抑素及类似物:应注意出现高血糖等不良反应。

5)抗休克:应及时补足血液循环量,纠正水、电解质及酸碱平衡紊乱。

6)中药。

(2)手术:胆道梗阻且病程少于3天、胰腺脓肿或假囊肿、疑有穿孔或肠坏死等适应证。

(3)内镜治疗:对疑有胆源性胰腺炎的患者实行早期(发病后24~72小时)ERCP检查及治疗。

(4)其他脏器衰竭处理。

【护理】

1.评估

(1)一般情况。病人的年龄、性别、职业、婚姻状况、健康史、既往史、心理、自理能力等。

(2)身体评估:①消化系统症状:腹痛、腹胀、恶心、呕吐、排气排便等情况;②全身情况:生命体征,神志、精神状态,有无发热、呼吸困难、呼吸窘迫等情况。

2.护理要点及措施

(1)腹痛护理:耐心倾听患者对疼痛的主诉,评估患者的疼痛部位、性质、伴随症状,协助患者变换卧位,可弯曲膝盖靠近胸部,以缓解疼痛。必要时遵医嘱合理、反复使用盐酸哌替啶等镇痛药、抗胰酶药物。

(2)引流管的护理:因各种引流管较多,应贴上标签,以便区分每根导管的名称、位置和作用。正确连接相应引流装置,防止引流管滑脱、扭曲、受压和堵塞,保持引流通畅。分别记录各种引流液的颜色、性质和量。

(3)防治并发症:密切观察生命体征、神志、皮肤黏膜温度和色泽。准确记录24小时出入量和水、电解质平衡状况。早期要迅速补充液体和电解质,根据脱水程度、心功能、年龄调节输液速度。建立留置针或大静脉置管。

(4)控制感染,降低体温:观察体温和血白细胞变化,遵医嘱给予抗生素治疗,并评估效果。协助和鼓励病人多翻身、深呼吸、有效咳嗽和排痰,预防肺部感染。加强口腔和尿道口护理,预防发生口腔和尿道口感染。发热时给予补充适量液体、物理降温等措施,必要时给予药物降温;出汗多时及时擦干汗液,更衣保暖。

(5)饮食营养:①急性期要保证病人处于绝对禁食状态,这样可以减少胰腺的分泌,有利于降低胰管内的压力,要对患者强调禁食的重要性,等病情进一步好转后,可由纯糖流质渐过渡到纯素饮食,少量多餐;②疾病恢复期时要严格禁食肉、鸡、奶类等高脂肪的食物,绝对禁酒,注意饮食的循序渐进,防止病情反复。

(6)做好心理支持:与患者建立互相信赖的护患关系,做好患者和家属的解释和安慰工作,稳定患者情绪,允许家属陪护以给予亲情支持。收集患者的相关信息,观察患者的情绪反应,了解患者对急性胰腺炎的恐惧程度,给予患者同情、理解和关心,积极地影响患者的心理活动。

向患者和家属讲解有关急性胰腺炎的理论知识、手术和药物治疗大致过程,使其了解急性胰腺炎的预后,稳定情绪,主动配合治疗和护理。

3.健康指导

(1)向患者及家属讲解饮食管理的重要性,近期进食低脂饮食,少量多餐,严格限制烹调油及食肉量;烹调方法多选蒸、煮、烩、炖等。

(2)避免暴饮暴食及饱食,饮食要适量,有规律,绝对禁酒、戒烟。

(3)遵医嘱服用药物及按时复查。

(4)积极治疗胆道疾病,降血脂。

(5)家属积极配合,预防胰腺炎反复发作。

(6)随访:定期复查胰腺CT,门诊随诊。

第五节　胰腺癌

胰腺癌主要指胰外分泌腺腺癌,是胰腺恶性肿瘤中最常见的一种。发病率近年来明显上升,恶性程度高、发展较快、预后较差。临床上主要表现为腹痛、食欲缺乏、消瘦和黄疸等。发病年龄以 45～65 岁最多见,男女之比为 1.58：1。

【常见病因】

发病原因尚未完全阐明。流行病学调查资料提示胰腺癌可能与长期吸烟、高热量、高饱和脂肪酸高胆固醇饮食、饮酒、饮咖啡、糖尿病、肥胖、某些职业暴露、家族性恶性肿瘤综合征和遗传性胰腺炎等因素相关。一般认为可能是由于基因和环境多种因素共同作用的结果。

【临床表现】

取决于癌肿的部位、病程早晚、胰腺破坏的程度、有无转移以及邻近器官累及的情况。其临床特点是整个病程短、病情发展快和迅速恶化。

1.症状

(1)腹痛:多数患者有腹痛并常为首发症状,早期腹痛较轻或部位不清,以后逐渐加重。腹痛位于中上腹深处,常为持续性进行性加剧的钝痛或钻痛,可有阵发性绞痛,餐后加剧,弯腰坐位或蜷膝侧卧位可使腹痛减轻,腹痛剧烈者常有持续腰背部剧痛。

(2)体重减轻:90%的患者有迅速而明显的体重减轻,晚期常呈恶病质状态。

(3)黄疸:是胰头部癌的突出症状,大多数是因胰头癌压迫或浸润胆总管引起,少数由于胰体尾癌转移至肝内或肝、胆总管淋巴结所致。黄疸的特征为肝外阻塞性黄疸,持续进行性加深,伴皮肤瘙痒,尿色如浓茶,粪便呈陶土色。

(4)其他症状:胰腺癌有不同程度的各种消化道症状,如恶心、呕吐、腹胀、腹泻、上消化道出血、低热。部分患者有精神忧郁、焦虑、个性改变等精神症状,有时可出现胰源性糖尿病或原有糖尿病加重、血栓性静脉炎的表现。

2.体征

早期一般无明显体征,典型胰腺癌可见消瘦、上腹压痛和黄疸。出现黄疸时,常因胆汁淤积而有肝大,可扪及囊状、无压痛、表面光滑并可推移的肿大胆囊,称 Courvoisier 征,是诊断胰腺癌的重要体征。部分胰体尾癌压迫脾动脉或主动脉时,可在左上腹或脐周听到血管杂音。晚期患者可有腹水,少数患者可有锁骨上淋巴结肿大等。

【辅助检查】

1.血液、尿、粪检查

黄疸时血清胆红素升高,重度黄疸时尿胆红素阳性,尿胆原阴性,粪便可呈灰白色,粪胆原减少或消失。胰管梗阻或并发胰腺炎时,血清淀粉酶和脂肪酶可升高。有吸收不良时粪中可见脂肪滴。

2.肿瘤标志物检测

为筛选出无症状的早期患者,目前认为糖抗原(CA19-9)联合监测可提高对于胰腺癌诊断的特异性与准确性。

3.影像学检查

B 超是首选筛查方法。B 超对晚期胰腺癌的诊断阳性率可达 90%,可显示大于 2 cm 的胰腺肿瘤。

4.X 线钡剂造影

可间接反映癌的位置、大小及胃肠受压情况。

5.磁共振胰胆管成像(MRCP)

是无创性、无须造影剂即可显示胰胆系统的检查手段,显示主胰管与胆总管病变的效果基本与 ERCP 相同。

6.CT

可显示大于 2 cm 的肿瘤,可见胰腺形态变异、局限性肿大、胰周脂肪消失、胰管扩张或狭窄、大血管受压、淋巴结或肝转移等,诊断准确率可达 80% 以上。

7.超声内镜检查

超声胃镜在胃内检查,可见胃后壁外有局限性低回声区,内部回声的不均匀。

【治疗原则】

胰腺癌的治疗仍以争取手术根治为主。对不能手术者常做姑息性短路手术、化学疗法、放射治疗。

1.外科治疗

应争取早期切除癌,但因早期诊断困难,一般手术切除率不高。国内报告手术根治率为21.2%~55.5%,且手术死亡率较高,5 年生存率亦较低。

2.内科治疗

晚期或手术前后病例均可进行化疗、放疗和各种对症支持治疗。化疗常选用氟尿嘧啶、丝裂霉素、多柔必星、卡莫司汀(卡氮芥)、洛莫司汀(环己亚硝脲,CCNU)、氨甲蝶呤等联合化疗,但疗效不佳。随着放疗技术不断改进,胰腺癌的放疗效果有所提高,常可使症状明显改善,存活期延长。对有顽固性腹痛者可给予镇痛及麻醉药,必要时可做腹腔神经丛注射或行交感神经节阻滞疗法、腹腔神经切除术。也可硬膜外应用麻醉药缓解腹痛。

3.其他治疗

应用各种支持疗法对晚期胰腺癌及术后患者均十分重要,可选用静脉高营养和氨基酸液输注,改善营养状况;可给予胰酶制剂治疗消化吸收功能障碍;有阻塞性黄疸时补充维生素 K;治疗并发的糖尿病或精神症状等。

【护理】

1.评估

(1)健康史。评估患者年龄、职业,有无吸烟、饮酒、饮咖啡史,是否长期进食高脂饮食,是否有糖尿病、胰腺炎病史,心理、自理能力等。

(2)身体状况。①消化系统症状:恶心、呕吐、腹痛、腹胀、腹泻、黄疸等情况;②全身情况:生命体征、神志、精神状态,有无发热、乏力、消瘦、腹水等情况以及大小便颜色。

2.护理要点及措施

(1)腹痛护理:尊重并接受病人对疼痛的反应,建立良好的护患关系,不能以自己的体验来评判病人的感受。介绍减轻疼痛的措施,有助于减轻病人焦虑、恐惧等负性情绪。通过看报、听音乐、与家人交谈、深呼吸、放松按摩等方法分散病人对疼痛的注意力,以减轻疼痛。尽可能地满足病人对舒适的需要,如帮助变换体位,减少压迫;做好各项清洁卫生护理;保持室内环境舒适等。剧烈疼痛时遵医嘱给予有效的镇静、镇痛药物,注意观察药物的不良反应。

(2)营养支持:①了解胰腺癌病人喜欢的饮食和饮食习惯,制订合理食谱,注意、脂肪和蛋白质的比例,要以糖类为主,脂肪和蛋白质的量要适宜,要食用宜消化的蛋白质,如瘦肉、鸡蛋和鱼,要采用合理的烹调方法,以煮、炖、熬、蒸等方法,不要用油煎、炸等方法,防止胰腺过度的分泌胰液;必要时给予肠外营养,黄疸时静脉补充维生素 K;②按医嘱输注入血白蛋白、氨基酸、新鲜红细胞、血小板等,纠正低蛋白血症、贫血、凝血机制障碍等;③观察进食后消化情况,根据医嘱给予助消化药物,记录出入量,观察腹水变化。

(3)监测肝功能、电解质、凝血四项等。

(4)皮肤护理:黄疸时皮肤易瘙痒,避免用手用力抓挠,指甲不用过长,以免皮肤破损,造成感染;瘙痒部位尽量不用肥皂等清洁剂清洁。应注意体位的调整,预防压疮的发生,每日用温水擦浴 1~2 次,擦浴后涂止痒药。

(5)血糖的鉴别:定期监测血糖,如有高血糖,及时调节胰岛素的用量,使血糖维持在稳定的水平。使用胰岛素过程中,严密监测血糖变化,防止低血糖。

(6)放化疗的护理:部分化疗药物外漏可致局部组织坏死或静脉炎,输注时要注意观察输液部位,出现肿胀或疼痛应立即停止化疗,局部使用如意金黄散外敷或理疗,必要时行大静脉置管以保护外周血管。化疗后病人可出现食欲下降、恶心、呕吐等消化道症状,可适当使用止吐药及帮助消化的药物。密切观察患者外周血象,如果出现骨髓抑制,应及时使用升白细胞药物。注意有无皮肤瘀斑、牙龈出血、血尿、血便等全身出血倾向。预防感染,除做好病房、被褥消毒外,还要做好口腔黏膜、皮肤、会阴部的清洁消毒;指导患者注意休息,减少探访,避免交叉感染。嘱患者不要随便抠鼻,防止鼻腔出血;用软毛牙刷刷牙,防止牙龈出血。合理饮食,鼓励病人摄入高蛋白质、低脂肪、易消化的清淡饮食,多饮水,多吃水果,少食多餐。监测体温,预防和控制感染,严格执行无菌操作,注意保暖,做好保护性隔离,预防交叉感染。

（7）心理护理：护理人员理解患者否认、悲哀、畏惧、愤怒的不良情绪，多与其沟通，满足其精神需要；针对性讲解与疾病和手术相关的知识；帮助患者和家属进行心理调节，使之树立战胜疾病的信心。

3.健康教育

（1）应尽可能保持日常生活的规律性，定时起床、进食及活动，避免消极悲观，适当增加户外活动。

（2）安定情绪，遇事应冷静思考，切忌急躁或暴怒。

（3）饮食上要合病人的口味，选择易消化、富营养、少刺激性、低脂肪的饮食，多吃新鲜水果和蔬菜。要避免暴饮、暴食、饮酒和进食脂肪、辛辣刺激的饮食。

（4）康复期可采用中医中药治疗，将消瘤与补气养血相结合，以起到标本兼治之功，并与其他疗法配合应用，增加治疗疗效。

（5）定期复查 B 超或 CT，了解局部有无复发和转移病灶。同时定期检查血常规、生化和粪隐血试验。

（6）放疗患者注意避免强紫外线照射，注意放疗部位皮肤的清洁护理。

第四章　泌尿系统疾病

第一节　急性肾衰竭

急性肾衰竭是由各种原因引起的肾功能在短时间内(几小时至几周)突然下降而出现的氮质废物滞留和尿量减少综合征。主要表现为氮质废物血肌酐和尿素氮升高,水、电解质和酸碱平衡紊乱及全身各系统并发症。病程分为起始期、维持期(少尿期)、恢复期。治疗以纠正可逆的病因,预防额外的损伤,维持体液平衡为主,同时预防并发症的发生。

【评估】

1.一般评估

意识、生命体征、心理状态等。

2.专科评估

尿量,血电解质及酸碱平衡指标,肾功能化验指标;引起急性肾衰竭的病因;少尿期是否出现尿毒症表现。

【护理要点】

1.一般护理

(1)休息与活动:急性肾衰竭少尿期应绝对卧床休息,保持安静,以减轻肾脏负担。恢复期可逐渐增加活动量,但应注意利尿后的代谢,防止患者出现肌无力现象。

(2)饮食护理:对发病初期因恶心、呕吐无法进食者,应静脉补充葡萄糖,以维持基本热量。多尿期进食不必过度限制。少尿期应尽可能减少水、钠盐及钾的摄入量。蛋白质摄入应保证60%以上为优质蛋白(动物蛋白)。

2.起始期护理

患者常有低血压、脓毒症和肾毒素等病因,无明显的肾实质损伤。护理中应密切观察病情变化:意识、生命体征、尿量等。

3.维持期护理

重点观察有无高血钾、代谢性酸中毒的发生;有无气促、端坐呼吸、肺部湿啰音等急性左心衰竭的征象;有无出现水中毒或稀释性低钠血症的症状。

(1)预防感染:感染是急性肾衰竭少尿期的主要死亡原因。

1)尽量将患者安置在单人房间,做好病室的空气消毒。无单间条件应避免与有上呼吸道感染者同室。

2)留置尿管患者做好会阴冲洗,尿管每14天更换,尿袋每日更换。

3)卧床患者应定时翻身,协助做好全身皮肤的清洁,防止皮肤感染的发生。

4)意识清醒者,鼓励患者进行深呼吸及有效排痰;意识不清者,及时吸痰,预防肺部感染发生。

5)唾液中的尿素可引起口角炎及腮腺炎,应协助做好口腔护理,保持口腔清洁。

6)对腹膜透析或血液透析治疗的患者,应按外科技术操作要求护理。

(2)维持水电解质平衡:严密监测患者的神志、生命体征、尿量、体重等指标,准确测量并记录出入液量,为临床治疗提供依据。

(3)用药护理:利尿药,常用呋塞米,静脉给药。可增加水、钠、钾、氯等的排泄,同时扩张肾血管,增加肾血流量。用药持续时间 5 分钟至 2 小时,应观察患者尿量变化。连续应用谨防低钠血症、低钾血症的发生。

(4)并发症的护理:少尿期间随着肾功能的减退,可出现一系列尿毒症的表现,护理措施同慢性肾衰竭的患者。

4.恢复期护理

(1)随着肾小管恢复,肾小球滤过率逐渐恢复正常或接近正常范围。患者开始利尿,可有多尿表现,每日尿量可达 3 000～5 000 ml,通常持续 1～3 周,继而再恢复正常。此期的治疗重点在于维持水、电解质和酸碱平衡,控制氮质血症,防治各种并发症。

(2)护理中需严格观察并记录 24 小时出入液量,按照"量出为入"的原则补充入液量。一般为前一日的出液量加上 500 ml。同时监测血电解质等生化检验结果,防止水、电解质平衡紊乱。

5.心理护理

病情危重会使患者产生失去信心和对死亡的恐惧,应注意观察患者的心理变化,通过讲述各种检查和治疗进展情况,解除患者心理问题,树立战胜疾病的信心。

【健康教育】

(1)合理休息,劳逸结合、防止劳累。

(2)严格遵守饮食计划,并注意加强营养。

(3)注意个人清洁卫生,注意保暖。

(4)学会自测体重、血压、尿量,定期门诊随访,监测肾功能、电解质等。

(5)在日常生活中能及时调节自己,保持愉快的心情。

(6)慎用氨基糖苷类抗生素等肾毒性药物。

第二节 慢性肾衰竭

慢性肾衰竭是指各种(包括原发性和继发性)慢性肾脏疾病缓慢进展,肾单位逐渐硬化,数量减少,肾功能缓慢进行性减退,最终出现以代谢产物潴留,水、电解质和酸碱平衡紊乱为主要表现的一组临床综合征。

【评估】

1.一般评估

意识、生命体征、心理状态等。是否有冠心病、糖尿病等病史。

2.专科评估

慢性肾功能不全的病因、尿量、水肿、血电解质及肾功能化验指标等。

【护理要点】

1.一般护理

(1)休息与体位。

1)以休息为主,减少对患者的干扰,协助做好日常的生活护理。

2)病情稳定可适度活动,活动量以不出现疲劳、胸痛、呼吸困难、头晕为宜。

3)病情危重者绝对卧床休息。意识不清者加用床挡;长期卧床者应定时翻身;保持肢体功能位。

(2)饮食护理。

1)饮食控制原则:适当的蛋白质摄入;摄取足够的热量;注意控制水与盐的摄入;避免含高钾及高磷的食物。

2)摄入优质的蛋白质:摄取生物价值高的动物性蛋白质食物,如鲜奶、蛋类、肉类。不食植物性蛋白食物,如豆类(红豆、绿豆、毛豆、蚕豆、豌豆仁),豆类制品(豆腐、豆干、豆浆),面筋制品(面筋、面肠),核果类(瓜子、花生、核桃、腰果、栗子)等。摄入量宜每天每千克体重1～1.2 g。

3)摄取足够的热量:在限制蛋白质摄取时,为了避免热量摄取的不足,会增加含氮废物的产生,可多使用热量高而蛋白质极低的食物来补充。低蛋白淀粉(如麦淀粉、藕粉)、糖类(冰糖、姜糖等)、芋头、马蹄粉等,可制作各种可口的点心,其热量的摄取以每天每千克体重30～40 kcal。

4)限制钠盐摄入:每天钠盐的摄入量为3 g,一般正常的饮食中即使不加含钠的调味品食物中也含盐,也就是说每天饮食中只需加入3 g的含钠调味品即可。1 g(1/5茶羹)盐＝5 ml酱油＝1茶羹味精,故避免使用上述调味料,可以改用糖、葱、姜、蒜等来改善口味。并应限制罐头、腌熏制品、酱菜、泡菜。

5)限制液体摄入,量出为入:慢性肾衰竭的早期不需要限制液体的摄入,如果肾功能恶化而出现少尿、无尿、心衰者应控制水的摄入(标准以前一天的尿量＋500 ml)。包括开水、稀饭、牛奶、汤及饮料。避免饮水过多,可以冰水漱口、嚼口香糖或挤一点柠檬汁排解口渴的感觉,尽量将服药时间集中以汤水送服,减少饮水量。

6)限制高钾食物:肾衰竭晚期患者禁食含钾高的食物,如绿叶蔬菜(菠菜、空心菜、莴苣)、菇类、紫菜、海带、胡萝卜、马铃薯,建议可先去皮切小块,应用大量清水煮3～5分钟捞起,再以油拌或炒。水果类,如香蕉、番茄、枣子、橘子、杧果、柿子等,建议每次以一种水果为主,分量约1/6为宜。低钾水果,如凤梨、木瓜、西瓜、草莓、柠檬等,但也不宜大量食用。

7)维持钙磷的平衡:减少磷的摄入,可在进食时服用氢氧化铝、碳酸钙等磷结合剂,以减少磷的摄入。避免含磷高的食物,如内脏类(肝、肾、脑)、海产品(鱼、虾)、巧克力、蛋黄、奶制品等。

8)少食用含铝及嘌呤食物,避免铝中毒及痛风。①高铝饮食:茶叶、乳酪、泡茶、发糕,以铝质容器煮食;②高嘌呤饮食:肉汁、扁豆、浓肉汤、瘦肉、鸭肉、蘑菇、内脏(肝、肾、心)、沙丁鱼、芦笋、鳗鱼类、脑类。

（3）皮肤的护理。

1）肾衰竭时毒素积聚，使皮肤灰暗、干燥、失去光泽，称为肾病病容。尿素随汗由皮肤排出形成尿素霜，皮肤瘙痒。护理中嘱咐勿抓挠，以防造成皮肤感染。清洗时勿用刺激性过大的碱性皂液，应使用温水擦拭。

2）水肿皮肤的护理见肾小球肾炎患者的护理。

2.病情观察

（1）认真观察患者主诉症状和身体体征的变化。

（2）监测意识状态、生命体征。

（3）观察有无液体量过多的症状和体征：如短期内体重迅速增加、血压升高、意识改变、心率加快、肺部湿啰音、颈静脉怒张等，防止并发症的发生。

3.用药护理

（1）促红细胞生成素：皮下注射或静脉注射，每周给药 2～3 次，注意观察有无不良反应：

1）少数患者初期头痛、低热、乏力，个别患者可出现肌痛、关节痛。

2）极少数患者出现皮疹等过敏反应。

3）血压升高，血压偏高者慎用。

4）可增加血液黏稠度，故应注意防止血栓形成。

（2）降压药物：监测血压，及时调整用药，指导、督促患者按时服用。

（3）骨化三醇：治疗肾性骨病，应随时监测血钙、磷的浓度，防止内脏、皮下、关节血管钙化和肾功能恶化。

（4）强心类药：地高辛，服用时监测心率，心率低于每分钟 60 次时禁用。

4.并发症的护理

（1）高血压的护理：肾衰竭患者水、钠潴留及肾素活性增高，大部分患者均有不同程度的高血压，个别可为恶性高血压。少数患者还会出现高血压危象（头痛、烦躁、眩晕、恶心、呕吐、心悸、气急及视物模糊）、高血压脑病（弥漫性严重头痛、呕吐、意识障碍、昏迷、局灶性或全身性抽搐）、脑血管病（脑出血、脑血栓）等并发症。护理过程中应注意以下方面。

1）监测血压变化，可每天测血压 2 次，必要时进行连续血压监测。

2）严密观察患者头痛性质、精神状态、语言能力、有无肢体活动障碍等。

3）遵医嘱服用降压药物，指导患者按时、按量服用。

4）发生高血压急症时，患者应立即平卧，抬高床头。吸氧，保持呼吸道通畅。立即建立静脉通路，遵医嘱静脉给予降压药，一般首选硝普钠（使用中注意避光、现用现配，监测血压，根据血压水平调节给药速度，每 4 小时更换配制药物）。

（2）心力衰竭：肾衰竭患者因水钠潴留及高血压等因素致大多数患者均有心功能受损现象。表现为呼吸急促，不能平卧，夜间出现阵发性呼吸困难，严重时端坐呼吸。心衰是慢性肾衰竭患者常见死亡原因。

1）严密观察患者的呼吸，判断呼吸困难的程度，咳嗽、咳痰的情况等。

2）做好出入液量的管理与记录。必要时限制入液量。

3)帮助患者取半卧位或坐位,高流量吸氧(可用 20%～30%乙醇湿化)。

4)根据医嘱给予利尿药,扩血管药物治疗,必要时紧急行血液透析治疗。

(3)贫血、出血:肾衰竭患者因肾脏产生红细胞生成素减少、铁摄入不足、叶酸缺乏、外周血小板破坏增多等因素导致患者贫血、出血倾向等症状。

护理中嘱患者应适当休息,活动度以不感到疲劳、不加重症状为度。间断给予低流量吸氧,以改善组织缺氧症状;有出血倾向患者应避免食用生、硬和过热的食物,避免诱发上消化道出血;保持皮肤的清洁,注射操作后应延长按压时间。

(4)神经、肌肉症状:早期常有疲乏、失眠、注意力不集中,后期可出现性格改变、抑郁、谵妄、幻觉等,晚期患者常有肢端袜套样分布的感觉丧失。护理中应以热情、关切的态度对待患者,理解并接受患者的改变。同时调整患者的透析方案,使其更加充分。

(5)肾性骨营养不良:肾衰竭患者钙磷代谢紊乱、甲状腺功能亢进等因素导致肾性骨营养不良。护理中注意协助患者的生活护理,减少患者的活动量及活动强度,并指导患者按时服用活性维生素 D 类药物。

5.心理护理

(1)慢性肾衰竭患者预后不佳,加上身体形象改变,以及性方面的问题,常会有退缩、消极、自杀等行为。护理人员应以热情、关切的态度去接近他,使其感受到真诚与温暖。

(2)鼓励家属理解并接受患者的改变,安排有意义的直觉刺激环境或鼓励参加社交活动,使患者意识到自身的价值。

(3)对于患者的病情和治疗,应使患者家属有所了解,因为在漫长的治疗过程中,需要家人的支持、鼓励和细心的照顾。

【健康教育】

(1)注意劳逸结合,避免劳累和重体力活动。

(2)严格遵从饮食治疗的原则,注意水钠限制和蛋白质的合理摄入。

(3)注意个人卫生,保持口腔、皮肤及会阴部的清洁。皮肤瘙痒时避免用力搔抓。

(4)注意保暖,避免受凉。教会患者及家属对尿量、血压、体重的观察与记录方法。定期复查肾功、电解质等生化指标。

(5)严格遵医嘱用药,避免使用肾毒性较大的药物,如氨基糖苷类抗生素等。

(6)慢性肾衰竭患者应注意保护和有计划地使用血管,尽量保留前臂、肘等部位的大静脉,以备用于血液透析治疗。已透析治疗的患者,血液透析者应注意保护好动-静脉瘘,腹膜透析者保护好腹膜透析管道。

(7)注重心理调适,保持良好的心态,培养积极的应对能力。

第三节　肾小球肾炎

肾小球病系指一组有相似的临床表现(如血尿、蛋白尿、高血压等),但病因、发病机制、病理改变、病程和预后不尽相同,病变主要累及双肾肾小球的疾病。可分为原发性、继发性和遗传性。主要以原发性为主,原因不明。系统性红斑狼疮、糖尿病等可引起继发性肾小球损害。多数肾小球肾炎是免疫介导性炎症疾病,导致肾小球损伤产生临床症状。以预防和治疗水钠潴留、控制循环血容量、减轻水肿、降低血压及预防并发症为主,防止各种加重肾脏病变的因素,延缓肾功能进行性恶化。

【评估】

1.一般评估

生命体征、心理状态等。

2.专科评估

肉眼血尿或镜下血尿程度、尿蛋白定量、水肿部位及程度。

【护理要点】

1.一般护理

(1)休息与运动。

1)急性肾小球肾炎:急性期应绝对卧床休息1~2个月,仅为镜下血尿时可离床活动,病情稳定后避免劳累和剧烈运动,1~2年后完全康复,恢复正常活动。

2)慢性肾小球肾炎:在保证充足的休息和睡眠的基础上,应有适度的活动。肥胖者应通过活动减轻体重,减少心肾负担。伴血尿、心力衰竭、感染的患者,应限制活动。

3)肾病综合征:高血压的患者限制活动量,全身严重水肿、胸腹腔积液者应取半坐位,绝对卧床休息。恢复期的患者在体能范围内适当活动,避免跑、跳、提重物等剧烈运动。

(2)出入量的护理:每日测量体重,水肿严重或应用利尿药者应晨起定时测量体重;记录24小时出入液量,观察水肿消长情况及利尿药效果。

(3)饮食的护理。

1)一般采取低盐饮食(每天少于3 g)。当患者有水肿、高血压或心力衰竭时严格限制盐的摄入(每日少于2 g)。

2)急性期为减少蛋白质的分解代谢应限制蛋白质的摄取。蛋白质应以优质动物蛋白为主(如鸡肉、鱼肉),少食植物蛋白(如豆类蛋白)。

3)出现肾功能不全、氮质血症时,应限制蛋白质和钾的入量,以减轻肾脏排泄的负担。可给予含必需氨基酸的蛋白质,如牛奶、鸡蛋,保证一定营养的供给。

4)进水量的控制以宁少勿多为原则,以不显性失水加上前日24小时尿量作为参考。

(4)水肿皮肤的护理。

水肿的分度:轻度,仅见眼睑、眶下软组织、胫骨前、踝部组织,指压后可见组织轻度下陷,平复较快。中度,全身组织均见明显水肿,指压后可出现明显的或较深的组织轻度下陷,平复缓慢。重度,全身组织严重水肿,身体低位皮肤紧张发亮,甚至有液体渗出。此外,胸腔、腹腔等浆膜腔内均见积液,外阴部亦可见严重水肿。

1)床铺应平整、干燥、清洁,内衣裤应柔软、宽松、勤换洗。

2)清洗时动作应轻柔,避免擦伤皮肤;活动时注意安全,避免撞伤、跌伤皮肤;用热水袋取暖时注意做好保护措施,避免烫伤皮肤。

3)做各种穿刺前要严格消毒皮肤,静脉穿刺前应先推开皮下水分,从显露出的静脉进针,拔针后用无菌干棉球按压穿刺部位,防止药液或组织液从针口渗漏出来。

4)协助长期卧床的患者定时翻身,及时清理大小便。

(5)准确留取检验标本。

1)尿蛋白定量测定的准确性直接影响临床检验结果的可靠性,应按要求准确留取,指导临床治疗。

2)方法:晨 7:00 时排空膀胱,以后尿液全部留于清洁容器内直至次日晨 7:00 时,将最后一次尿液排入容器内。准确计量尿液总量,混匀后留取20 ml于无菌尿杯中送检。

3)留置尿管患者,晨 7:00 时排空膀胱,将集尿袋中尿放尽,以后尿液全部留于清洁容器内直至次日晨 7:00 时,将集尿袋中尿液全部放入容器内。准确计量尿液总量,混匀后留取20 ml于无菌尿杯中送检。

2.病情观察

(1)急性肾小球肾炎多见于儿童,常有前驱感染史。几乎均有肾小球源性血尿、肾炎性水肿,30%可见肉眼血尿,可伴有蛋白尿。80%出现轻中度高血压,肾功能一过性受损时表现为轻度的氮质血症。

(2)慢性肾小球肾炎以青中年男性多见,以蛋白尿、血尿、高血压、水肿为典型特征,早期乏力、疲倦、腰痛、食欲缺乏,有不同程度肾功能减退,病情迁延发展为慢性肾衰竭。护理措施如下。

1)密切观察血压变化,血压突然升高或持续可加重肾功能恶化。

2)观察水肿消长,注意有无胸腹腔积液的征象。

3)监测尿量变化,尿量迅速减少,肌酐、尿素氮升高提示肾衰竭发生。

(3)糖尿病肾病、系统性红斑狼疮等可继发肾病综合征,以大量蛋白尿、低蛋白血症、肾病性水肿、高脂血症为典型表现。护理中监测生命体征、体重、出入量的变化。如体温升高、咳嗽、咳痰、胸痛、下肢疼痛等提示常见感染、栓塞、急性肾衰竭等并发症的发生。

3.用药护理

(1)利尿药:常用呋塞米,静脉给药。可增加水、钠、钾、氯等的排泄,同时扩张肾血管,增加肾血流量。用药持续时间 5 分钟至 2 小时,应观察患者尿量变化。连续应用谨防低钠血症、低钾血症的发生。

(2)降压药:高血压加速肾小球硬化,促进肾功能恶化,因此控制高血压十分关键。血管紧张素转换酶抑制药(ACEI)类药物(卡托普利、福辛普利等),除具有降压作用外,还有减少尿蛋白的肾保护作用,是慢性肾炎患者控制高血压的首选药物。肾功能不全者应防止高血钾,少数患者有持续性干咳的不良反应。

(3)糖皮质激素:用药期间应严密观察用药疗效及可能出现的不良反应。

1)不良反应:①满月脸、痤疮、向心性肥胖;②易激动、烦躁、失眠;③血压升高、血糖升高、电解质紊乱、消化性溃疡等;④对感染的抵抗力减弱。

2)护理:①告知患者及家属合理用药的重要性,强调不可擅自增加或骤停激素;②口服激素宜饭后服用,以减少对胃黏膜的刺激;③密切观察患者的精神状态、生命体征、皮肤及情绪的变化;④观察血糖、尿糖的变化;⑤做好皮肤护理,痤疮可用清水擦洗,不可用手挤;⑥大剂量治疗时,预防发生感染。

(4)细胞毒类免疫抑制药:仅用于减、撤激素后复发的患者,激素依赖或对激素不敏感的肾病综合征患者,一般不作为首选药物。常用吗替麦考酚酯分散片(赛可平)、环磷酰胺(CTX)等。其不良反应主要包括腹泻、白细胞减少等。

护理:①告知患者及家属按疗程用药,不可擅自增加或骤停药量;②饭后服用,以减少对胃黏膜的刺激;③用药期间定期检测血白细胞及肝功能。

4.并发症的护理

(1)心力衰竭:成年及老年急性肾炎患者常有程度不等的心力衰竭,其原因主要是循环血容量急骤增加所致。多为左心衰竭。护理中应注意病情观察,持续低流量吸氧,取半卧位休息,改善呼吸困难。

(2)感染:肾病综合征的常见并发症,常为呼吸道、泌尿道、皮肤感染,应做好病室的空气消毒,减少探视人次,防寒保暖,保持皮肤清洁干燥避免损伤。

(3)血栓、栓塞:肾病综合征患者处高凝状态,易发生血栓栓塞,以肾静脉血栓最为常见。观察患者有无腰痛、下肢疼痛、胸痛等,判断是否合并肾静脉、下肢静脉、冠状血管血栓。

(4)急性肾衰竭:少数患者可出现急性肾衰竭,护理中应准确记录 24 小时出入量,严密观察患者生命体征,注意有无少尿、无尿,及肌酐、尿素氮升高等。

5.心理护理

(1)病程长,反复发作,长期服药疗效差、不良反应大,预后不良,患者易产生悲观、恐惧等不良情绪,心理负担和经济负担加重,应多关心、巡视患者,注意情绪变化。

(2)积极与患者沟通,使患者保持良好的心理状态。

(3)因服用糖皮质激素造成患者形象的改变,应鼓励患者说出内心感受。

(4)对于疾病微小的进步都应给予充分的认可,使他们重建信心。

【健康教育】

(1)保持环境清洁、空气流通、阳光充足;加强营养,注意休息,避免剧烈运动和过重的体力劳动;注意个人卫生,预防感染,如出现感染症状时,应及时治疗。

(2)严格按照饮食计划进餐,控制出入量。

(3)学会有关疾病的家庭护理知识,如记录尿量、自测血压等。出院后坚持定期门诊随访,密切观察肾功能的变化。

(4)坚持遵医嘱用药,掌握各种药物的服用方法、用药过程中的注意事项;不使用对肾功能有害的药物,如氨基糖苷类抗生素、抗真菌药等。

(5)在血压和尿素氮正常时,可安全妊娠。如有病情变化,应遵医嘱避孕。

(6)能明确不良心理对疾病的危害性,学会有效的调适方法,保持心境平和,积极配合。

第五章　血液系统疾病

第一节　缺铁性贫血

【概述】

缺铁性贫血(iron deficiency anemia,IDA)是因为体内储存铁缺乏,影响血红蛋白合成所引起的贫血。其特点是骨髓、肝、脾等器官组织中缺乏可染色铁,血清铁浓度、转铁蛋白饱和度和血清铁蛋白降低,典型的呈小细胞低色素性贫血。临床表现为疲乏无力、面色苍白、心悸气急、头晕眼花、食欲缺乏、腹胀、舌炎、口角炎等。其病因为慢性失血、铁吸收不良、摄入铁不足或需铁量增加。实验室检查示血清铁低于 10.7 μmol/L。

【护理】

1.护理评估

(1)病史、身体评估:应了解患者饮食习惯,有无溃疡病史,间断痔疮出血;女患者是否有月经量多,妊娠期、哺乳期妇女应了解营养状况等。

(2)症状和体征:查体除贫血体征外,可能表现舌乳头萎缩、表面光滑,皮肤、毛发干燥,有时可见反甲。

(3)实验室检查:评估血常规结果,血红蛋白减少,血清铁、血清铁蛋白明显降低,骨髓细胞外铁染色消失。

(4)社会心理评估:评估患者的情绪及心理反应。

2.护理措施

(1)休息与活动:轻、中度贫血者活动量以不感到疲劳、不加重症状为度,血红蛋白在40 g/L以下者应卧床休息。

(2)饮食护理:补充营养和含铁量丰富的食物,如肉类、动物血、香菇、肝、豆类、蛋黄、菠菜等,要注意多样化及均衡饮食。

(3)病情观察:观察贫血的一般症状,如全身倦怠、头晕、皮肤黏膜苍白、心悸、呼吸困难及水肿等。

(4)药物护理:①口服铁剂宜饭后或餐中服用,避免与茶、咖啡、蛋类、乳类等不利于铁剂吸收的食品同时服用;口服液体铁剂时应使用吸管,避免牙齿染黑;②注射铁剂应采取深部肌内注射,并经常更换注射部位;静脉注射铁剂的速度宜缓慢、匀速,备好急救药品以防发生过敏性休克。

(5)输血护理:输血治疗时,应做好输血前准备并密切观察输血反应。

3.健康指导

(1)帮助患者及家属掌握疾病的病因、治疗及自我护理的方法。

(2)加强营养,纠正偏食习惯,多食用含铁多的食物。

(3)遵医嘱按时、按量服药,定期复查血常规。

4.护理评价

经过治疗和护理,评价患者是否达到:①能正确认识本病,接受治疗和护理;②贫血得到改善,体力增强;③患者的血常规及血清铁蛋白、总铁结合力等化验结果均恢复正常;④患者了解自己贫血的病因并知道如何预防。

第二节　再生障碍性贫血

【概述】

再生障碍性贫血(AA)简称再障,是多种原因致造血干细胞的数量减少和(或)功能异常而引起的一类贫血。病因不明,主要表现为骨髓造血功能低下,全血细胞减少和贫血、出血、感染。急性再障发病急,贫血呈进行性加剧,常伴严重感染、内脏出血。慢性再障发病缓慢,以贫血表现为主,感染、出血均较轻。

【护理】

1.护理评估

(1)健康史:评估患者有无慢性疾病、家族史及病毒感染。

(2)诱发因素:评估患者居住及工作环境有无化学药物接触史、电离辐射接触史。

(3)症状和体征:评估患者有无贫血,皮肤瘀点、瘀斑、口鼻腔出血,是否存在感染症状。

(4)实验室检查:评估血常规及骨髓象的结果。

(5)社会心理评估:评估患者起病后情绪及心理反应。

2.护理措施

(1)休息与活动:根据患者贫血的程度适当休息与活动,轻、中度贫血者活动量以不感到疲劳、不加重症状为度;重度贫血者绝对卧床休息。

(2)病情观察:①急性型患者注意观察发热、出血部位及程度,警惕严重感染和颅内出血;②慢性型患者应观察贫血程度、药物疗效及有无转为急性型倾向。

(3)一般护理:①高热时按高热护理常规,避免用酒精擦浴;②严格执行无菌操作,做好患者全身皮肤清洁卫生,尤其要做好口腔、会阴部、肛门的护理,防止感染;③注意观察患者血常规变化,白细胞低者应住单人病室或层流病室以减少感染的发生。

(4)心理护理:向患者及家属讲解疾病的发病原因及坚持长期治疗的意义,树立战胜疾病的信心。

3.健康指导

(1)识别和避免诱发因素:在医生指导下应用药物,避免接触和滥用对造血系统有损害的化学、物理因素和药物。

（2）预防感染和出血：注意个人卫生，饮食宜营养、清淡并保证清洁，注意保暖，避免受凉。适当活动，避免外伤。

（3）识别病情变化：如出现内脏出血或头痛、呕吐等颅内出血的征兆时要及时联系医务人员以寻求帮助。

（4）社会家庭支持：让患者及家属认识到该病治疗周期长，要为患者创造一个愉悦氛围的环境，以利于疾病的恢复。

4.护理评价

经过治疗和护理，评价患者是否达到：①患者能耐受一般活动，生活能自理；②能说出预防感染的重要性；③能描述引起或加重出血的危险因素，并能采取有效的预防措施；④能正确认识和接受现存身体外形的变化，遵医嘱服药。

第三节　出血性疾病

【概述】

出血性疾病（hemorrhagic disorders）是由于正常的止血机制发生障碍，引起自发性出血或轻微损伤后出血不止的一组疾病。其发病机制有三方面因素：血管壁的异常、血小板质或量的改变、凝血功能的障碍。临床上常见病有过敏性紫癜、特发性血小板减少性紫癜（idiopathic thrombocytopenic purpura，ITP）、血友病（hemophilia）等。

【护理】

1.护理评估

（1）健康史：患者有无过敏史、慢性疾病及家族史。

（2）诱发因素：患者饮食、营养状况、职业及居住环境等。

（3）症状和体征：患者出血发生的年龄、部位、持续时间、出血量及范围，如出血点或紫癜多为血管、血小板异常所致；而深部血肿、关节出血等则提示可能与凝血障碍等有关。

（4）实验室检查：评估筛选试验、确诊试验及特殊试验的结果，如束臂试验、血小板计数及凝血时间测定等。

2.护理措施

（1）休息与活动：有出血倾向时应卧床休息，对关节型患者在出血停止、关节消肿后应鼓励下床活动。

（2）饮食护理：依据病情选用流食、半流食或普食，宜软食、少渣，防止消化道出血。

（3）病情观察：①内脏出血期注意观察出血量、生命体征和神志变化；②皮肤黏膜出血注意观察出血部位、范围；③眼底出血要警惕颅内出血。

（4）预防出血：①避免使用阿司匹林等影响血小板功能、延长出血时间的药物；②除去变应原污染，如食物或药物过敏因素；③执行操作动作应轻缓，避免损伤组织发生出血。

（5）心理护理：给患者讲述疾病的有关知识，避免情绪紧张及波动，积极配合治疗。

3.健康指导

（1）识别和避免诱发因素：减少变应原的接触，保持适当的休息与体育运动，增加机体抵抗力。

（2）保持排便通畅，避免身体挤压和碰伤，定期复查血常规，有出血倾向及时就诊。

（3）保持良好的情绪、充足的睡眠，以促进身体的恢复。

4.护理评价

经过治疗和护理，评价患者是否达到：①能基本了解本病，愿意配合，接受治疗；②患者存在的出血停止，血小板计数升至安全范围或恢复正常；③能基本掌握本病的用药方法，避免使用影响血小板或凝血功能的药物；了解关节出血、消化道出血及颅内出血的表现。

第四节　白血病

【概述】

白血病（leukemia）是一类起源于造血干细胞的恶性克隆性疾病。其特点是白血病细胞失去进一步分化成熟的能力而停滞在细胞发育的不同阶段，在骨髓和其他造血组织中广泛而无控制地增生，并浸润、破坏全身各组织器官，产生各种症状和体征，而正常造血功能受抑制，外周血中出现幼稚细胞。临床上常有贫血、发热、出血和肝、脾、淋巴结不同程度肿大等表现。根据白血病细胞的成熟程度和自然病程，将白血病分为急性和慢性两大类。其次，根据主要受累的细胞系列可将急性白血病分为急性淋巴细胞白血病和急性髓细胞白血病。

【护理】

1.护理评估

（1）一般情况：患者的职业和工作环境，既往健康状况，近期使用药物情况和家族史。

（2）症状和体征：患者有无发热、贫血、出血及白血病细胞浸润相关表现。

（3）实验室检查：血常规结果，骨髓穿刺的结果，免疫学检查及染色体和基因检查的结果。

（4）社会心理评估：患者的情绪是否稳定。

2.护理措施

（1）休息与活动：根据患者贫血的程度进行相应的休息与活动，轻、中度贫血的活动量以不感到疲劳、不加重症状为度；重度贫血绝对卧床休息，防止晕厥。

（2）饮食护理给予高热量、高蛋白、富含维生素、易消化饮食，避免刺激性食物，防止口腔黏膜破溃出血。

（3）病情观察：①观察贫血及组织器官浸润的表现，注意出血部位及程度，如有剧烈头痛、恶心、呕吐、视物模糊等颅内出血早期症状，应及时告知医生，配合紧急处理；②化疗药物不良反应的观察：局部血管反应、骨髓抑制、消化道反应、肝、肾功能损害、尿酸性肾病等。

（4）药物护理：①注射化疗药物注意合理使用静脉，选择较粗直的静脉，避开关节，尽量不选择下肢血管输注化疗药物：静脉穿刺后先用生理盐水输注，输完后再用生理盐水 10～20 ml 冲洗后拔针；输注外渗时立即停止输注，紧急对局部进行处理；②许多化疗药物可引起恶心/呕吐、纳差等消化道反应,及时清除呕吐物,保持口腔清洁,饮食以清淡、半流质为主;③大剂量化疗药物的使用可引起严重的骨髓抑制,要及时观察血常规及骨髓受抑制的情况;注意观察患者有无黄疸、血尿等肝肾功能损害的情况;鼓励患者多饮水,每天饮水量 3 000 ml 以上,以利于尿酸和化疗降解产物的稀释和排泄,预防尿酸性肾病。

(5)一般护理:①高热时按高热护理常规,禁用酒精擦浴;②做好患者化疗及放射线治疗前、后的护理;③鞘内注射化疗药物后去枕平卧 4~6 小时,注意观察有无头痛、发热等反应;④重度贫血者给予一级护理,护士落实患者的生活护理;轻、中度贫血者可给予二级护理,护士协助患者完成擦洗等生活护理项目。

(6)预防感染:①保持病室清洁,空气流通,当成熟粒细胞绝对值不高于 $0.5 \times 10^9/L$ 时,应安排入层流病房或层流床进行保护性隔离,防止交叉感染;②注意个人卫生,保暖,避免受凉,做好口腔、鼻腔及肛周皮肤护理,防止继发感染。

(7)心理护理:指导患者和家属正确对待疾病,保持乐观精神,提高生存的信心。

3.健康指导

(1)对疾病的认识:能了解本病的治疗方法,积极配合各种治疗方案。能理解坚持治疗的意义。

(2)活动与饮食:缓解期应保持良好的生活方式,适当进行健身活动,提高机体抗病能力。饮食应富含营养、清淡、少刺激、避免辛辣的食物。

(3)预防感染和出血:注意个人卫生,少去人群拥挤的地方,注意保暖防止受凉。勿用牙签剔牙、用手挖鼻孔、避免创伤等。定期到门诊复查血常规,发现出血、发热及骨、关节疼痛要及时就医。

(4)用药指导:严格遵医嘱服药,不要使用对骨髓造血系统有损害的药物和含苯的染发剂等。

4.护理评价

经过治疗和护理,评价患者是否达到:①能了解本病发生的可能原因,尽量避免有害因素,合理安排休息和饮食;②能描述引起或加重出血的危险因素,积极采取预防措施,减少或避免了出血;③能说出预防感染的重要性,积极配合治疗和护理;④能说出常用化疗药物的不良反应,积极采取预防措施;⑤正确对待疾病,情绪稳定。

第五节　淋巴瘤

【概述】

淋巴瘤(lymphoma)是原发于淋巴结和淋巴组织的恶性肿瘤,是免疫系统的恶性肿瘤。根据组织病理学改变,淋巴瘤可分为霍奇金病(HD)和非霍奇金淋巴瘤(NHL)两大类。淋巴瘤的临床特征性表现是无痛性、进行性淋巴结肿大,常伴有肝脾肿大,可伴发热,晚期有贫血、恶病质。

【护理】

1.护理评估

(1)一般情况:患者有无病毒感染,既往健康状况。

(2)症状和体征:患者有无发热,皮下结节、浸润性斑块等。体格检查有无肿大的淋巴结。

(3)实验室检查:患者的血常规、骨髓象。

(4)辅助检查:患者的淋巴结活检、胸部 CT 等。

(5)社会心理评估:患者的情绪是否稳定,能否积极配合治疗。

2.护理措施

(1)休息与活动:病情严重者要卧床休息,限制活动,注意安全。

(2)饮食护理:需进食高热量、高蛋白质、高维生素、清淡、易消化的饮食;忌油腻、粗硬及辛辣的食物。

(3)病情观察:密切观察有无深部淋巴结肿大引起的压迫症状。

(4)发热护理:高热时按高热护理常规,禁用酒精擦浴。

(5)药物护理:化疗药遵循现配现用的原则,注意观察药物的不良反应,如局部血管反应、骨髓抑制、消化道反应、肝肾功能等。

(6)预防感染:注意个人卫生及保暖,防止受凉。保持病室清洁、整齐,开窗通风,防止交叉感染。

3.健康指导

(1)对疾病的认识:能了解本病的治疗方法,积极配合各种治疗方案,能理解坚持治疗的意义。

(2)活动与饮食:缓解期应保持良好的生活方式,适当进行健身活动,提高机体抗病能力。饮食应富含营养、清淡、少刺激、避免辛辣的食物。

(3)自查方法:教会患者自查淋巴结的方法。定期复诊,预防复发。

4.护理评价

经过治疗和护理,评价患者是否达到:①能基本了解本病,积极配合治疗;②能说出本病的特点、用药方案及化疗药物的不良反应;③能掌握预防感染的重要性并做好预防准备;④能进行淋巴结的自查,发现异常,立即到医院就诊;⑤患者的心理状态稳定。

第六章　内分泌与代谢性疾病

第一节　甲状腺功能亢进症

甲状腺功能亢进症简称甲亢,是指由多种病因导致甲状腺腺体本身产生甲状腺激素过多而引起的甲状腺毒症,主要表现为多食、消瘦、畏热、多汗、心悸、激动等高代谢症候群,以及不同程度的甲状腺肿大和眼突、手颤、颈部血管杂音等为特征,严重的可出现甲亢危象、昏迷甚至危及生命。其病因包括弥漫性毒性甲状腺肿(Graves病)、结节性毒性甲状腺肿和甲状腺自主高功能腺瘤,其中Graves病是甲状腺功能亢进症最常见的病因,占全部甲亢的80%～85%。

【评估】

1.一般评估

生命体征。

2.专科评估

家族发病史,诱发因素,症状,体征。

3.心理评估

情绪变化,有无急躁易怒、焦虑、恐惧、敏感多疑等。

【护理要点】

1.一般护理

(1)环境:病房环境应安静、整洁、舒适,避免强光和噪声的刺激,室温保持在20℃左右。

(2)休息:每日有充分的休息,轻症患者可照常工作和休息,不宜紧张和劳累,病情重者、心功能不全或心律失常者应严格卧床休息。

(3)饮食护理:给予高热量、高蛋白、富含维生素和钾、钙的饮食。限制高纤维素饮食,如粗粮、蔬菜等。避免吃含碘丰富的食物,如各种海产品等。甲亢患者代谢高,产热多,经常出汗烦躁,应每日饮水2 000～3 000 ml以补充丢失的水分,避免饮浓茶、咖啡等刺激性饮料。

2.病情观察

(1)观察患者生命体征,尤其是心率和脉压的变化,测量晨起前心率和脉压,注意基础代谢率的变化,以判断甲亢的严重程度。

(2)观察有无甲状腺危象的发生,当患者出现原有症状加重,体温升高,心率加快,大汗淋漓、腹泻、严重乏力时,应立即通知医生。

(3)注意各种激素的监测结果,观察不典型甲亢的表现,及时发现特殊类型的甲亢。

3.症状护理

(1)重症浸润性突眼的护理。

1）注意保护角膜和球结膜，可用眼罩防止光、风、灰尘刺激。

2）结膜水肿，眼睑不能闭合者，涂以抗生素眼膏或用生理盐水纱布湿敷，抬高床头，限制水及盐的摄入，防止眼压增高。

3）做眼球运动，来锻炼眼肌，改善眼肌功能。

4）经常用眼药水湿润眼睛，避免过度干燥。

5）眼部有异物感、刺痛或流泪时，勿用手直接揉眼睛。

6）睡觉或休息时，抬高头部，使眶内液回流减少，减轻球后水肿。

（2）甲亢危象的护理。

1）严密观察体温、脉搏、呼吸、血压，并做好记录。

2）观察患者是否有精神异常及电解质紊乱。

3）昏迷患者注意口腔及皮肤护理，定时翻身，预防压疮及肺部感染。

4）心率持续过快时，警惕心力衰竭的发生，控制输液速度及输液量，预防急性肺水肿的发生。

5）每班详细记录病情及出入量，并做好床旁交接班。

4.用药护理

抗甲状腺药物的不良反应如下。

（1）粒细胞减少，如出现发热、咽痛、皮疹等症状应立即停药。

（2）药疹，较为常见，可用抗组胺药控制，不必停药，皮疹严重者应立即停药，以免发生剥脱性皮炎。

（3）若发生中毒性肝炎、肝坏死、精神病、胆汁淤滞综合征、味觉丧失等，应立即停药。

5.心理护理

（1）护士应关心体贴患者，态度和蔼，避免刺激性语言。

（2）仔细耐心做好解释疏导工作，解除患者的焦虑紧张情绪，鼓励患者表达内心感受，理解和同情患者，使患者建立信赖感，配合治疗。

（3）鼓励患者参加团体活动，以免社交障碍产生焦虑。

【健康教育】

（1）帮助患者了解引起甲状腺危象的有关因素，尤其精神因素在发病中的重要作用，保持乐观情绪。

（2）坚持在医生指导下服药，不要自行停药或不坚持用药，指导患者认识药物常见的不良反应，一旦发现及时处理。

（3）在高代谢状态未控制前，必须给予高热量、高蛋白、高维生素饮食，保证足够营养。

（4）向患者解释检查的目的及注意事项，消除思想顾虑，以免影响检查效果。

（5）合理安排工作、学习、生活，避免过度紧张，保持身心愉快。

（6）指导患者了解有关甲亢的临床表现、诊断性治疗、饮食原则及眼睛的防护方法等自我护理的知识。

（7）指导患者注意加强自我保护，上衣领宜宽松，避免压迫甲状腺，严禁用手挤压甲状腺。

（8）定期门诊随访，及时了解病情变化。

第二节　糖尿病酮症酸中毒

糖尿病代谢紊乱加重时,脂肪动员和分解加速,大量脂肪酸在肝脏经 β 氧化产生大量乙酰乙酸、β-羟丁酸和丙酮,三者统称为酮体。血清酮体积聚超过肝外组织的氧化能力时,血酮体升高称酮血症;尿酮体排出增多称为酮尿,临床上统称为酮症。乙酰乙酸和 β-羟丁酸均为较强的有机酸,大量消耗体内储备碱,若代谢紊乱进一步加剧,血酮继续升高,超过机体的处理能力时,便发生代谢性酸中毒,称为糖尿病酮症酸中毒。出现意识障碍时称为糖尿病酮症酸中毒昏迷,是糖尿病急性并发症之一。

【评估】

1.一般评估

患者的意识状态、生命体征、皮肤情况等。

2.专科评估

诱发因素,脱水性质,出入量。

3.心理评估

患者对该疾病的认知程度,紧张、恐惧、焦虑等情况。

【护理要点】

1.一般护理

(1)休息与环境:嘱患者卧床休息并告知患者休息的重要性(休息能使体内消耗能量达最低水平),以减少脂肪、蛋白质的分解;注意保暖;糖尿病患者抵抗力下降,应减少探视,保持病房安静、清洁,以防交叉感染。

(2)饮食护理:嘱患者多饮水,进食含碳水化合物丰富的食物。

2.病情监测

(1)注意观察患者意识、呼吸、脉搏、血压。

(2)患者因脱水严重应特别注意皮肤弹性、干燥程度、眼眶是否凹陷。

(3)准确记录 24 小时出入量,协助医生做好各项检查。

(4)监测血糖、尿酮体、电解质、血气分析的变化,及时调整胰岛素及液体用量。

3.用药护理

密切监测患者有无低血糖反应。

4.心理护理

糖尿病酮症酸中毒患者常伴有紧张、恐惧、悲观情绪,护士应用良好的沟通,真诚、关爱的语言帮助患者消除紧张、恐惧、悲观情绪,使他们树立信心,积极治疗。

【健康教育】

(1)提高自我护理能力,采取多种方法,增加患者及家属对疾病的认识。

(2)指导患者不要随意中断胰岛素的治疗,必要时门诊复查,及时调整治疗方案。

(3)注意防止多种诱发因素的发生,特别是预防感染,避免精神创伤及过度劳累。即使有发热、厌食、恶心、呕吐时,也不宜中断胰岛素治疗,但应适当补充营养。

(4)严格遵守饮食制度,严禁饮酒,限制肥肉等高脂肪食物摄入。饮食不当和饮酒往往诱发酮症酸中毒,应引起注意。

(5)当处于各种应激状态时,如严重感染、急性心肌梗死、外科危重症手术等,口服降糖药物需暂时改用胰岛素治疗,以防酮症酸中毒发生。

(6)指导患者学习和掌握监测血糖、血压、体重的方法。

第七章　风湿免疫系统疾病

第一节　类风湿关节炎

类风湿关节炎(RA)是一种的慢性、进行性关节病变为主的全身性自身免疫性疾病。其特征是对称性关节炎,以双手、腕、肘、膝、踝和足关节的疼痛、肿胀和晨僵为常见。

【常见病因】

病因学类风湿关节炎的发病可能是一种受抗原驱动的"激发-连锁免疫反应"的过程。感染和自身免疫是 RA 发病和病情迁延的中心环节,而内分泌、感染、遗传和环境因素则增加了 RA 的易感性。这些因素在发病过程的不同阶段发挥了不同的作用。因此,RA 的发生是上述几种或多种因素共同的结果。

【临床表现】

1.起病方式

(1)慢性发病型:超过 50% 的 RA 患者呈隐匿性发病。该型起病多以全身症状为主,如疲乏、不适或伴有全身肌肉疼痛。关节肿痛可出现多个部位,此起彼伏。RA 患者的慢性关节炎可导致关节周围肌肉萎缩和肌无力等。部分患者可有低热、疲乏及体重减轻等全身表现。

(2)急性发病型:5%~15%的患者属急性发病型,尤其多见于老年患者,关节肿痛等症状可在几天内出现。

(3)亚急性发病型:该型占 RA 的 5%~15%,其受累特点与急性型相似,一般在一周或数周内出现,全身表现较重。

2.关节受累的特点

本病最初受累的关节多为近端指间关节、掌指关节和腕关节在 RA 最具特征,其他为肘关节、颞颌关节及胸锁关节等。

3.典型的关节表现

(1)晨僵:清晨睡醒后感到病变关节或附近肌肉发僵,翻身及下床活动不灵,手握拳不紧,难以完成扣衣扣动作,以及步行困难等,需要经过肢体缓慢活动后,这种发僵感才能得到明显减轻。

(2)疼痛和触痛:多数患者有明显的关节疼痛和按压痛。

(3)肿胀:主要是由于关节腔积液、滑膜增生及组织间水肿而致。

(4)关节畸形:早期如未得到及时合理的治疗,大多数患者最终会发展为关节破坏和畸形。

(5)骨质疏松:与成骨细胞功能的降低、溶骨作用增加、钙吸收减少有关。

4.不同关节的表现

手关节呈梭形肿胀、"纽孔花"样畸形、"天鹅颈"样畸形、尺侧偏移畸形；腕关节呈尺腕背侧半脱位、腕骨桡侧移位伴月骨尺侧移位；也可累及足关节、膝关节。

5.关节外表现

为血管炎、类风湿结节、心脏和胸膜受累等。

【辅助检查】

1.血液化验

全血细胞计数、血沉、C反应蛋白(CRP)测定、类风湿因子、肝肾功等

2.X线检查

手、足及病变部位。

3.关节液检查

【治疗原则】

包括早期治疗、联合用药、个体化治疗方案、功能锻炼。

【护理】

1.护理评估

(1)病因：患者有无感染、遗传、寒冷、潮湿、外伤、吸烟等因素。

(2)主要临床表现：患者有无疲乏、不适、关节肿痛、晨僵、关节畸形表现和疼痛评分。

(3)精神情感状况。

(4)护理查体：触痛、关节肿胀、关节畸形、关节活动范围。

(5)辅助检查：类风湿因子、抗核周因子、抗角蛋白抗体红细胞、白细胞、血小板及急时相反应指标如C反应蛋白、血沉等。

2.护理要点及措施

(1)疼痛的护理：疼痛的关节可出现于多个部位，严重影响RA患者的生存质量。RA患者的主要治疗目的在于减轻炎症，抑制病变不可逆骨质破坏，尽可能保护关节肌肉的功能。

1)疼痛的评估：每日评估疼痛的程度，疼痛的程度可用视觉分级评定法(VAS)进行半客观量化。以10 cm长的标尺，0为不疼痛，10 cm为最大疼痛。患者自行在标尺上标出疼痛得分，护士应及时记录，并根据疼痛程度采取相应的护理措施。

2)疼痛的干预：物理疗法如：热疗法、水疗法及按摩等可起到缓解疼痛。必要的药物治疗、音乐疗法及心理治疗均为有效的疼痛干预措施。

3)认知-行为的干预对关节炎疼痛的管理：CBT途径作为一种创新的治疗方法，有效的管理风湿性疾病患者疼痛和能力丧失问题。CBT包括3个基本的因素即：治疗的基本理论、应对技能训练和应对训练中的预防挫折发生的方法。其中应对技能训练包括放松法、想象训练、活动与休息循环训练法、认知重建训练法。接受CBT治疗的患者有效地降低了病情进展、治疗费用、抑郁、焦虑和不能自理的水平。

(2)提高日常生活活动能力护理。

1)RA患者日常生活活动能力的评价。手功能的评价，包括手的抓、握功能两个方面，抓握功能有手握、柱状握和精细拿捏三种类型；非抓功能是指将手静态地保持伸展或屈曲的位置

上的功能,如折书报、抚平床单等职业能力。家庭社会经济状况评价了解患者的职业和家庭状况,有利于适时调整患者工作状态和心态。

2)个人作业训练:根据患者病情鼓励做自己力所能及的工作。应鼓励尽量完成日常生活训练,如进食、取物、梳洗、拧毛巾、穿脱衣物等。对已出现功能障碍的患者,为达到生活自理。

3)运动练习:在疾病的急性期、有全身症状以及其他活动性病变,是进行运动训练的禁忌证。亚急性期可做关节活动范围内的被动和主动运动、静力运动。慢性期主要进行伸展性锻炼,等长、等张的需氧锻炼。①被动锻炼基本要点:一是固定,可减少关节负重,缓解疼痛,固定时可辅助牵引;二是注意被动活动,可用摆动、震动和牵张的形式进行;②主动锻炼主要运动形式有:静力收缩(等长收缩),指只有肌肉收缩,肌肉长度保持不变,而没有关节活动;适用于保持和恢复患者的肌力;动力锻炼(等张性收缩),指肌肉收缩时伴有肢体移动,和关节在正常活动范围内的活动;锻炼时注意不要引起疼痛;③耐力锻炼通过耐力锻炼可增加病人的氧容量,改善心肺功能,如骑车、游泳、舞蹈等锻炼。

(3)药物治疗的护理。

1)口服药物是治疗类风湿关节炎患者的主要途径,应讲解药物的治疗作用和不良反应。根据 RA 药物治疗须早期施用、缓慢起效、长期服药以及高度个体化的特点,护理上应加强药物治疗的心理护理,使病人放下思想包袱,早期接受治疗。

2)加强患者的依从性,保证疗效。在抗风湿药物特别是慢作用药缓慢起效的过程中,坚持在医师指导下长时程规则用药,增强其对治疗的依从性,避免多处就诊,反复调换用药,从而避免延误治疗时机。

3)熟悉治疗药物种类,做好不良反应的监测。治疗类风湿关节炎的主要药物包括 4 类即非甾体抗炎药、病变缓解性抗风湿药、免疫抑制药和糖皮质激素。①非甾体抗炎药(NSAIDs):是一类具有抗炎、解热和镇痛作用的药物,NSAIDs 主要是通过抑制前列腺素(PG)环氧化酶(cox),阻止花生四烯酸转化为 PG 而发挥镇痛消炎和解热作用;目前常用的NSAIDs 有阿司匹林、吲哚美辛、萘普生、布洛芬双氯酚酸、美洛昔康、尼美舒利、塞来昔布等;NSAIDs 的主要不良反应表现在以下几个方面;胃肠道不良反应:血液系统可见白细胞、血小板降低过敏反应神经系统症状,根据 NSAIDs 的不良反应,护士应合理给药时间,应在患者进食 30 分钟内给药,以减少胃部刺激症状;注意观察相应不适症状;②具有阻止类风湿关节炎(RA)病情发展的一类药物统称改善病情抗风湿药(DMARDs),或病情缓解药(remission-inducing drugs);主要种类 DMARDs 包括慢作用抗风湿药和免疫抑制药两类;抗疟药(羟氯喹和氯喹)、柳氮磺胺吡啶、青霉胺、金制剂,不具备即刻的临床疗效,而是数周或数月后才开始缓慢起效,故称为慢作用抗风湿药;柳氮磺胺吡啶(SASP):不良反应主要有恶心、呕吐、厌食、肝损害、皮疹,偶见白细胞、血小板减少;对磺胺类药物过敏者勿用;抗疟药:临床上常用的抗疟药有羟氯喹和氯喹;服药后 3~6 个月起效;常见的不良反应为皮疹、视网膜损害,故应定期做眼底检查;羟氯喹比氯喹不良反应少;③免疫抑制药:常用的免疫抑制剂有氨甲蝶呤(MTX)、来氟米特、环孢素 A 等;可能与抑制二氢叶酸还原酶有关,使细胞内叶酸缺乏、核蛋白合成减少,从而抑制细胞增殖及复制;不良反应主要有肝损害、骨髓抑制、胃肠道症状、皮疹,偶有肺纤维化;④糖皮质激素:能用非甾体消炎药控制症状的,应尽量不用糖皮质激素;糖皮质激素没有改变病情的、阻止关节侵蚀破坏的作用,故应与病情改变药联合使用;RA 是一个慢性病程,并多于中老年发病,激素相关的不良反应会更加明显;因此,使用糖皮质激素,特别是长期使用糖皮质激素不宜提倡,避免使用不当出现感染及无菌性骨坏死等危害。

3.健康教育

(1)避免使病情加重或复发的因素。环境潮湿、气候寒冷、过度疲劳、精神刺激及生活不规律等,都可使 RA 患者关节症状加重,应设法避免。

(2)坚持关节功能锻炼,保持关节的功能位。类风湿关节炎急性炎症控制后,即应开始关节功能锻炼。关节锻炼,可以增加肌力,防止关节挛缩、强直和肌肉萎缩。锻炼要循序渐进,持之以恒。类风湿关节炎患者可出现关节畸形、活动受限,个别关节可能完全不能活动因而影响工作和日常生活,甚至部分晚期病人生活不能自理。为了防止这种不良后果产生,应该告诉患者,患病后即应使自己的病变关节尽可能处于正常功能状态。

(3)定期复查。在接受药物治疗期间应定期到门诊复查,以便医师及时了解患者对药物治疗的反应、疗效,以及可能产生的不良反应,随时根据病情调整治疗方案。即使在治疗过程中疗效或不良反应均不明显,治疗方案暂时不变者,也应定期到门诊检查血、尿常规以及肝、肾功能。通常在接受药物治疗前先进行有关检查,便于和治疗后做对照。以后每 2～4 周复查 1次,如无异常,可延长至 1～2 个月甚至 3 个月或 6 个月复查 1 次。具体情况由接诊医师安排。

(4)合理饮食。补充足够的蛋白质、糖和维生素,食物以易消化为宜,避免刺激性以及生冷硬的食物。对于服用非激素类抗炎药物或皮质激素的患者,如有水肿或血压高并发症时,还需要适当控制水分和盐的摄入。

第二节　系统性红斑狼疮

系统性红斑狼疮(Systemic Lupus Erythematosus,SLE)是一种原因未明,以多系统或器官病变和血清中出现多种自身抗体为特征的自身免疫性疾病,发病高峰年龄 15～45 岁,女性患病是男性的 9～13 倍。

【常见病因】

系统性红斑狼疮的病因目前不明,但普遍的看法认为是环境因素(药品、毒物、饮食、感染等)作用于一定遗传背景(包括组织相容抗原、细胞因子、细胞受体、细胞因子受体等)表达的不同型别,包括性激素的影响诸因素作用形成的结果。因此,遗传素质很强则弱的环境也可引起发病、反之遗传素质不很强,但环境刺激足够强也可致病。

【临床表现】

1.一般症状

疲乏无力,发热和体重下降。

2.皮肤黏膜

分为特异性和非特异性两类。

(1)特异性:表现为蝶形红斑、亚急性皮肤红斑狼疮、盘状红斑和新生儿狼疮。

（2）非特异性：表现为光过敏、脱发、口腔溃疡、皮肤血管炎、雷诺现象、荨麻疹样皮疹，少见的还有狼疮脂膜炎或深部狼疮及大疱性红斑狼疮。

3.骨骼肌肉

关节痛、关节炎、关节畸形。肌痛、肌无力、炎性肌病见于 5%～11% 的患者，但 CK 通常不超过 1 000 U。

4.心、肺

心包炎、心肌炎、心瓣膜病变、胸膜炎等病变。

5.肾

狼疮肾炎。

6.神经系统

抽搐、精神异常、器质性脑综合征、痴呆和意识改变等。

7.血液

贫血、白细胞减少、血小板减少、淋巴结肿大和脾大。

8.消化系统

食欲缺乏、恶心、呕吐、腹泻、腹水、肝大、肝功异常、胰腺炎等。

9.其他

甲状腺功能亢进或减退、干燥综合征等。

【辅助检查】

1.常规化验

贫血、白细胞、血小板减少、尿检异常、ESR 增快、肝功和肾功异常、血脂、CK 和 LDH 升高等。

2.免疫学检查

补体 C3、C4 和 CH50 降低，抗组蛋白，抗磷脂抗体和梅毒血清反应阳性。

3.皮肤狼疮带

皮损部位阳性率为 86%～90%，前臂非皮损部位 50%，非暴露部位为 30%。

【治疗原则】

1.基本治疗

（1）心理及精神支持。

（2）避免日晒或紫外线照射。

（3）预防和治疗感染及其他并发症。

（4）依据病情选用适当的锻炼方式。

2.药物治疗

（1）非体消炎药（NSAIDs）：适用于有低热、关节症状、皮疹和心包及胸膜炎患者，有血液系病变者慎用。

（2）抗疟药：氯喹，主要不良反应为心脏传导障碍和视网膜色素沉着，应定期行心电图和眼科检查。

（3）糖皮质激素：依据病情选用不同的剂量和剂型。

（4）免疫抑制药：①环磷酰胺：对肾炎、肺出血、中枢神经系统血管炎和自身免疫性溶血性贫血有效；②硫唑嘌呤：对自身免疫性肝炎、肾炎、皮肤病变和关节炎有帮助；③氨甲蝶呤：对关节炎、浆膜炎和发热有效，肾损害者需减量，偶有增强光过敏的不良反应；④环孢素 A（CsA），目前主要用于对其他药物治疗无效的 SLE 患者；⑤长春新碱：对血小板减少有效。

（5）其他治疗：大剂量免疫球蛋白冲击，血浆置换，适用于重症患者，常规治疗不能控制或不能耐受，或有禁忌证者。

（6）狼疮肾炎的治疗：①糖皮质激素；②免疫抑制药；③血浆置换与免疫吸附疗法；④大剂量免疫球蛋白冲击治疗；⑤其他：如抗凝血药，全身淋巴结照射及中药，肾功能不全者可行透析治疗。

【护理】

1.护理评估

（1）入院相关因素：首发症状及可能的诱发因素（感染、药物及妊娠）。

（2）皮肤完整性：皮疹形态、发生部位及与日晒、药物和妊娠的关系；有无脱发、黏膜溃疡、雷诺现象和口眼干燥。

（3）关节功能受损情况：受累关节是否对称，关节肿胀持续时间，晨僵情况，是否留有畸形；有无肌痛、肌无力。

（4）多系统受累情况：肾功能受损表现，如尿量、尿蛋白、血尿等；神经精神症状及病史；有无出血倾向：皮肤、牙龈、月经量。

（5）用药情况：激素和免疫抑制药的应用情况，包括剂型、剂量和用药时间及疗效和不良反应。

2.护理要点及措施

（1）加强主动预防观念：SLE 是一种免疫介导的疾病，在遗传易感因素基础上经不良因素诱发所致。SLE 病情特点之一，即复发和缓解交替出现，只有对危险因素有效控制，才能减少复发次数。部分患者有一定的自我监测病情的意识，但由于受多方面因素的限制，常常不能及时得到专科治疗指导。因此，与主动介绍预防本病复发或加重的相关因素非常重要。

（2）采取有效应对措施，减少并发症的发生：①SLE 为一种慢性疾病，临床表现呈多样性。病程中发生频次较高和症状较为严重的并发症为感染、高血压、和精神神经症状等，SLE 的活动指数与感染发生平行；为了减少并发症的发生，应加强对患者疾病知识的教育，增进患者自我照护能力；②糖皮质激素是治疗 SLE 的重要药物之一，治疗中常出现物质代谢和水盐代谢紊乱，需注意其不良反应的发生；糖皮质激素用药后应对电解质的变化监测，并将低血钾、低血钙的临床表现和常规纠治方法常识告诉患者.以保持正常的生理状态。

（3）加强患者自我保健教育，提高生活质量：由于病程长，病情变化大，患者院外生活脱离医护人员监控，所以加强自我保健对预后尤为重要。复发患者对治疗用药目的及不良反应了解不够，部分患者错误地认为该病能够彻底治愈，以致不能坚持正规治疗方案。针对这些情况，应加强对再入院患者疾病相关知识的教育，以达到良好的治疗效果。

（4）心理护理：SLE 患者心理压力较大，特别是糖皮质激素引起所有患者出现体象失调，使患者处于不良的心理状态。护理中要特别重视患者的心理状态，医护人员经常通过耐心细致的解释开导,调动患者主观能动性,以积极的心态去接受治疗。

(5)饮食护理:加强饮食护理,补充足够的蛋白质、糖和维生素,食物以易消化为宜,避免刺激性以及生冷硬的食物。

3.并发症护理

(1)狼疮肾炎患者的护理:肾脏表现是 SLE 最重要的临床表现之一,几乎所有的 SLE 患者在病程中均可出现肾脏受累,肾穿刺活检术成为确定肾脏病变的重要方法。主要护理要点如下。

1)密切监测血压,每日 3 次,告知病人在血压较高的时候应卧床休息,避免猛起、猛坐。

2)指导病人摄取低盐饮食,避免因摄入过多含钠食物如挂面、熏肉、火腿等食物导致体内水钠潴留引起水肿。

3)高蛋白饮食。

4)各班次详细准确地记录病人出入量,为医师提供准确的信息,以便及时调整药物治疗方案。

5)留取 24 小时尿蛋白标本,避免因患者操作不当而影响检查治疗的时间。

6)应用肾上腺皮质激素时,应做好用药指导,药疗护士、治疗护士应在给药前介绍药物的主要作用和可能存在的不良反应,预防药物引起的骨质疏松和电解质紊乱。

7)应用氨甲蝶呤等免疫抑制药时,多数患者会存在恶心、厌食等表现,应及时通知医师。

8)应用环磷酰胺时,为预防出血性膀胱炎,注意督促患者饮水(24 小时内饮温开水3 000 ml),并及时观察尿色尿量。

(2)狼疮神经系统受累的护理:神经系统的各个部分均可受累,临床表现多种多样,包括头痛、头晕、注意力下降、各种运动障碍、颅内压升高、癫痫、卒中甚至昏迷状态,因癫痫发作比较突然,护理措施如下。

1)立即通知值班医师。癫痫发作时护士必须在病人床旁。

2)立即给予病人吸氧、吸痰,迅速将牙垫或压舌板放入病人口中,防止病人舌咬伤或者舌后坠。

3)防止病人坠床,必要时给予约束带,但要征得家属同意。

4)遵医嘱给予降颅压药物,如甘油果糖、甘露醇等药物,注意观察药物不良反应,如电解质失调等。

5)遵医嘱给予镇静、抗惊厥药物治疗,注意密切观察病人的呼吸。

6)做好家属的心理护理。

7)护理记录单做好详细准确的记录。

4.健康教育

(1)饮食:患者应摄取足够的营养,如蛋白质、维生素、矿物质,饮食以清淡为宜。如果内脏器官受到侵犯,或蛋白尿严重,吃素则会加重营养不良,造成蛋白质过低,影响病情康复。肾病患者的水分、盐分宜做适度限制。若有糖尿病,淀粉与糖分宜适度控制。服用类固醇期间,由于食欲增加,应减少高热量饮食,避免体重快速增加。避免大量的烟、酒或刺激性食物。食物以熟食为佳,少食加工腌制食品。骨质疏松可以使用维生素 D、补充钙。

（2）运动：运动可以促进血液循环，增进心肺功能，保持肌肉、骨骼的韧性，对任何人都有助益，狼疮病人自不例外，只要不是伤害性、碰撞性的。不要过度疲劳。避免日晒过多，适当运动是应鼓励的。患者体力较差，宜避免过度劳累或过长的工作，对光敏感者宜避免阳光暴晒的工作。

（3）生活照顾：定期追踪、按时服药。定期追踪可早发现问题，尽早处置。接受药物治疗者每个月就诊 1 次，已停药者每 2～3 个月门诊复查 1 次。

（4）自我检查：养成每日检查身体各部位是否有红斑、瘀点、瘀斑、水肿、皮肤破损等症状，早期发现问题，尽早就诊。

（5）避免日晒：狼疮病人对阳光敏感，是紫外线的 β 波长所造成的，应尽量避免日照，外出时打伞、戴帽、戴墨镜或穿长袖衣衫。外出前 30 分钟涂抹防晒霜。

第三节　强直性脊柱炎

强直性脊柱炎（ankylosing spondylitis，AS）是一种慢性进行性炎性疾病，主要侵犯骶髂关节、脊柱骨突、脊柱旁软组织及外周关节，并可伴发关节外表现。

【常见病因】

流行病学调查结果显示，强直性脊柱炎患病率 0.26%。已证实，强直性脊柱炎的发病与人类白细胞抗原（human leukocyte antigen，HLA）-B27 密切相关，并有家族发病倾向。

【临床表现】

腰背部或骶髂关节疼痛和（或）发僵：半夜因腰痛醒来，翻身困难；腰背部活动受限甚至脊柱畸形；少数患者发热、疲劳、消瘦、贫血；肌腱末端病；眼色素膜炎；主动脉瓣关闭不全、心脏扩大及传导障碍；肺纤维化；神经系统症状：阳痿、夜间尿失禁、膀胱和直肠感觉迟钝。

【辅助检查】

1.化验检查

全血细胞计数、血沉、C 反应蛋白（CRP）测定、HLA-B27、肝肾功能等，免疫学及血、尿、粪常规，必要时做尿粪培养。

2.X 线检查

骶髂关节及受累脊柱、外周关节。

3.关节液检查

4.其他

心电图、胸部 X 线正位片。

【治疗原则】

1.非药物治疗

（1）功能锻炼能够改善患者的预后。如特定的背部锻炼可改善强直性脊柱炎患者疼痛、僵硬、功能状态和生活质量。指导患者正确进行功能锻炼，目的在于保持脊柱功能位置，增强椎旁肌力和增加肺活量。站立时尽可能保持挺胸、收腹和双眼平视的姿势，坐位应保持胸部直立位。应睡硬板床,多取仰卧位,避免促进屈曲的体位。枕头要低,一旦出现胸椎及颈椎受累,应不用枕头。

(2)减少或避免引起持续疼痛的体力活动。定期测量身高,保持身高记录是防止不易发现的早期脊柱侧弯的好措施。

(3)坚持游泳,使全身得到锻炼,防止脊柱强直。

(4)对炎性或其他软组织的疼痛选择适合的物理治疗。

2.药物治疗

(1)非甾抗炎药:此药物可迅速改善患者腰背部的疼痛和发僵,减轻关节肿胀和疼痛,从而可增加关节活动范围,用药过程中应注意监测药物的不良反应。对患者的最佳选择要因人而异,强调个体化的原则。

(2)柳氮磺吡啶:特别适用于改善强直性脊柱炎患者外周关节的滑膜炎,不良反应包括消化道不适,皮疹、血细胞减少、头痛、头晕等。磺胺过敏者禁用。

(3)氨甲蝶呤:活动性强直性脊柱炎患者经柳氮磺吡啶和非甾抗炎药无效时,可用氨甲蝶呤,不良反应包括胃肠不适、肝损伤、肺间质炎症和纤维化、血细胞减少、脱发、头痛、头晕等,故在用药前后应定期复查血常规、肝功能及其他有关项目。

(4)糖皮质激素:少数病例即使使用大量消炎药也不能控制症状时,甲泼尼龙每日15 mg/kg冲击治疗,连续3天,可缓解疼痛。对其他治疗不能控制的下背痛,在 CT 指导下行糖皮质激素骶髂关节注射,部分患者可改善症状,疗效可持续3个月左右。应注意口服糖皮质激素治疗不能阻止本病的发展,还会因长期治疗带来不良反应。

3.生物制剂

抗肿瘤坏死因子 α 单克隆抗体 Infliximab 用于治疗活动性或对消炎药无效的强直性脊柱炎。本品的主要不良反应为感染、严重的过敏反应及狼疮样病变。

4.局部治疗

强直性脊柱炎患者在病程中出现虹膜睫状体炎,应接受眼科专家的治疗和随访。单发或多发的肌腱末端炎,因部位表浅使用选择一些非甾抗炎药的外用剂型,如国内已上市的扶他林乳胶剂(含双氯芬酸)、优迈霜(含依托芬那酯)、布洛芬凝胶及普菲尼德(均含桐基布洛芬)等。在全身治疗的基础上,对单发或少数难以消退的非感染性关节腔积液,可采用关节腔穿刺,先抽出液体再注入糖皮质激素。

【护理】

1.护理评估

(1)病因:是否有家族病史或感染史。

(2)病情评估:采用国际通用的毕氏强直性脊柱炎患者病情评估法和毕氏强直性脊柱炎患者功能指数评估法,评估内容包括疲劳、脊柱痛、外周关节痛、局部压痛、晨僵5种不适症状。

(3)自我保健知识:包括功能锻炼和饮食营养保健常识掌握情况。

(4)营养评价:采用身高体重测量法。

(5)心理评估:采用症状自评量表(SCL-90)对患者的焦虑和抑郁状态进行评估。

2.护理要点及措施

(1)避免诱因,加强保健知识宣教。首先要增强患者的预防意识,告知患者避免感染、着凉,以减少或避免强直性脊柱炎的复发。其次,让患者了解强直性脊柱炎的早期临床表现,以便及早就医诊治,最大限度地减少强直性脊柱炎的误诊率、致残率。

(2)疼痛的管理:适度运动能舒松紧缩的肌肉,减轻痉挛,促进血液循环,防止致痛物质堆积,促进炎症消散。运动时肌肉收缩运动所产生的生物电,有助于钙离子沉积,从而减轻疼痛。主动运动能把注意力转移到运动上,起到分散注意力的作用,从而减轻疼痛。

运动过程中注意:①掌握运动方法,运动量因人而异;指导病人改变体位,尽量在非负重状态下进行,以减轻运动量,体力不支者开始可只做床上运动;②为保证病人充分休息,可为其提供多个软枕、硬板床和低枕,以保持各关节的功能位置;③白天避免长时间一种姿势不变,即便是看电视、输液亦不可长时间睡着不动,可选坐、卧位交替或在床边小范围走动;④运动要持之以恒,有研究结果显示运动干预减轻强直性脊柱炎引起的疼痛优于单纯药物治疗。

(3)功能锻炼:医疗体操对促进关节功能改善、维持脊柱生理弯曲、保持良好的扩胸活动度、防止或减轻肢体废用及肌肉萎缩、降低致残率起着重要的作用,是治疗 AS 必不可少的辅助手段,值得在 AS 患者中普及推广。

(4)加强营养供给:原则是给予充足的糖、蛋白质和脂肪、矿物质及维生素。

(5)重视 AS 患者可能出现的抑郁临床症状,如忧郁、易激怒、睡眠障碍、性兴趣减退、能力减退、兴趣丧失、自我评价低、生活空虚感等。早期诊断该病,早期治疗。

3.健康教育

患者的健康教育是强直性脊柱炎非药物治疗的重要组成部分,包括长期规律的体能锻炼。

(1)对患者及家属进行疾病知识教育,使得患者主动参与治疗健康教育、行为的治疗。患者的家庭成员应该参与有关疾病知识的了解,尽可能的关心患者。对家庭成员有症状的应尽明确诊断、早期治疗。

(2)咨询和自我帮助项目等工作的开展提高了强直性脊柱炎患者的对治疗的依从性,减轻他们的疼痛症状,可积极影响患者的健康状况、依从性和功能状态;同时可减少治疗花费。

(3)鼓励患者进行疾病防治知识的学习,医疗机构也应向患者提供多形式的健康教育资料,比如书籍、录像等。

(4)患者正确学会冷与热的使用,以减轻僵硬感。

(5)如果患者会游泳,应鼓励患者坚持进行规律的游泳锻炼。患者应进行每天 2 次的深呼吸运动,以保持良好的扩胸度。

(6)对于吸烟的患者应劝其戒烟。

第四节　干燥综合征

干燥综合征(SS)是一种侵犯外分泌腺体为主的慢性自身免疫性疾病,可伴有系统损害。

【常见病因】

病理特点为受累组织有大量淋巴细胞和浆细胞浸润。本病可单独存在(原发性),也可合并其他自身免疫性疾病(继发性)。

【临床表现】

1.腺体受累表现

(1)眼:灼热、刺痛、畏光、发痒、异物感等。

(2)口腔:口干、吞咽干食困难;舌、唇、口腔黏膜皲裂或溃疡;反复发生的腮腺肿大。

(3)耳鼻咽:鼻腔分泌物减少或呈干黄痂,鼻出血,声音嘶哑,反复发作中耳炎。

(4)呼吸系统:出现干咳和呼吸困难,肺功能异常、肺有间质改变。

(5)胃肠:胃酸减少、胃酸缺乏,萎缩性胃炎,亚临床型胰腺炎多见。

(6)皮肤:皮肤干燥、粗糙,少汗。

(7)生殖系:阴道干燥,外阴炎、阴道炎。

2.腺体外表现

(1)全身性:疲乏无力,低热。

(2)皮肤黏膜:雷诺现象;可触性紫癜样皮疹;结节性红斑,可有口腔黏膜溃疡。

(3)关节和肌肉:关节痛、关节炎和多肌炎。

(4)淋巴结病:淋巴结增生。血管免疫母细胞淋巴结病和淋巴瘤。

(5)神经系统:表现为癫痫、偏盲、多发性硬化样病变和脑神经病变。

(6)血液系统:贫血、白细胞减少和血小板减少。

(7)肝:肝大、肝功异常,部分患者合并有胆汁性肝硬化或慢性活动性肝炎。

【辅助检查】

1.确定眼干试验

Schirmer 试验。

2.确定口干试验

含糖试验。

3.化验及其他检查

血尿粪常规;血沉、C反应蛋白(CRP)测定、肝肾功能、免疫球蛋白、超声检查等。

【治疗原则】

替代、补充治疗原则。

1.对症治疗

(1)眼干:用人工泪液替代治疗,以减轻眼干。

(2)口干:①注意口腔卫生,经常饮水保持口腔湿润,避免用脱水和阿托品类药物;②咀嚼无糖口香糖刺激唾液分泌;③溴己新 16 mg,每日 3 次,可以增加腺体分泌,减轻口干。

(3)有关节症状者可用 NSAIDs。

(4)有肾小管酸中毒者应补钾,纠正水、电解质紊乱。

2.氯喹

对纠正高球蛋白血症,降低血沉和改善贫血可能有帮助。

3.糖皮质激素

适用于：①有严重的系统损害如弥漫性肺间质纤维化、肾小球肾炎、慢性活动性肝炎等；②高球蛋白血症性紫癜；③坏死性血管炎；④广泛的淋巴结增生；⑤腮腺持续性、反复肿大。

【护理】

1.护理评估

(1)口、眼症状的发生时间、严重程度、进展情况。

(2)腮腺炎的症状和体征。

(3)有无夜尿增多,软瘫和骨折病史。

2.护理要点及措施

(1)戒烟酒。

(2)保持口腔清洁,勤漱口。

(3)人工泪液滴眼,睡眠前以眼药保护角膜

3.健康教育

(1)注意口腔及眼睛的卫生,减少摩擦,避免感染。

(2)预防感冒及其他病毒感染。

(3)精神舒畅,树立较长时间治疗的信心。

(4)应避免进食辛辣火热的饮料和食物,忌食辛辣、香燥、温热之品,并严禁吸烟、饮酒。

第五节　贝赫切特病

贝赫切特病(BS)是一种以葡萄膜炎、口腔溃疡、多形性皮肤损害、生殖器溃疡等为特征的多系统、多器官受累的疾病。

【常见病因】

病因尚未确定,可能为病毒、链球菌、结核杆菌感染、结缔组织病、环境因素、微量元素改变(病变组织内,多种微量元素增高,有机氯磷及铜增高)、遗传因素(如 HLA-B5)密切相关。近年有纤溶系统缺陷学说,基本上认为本病患者的纤溶系统处于低下状态,容易使多组织器官发生血管炎或血管栓塞。

【临床表现】

临床表现极为复杂,主要指征：①反复发作的口腔黏膜溃疡；②皮肤结节样红斑、皮下栓塞性静脉炎、毛囊炎样皮疹,皮肤对刺激过敏；③生殖器溃疡；④反复发生的前房积脓性虹膜睫状体炎及(或)脉络膜视网膜炎。

次要指征：①关节红肿疼痛；②消化道病变；③附睾炎；④栓塞性血管病、动脉瘤；⑤中枢神经系统病(脑干综合征、脑膜脑炎综合征等)。

【辅助检查】

1.皮肤刺激试验

前臂屈面皮内注射生理盐水 0.1 ml,48 小时出现直径大于 2 mm 红色硬结或小脓疱、小

丘疹者为阳性,提示中性白细胞趋化性增强,阳性率约40%。

2.化验检查

C反应蛋白(CRP)测定、红细胞沉降速度及白细胞分类。

3.眼部检查

裂隙检查可以发现特征性的前房积脓,但出现率仅为40%。

4.荧光素眼底血管造影检查

Behcet病性葡萄膜炎典型地表现为视网膜血管炎,荧光素眼底血管造影检查对评价视网膜血管改变有重要价值。

【治疗原则】

(1)有全身症状时应适当休息,增加营养,服用维生素B、维生素C等。

(2)在急性期应用肾上腺皮质激素类药物,如泼尼松(强的松)每日口服20~40 mg。但在血栓性静脉炎及中枢神经系统受累者,使用激素时常需同时应用抗生素。病情稳定后,应逐渐减少激素剂量。

(3)免疫抑制药,如环磷酰胺或硫唑嘌呤等与激素联合应用。

(4)中医治疗,以清热、解毒、燥湿、祛风、止痒和镇痛为主。

(5)注意保持外阴清洁、干燥、减少摩擦等。

【护理】

1.护理评估

(1)口腔溃疡:为本病最早出现的初发症状,可反复发作。可发生于口腔黏膜的任何部位和舌部及扁桃体。

(2)眼部症状:发生较晚而危害较大。

(3)外生殖器溃疡:女性以阴唇溃疡多见,多在小阴唇和大阴唇的内侧,其次在前庭黏膜及阴道口周围。

(4)皮肤症状:以结节性红斑最多见,亦可见多形性红斑及痤疮样皮疹,针刺皮肤有过敏反应。

(5)心血管系统:表现为过敏性小血管炎,可有闭塞性静脉炎、动脉内膜炎、主动脉炎及主动脉瓣关闭不全,末梢动脉瘤等。

(6)神经系统症状:反复发作阵发性头痛最常见。

(7)胃肠道病变:可引起口腔到肛门整个消化道和黏膜溃疡。

(8)高热败血症样表现:虽多为不规则低热,但有些病例出现弛张性高热伴白细胞增多,酷似败血症。

(9)关节及肌肉症状:约占67.1%,四肢大小关节及腰骶等处均可受累,以膝关节多见,呈风湿样疼痛,无畸形及骨质破坏。

2.护理要点及措施

(1)密切观察生命体征,监护心肺功能,控制输液量,避免输液超负荷,预防感染。

(2)饮食护理:鼓励进食,保证营养能量的供给,多食新鲜水果、蔬菜,禁食油腻、辛辣、海鲜及刺激性食物。口腔溃疡严重时给予流质或半流质食物。少量多次进食。给予高热量、高维生素、易消化的食物。

（3）皮肤护理：皮疹处用炉甘石洗剂涂擦，每天 2 次，保持皮肤干燥，及时更换衣裤及床单，防止感染。按时更换体位，避免局部组织受压，正确使用护肤品、外用药，避免接触化学制品。在做各项护理操作之前，先解释各项操作的方法，操作中动作要轻柔。保护血管，注意针刺反应，针刺反应明显部位避免穿刺。会阴部用 1 ∶ 5 000 呋喃西林溶液清洗，每天 2 次。

（4）眼部护理：密切观察结膜充血及水肿情况，及时清除分泌物，按时滴眼药，少看电视，生活规律，适当锻炼身体。早期注意有无眼球发胀、偏头痛、恶心等症状。

（5）口腔护理：保持口腔清洁，使用生理盐水或 1 ∶ 5 000 呋喃西林溶液口腔护理，每日 3 次。观察口腔黏膜的变化，注意有无充血、水肿、糜烂的情况。护理后涂甘油，防止干裂，预防感染。

（6）心理护理：详细讲解疾病的临床症状和治疗方法，使患者积极配合治疗。了解患者对疾病的恐惧和顾虑，缓解其心理压力，保持积极乐观的情绪。

3.健康教育

（1）护士要对家属及患者宣传有关疾病的知识，以取得配合。教育内容包括服药及饮食的注意事项。长期服用激素的患者按时服药，在医师的指导下减量。

（2）加强皮肤及黏膜的护理，保持其不发生损伤及继发感染是护理成功的关键。严密观察病情及皮肤和黏膜的变化。

（3）做好饮食宣教。

（4）教育患者了解本病的特点，掌握自己的情绪变化，学会心理平衡的技巧。要主动与医师保持联系，随时咨询和访问医师。

（5）帮助患者养成有规律的生活习惯，建立个人卫生制度。

第六节　　大动脉炎

多发性大动脉炎（TA）是一种主要累及主动脉及其重要分支的慢性非特异性炎症，导致节段性动脉管腔狭窄以致闭塞，并可继发血栓形成，肺动脉及冠状动脉亦常受累。

【常见病因】

多发性大动脉炎病因迄今不明，多数学者认为本病是一种自身免疫性疾病，可能由结核杆菌或链球菌、立克次氏体等在体内的感染，诱发主动脉壁和（或）其主要分支动脉壁的抗原性，产生抗主动脉壁的自身抗体，发生抗原抗体反应引起主动脉和（或）主要分支管壁的炎症反应。病理学研究提示多发性动脉炎为全层动脉炎，常呈节段性分布。早期受累的动脉壁全层均有炎症反应，伴大量淋巴细胞、巨细胞浸润，以外膜最重，中层次之。晚期动脉壁病变以纤维化为主，呈广泛不规则性增厚和僵硬，纤维组织收缩造成不同程度的动脉狭窄，内膜广泛增厚，继发动脉硬化和动脉壁钙化伴血栓形成进一步引起管腔闭塞。偶有动脉壁因弹性纤维和平滑肌破坏，中层组织坏死，不足以承受血流冲击，导致动脉壁膨胀形成动脉瘤。

【临床表现】

多发性大动脉炎以青年女性多见，占 64%～93%。发病年龄多在 5～43 岁，64%～70% 为 10～30 岁。早期可有乏力、消瘦、低热以及食欲缺乏、关节肌肉酸痛、多汗等非特异性症状，临床易误诊。后期发生动脉狭窄时，才出现特征性临床表现。按受累血管部位不同分型如下。

1.头臂型

占 33%。病变位于左锁骨下动脉，左颈总动脉和（或）无名动脉起始部，可累及一根或多根动脉，以左锁骨下动脉最为常见。

2.胸腹主动脉型

占 19%。病变累及左锁骨下动脉以下的降主动脉和（或）腹主动脉。主要病理生理改变为受累主动脉近侧高血压、远侧供血不足，因而加重心脏负担和增高脑血管意外发生率。表现为上半身高血压并伴有头痛、头晕、心悸以及下肢供血不足症状，如酸麻、乏力、发凉，可有间歇性跛行，严重者可有心功能减退表现。背动脉搏动减弱甚至消失。

3.肾动脉型

多为双侧肾动脉受累。单纯肾动脉病变仅占 16%，主要累及肾动脉起始部，合并腹主动脉狭窄者达 80%。动脉炎性狭窄使肾缺血，激活肾素-血管紧张素-醛固酮系统，引起顽固性高血压。临床表现以持续性高血压为特征，腹部可闻及血管杂音。

4.混合型

占 32%。病变累及多个部位。临床大多有明显高血压和受累动脉缺血表现。

5.肌动脉型

病变主要累及肺动脉。目前国外报道 45%～50% 的多发性大动脉炎合并有肺动脉病变，可见于单侧或双侧肺叶动脉或肺段动脉。

【辅助检查】

（1）化验检查：红细胞沉降率（ESR）、抗链球菌溶霉素、C 反应蛋白、类风湿因子。

（2）脑血流图。

（3）肺扫描在肺动脉型。

（4）节段性肢体血压测定和脉搏描记。

（5）数字减影血管造影（DSA）。

（6）核磁共振显像（MIR）。

（7）排泄性尿路造影。

（8）核素肾图。

（9）肾素活性测定。

（10）动脉造影。

【治疗原则】

1.以非手术治疗为主

（1）皮质激素类药物：可抑制炎症、改善症状，使病情趋于稳定。目前主张长期口服小剂量激素，不良反应小，症状控制理想。在使用皮质激素基础上，加用丙种球蛋白对缓解症状有时有显著作用。

(2)血管扩张药物:在控制炎症发展基础上,还可辅以血管扩张药物如妥拉唑啉,每次25 mg,每日 3 次口服;地巴唑每次 10 mg,每日 3 次口服,以改善缺血症状。

(3)降低血液黏滞度药物:500 ml 右旋糖苷-40 加丹参 8～10 支,每日 1 次,14 天为 1 个疗程。

(4)抗血小板聚集药物:双嘧达莫 25 mg,每日 3 次。肠溶阿司匹林 0.3 g,每日 1 次。上述药物有抑制血小板聚集作用,可作为辅助药物。

2.手术治疗

管腔狭窄甚至闭塞,产生严重脑、肾、上下肢等不同部位缺血影响功能的患者,以及有严重顽固性高血压药物治疗无效者,应手术治疗。

【护理】

1.护理评估

(1)皮肤温度、颜色。

(2)脉搏强弱,血压是否正常。

(3)疼痛的性质、部位是否减轻或改变。

(4)病人对治疗、自我护理措施的掌握程度。

2.护理要点及措施

(1)鼓励病人逐渐增加活动量,防止静脉血栓。注意病人主观感受,有无肢体麻木。肢体疼痛处给予相应处理,如按摩、制动等。

(2)增加血压、脉搏的测量次数,每日 3 次,注意其有无下降、减弱或消失。

(3)卧床休息,减少活动,避免体位突然变动而加剧头晕及血压改变。

(4)遵医嘱给予降压、护胃药物及激素、抗凝血及镇痛药物,并注意各种药物的不良反应,如直立性低血压、出血等。

(5)心绞痛发作时做心电图。

(6)讲解本疾病的有关组织供血的知识,并提供相关资料。指导病人戒烟酒。讲解主要治疗药物的作用及不良反应,尤其激素、抗凝药物和免抑制药。

(7)指导自我预防和护理知识。保暖,洗热水澡,促进血液循环。饮食宜低脂,防止动脉粥样硬化。进行保健锻炼,提高机体抵抗力。

3.健康教育

(1)多发性大动脉炎急性期或慢性炎症期、再发活动期患者,有头晕、头痛、晕厥、视力下降、发热、疼痛、无力等症状时,应卧床休息,离床活动时应有专人看护,以防意外发生。

(2)饮食以温热或温补性食物为主,但不宜使用辛辣刺激性食物,少食生冷、寒凉食物。

(3)生活要有规律。如春夏秋天气暖和,宜到室外散步、做操、打太极拳等相对缓和的运动,以调节气血运行,但要注意劳逸结合。冬天天气寒冷应注意保暖,避免感冒。

(4)要保持健康的精神状态,乐观积极的情绪,以提高抗病能力,避免喜怒、忧愁、焦虑、悲伤、惊吓等情绪引起病情变化,树立战胜疾病的信心,积极配合治疗。

(5)教会患者自我检测脉搏,观察治疗效果。如有异常及时与医师取得联系,以便尽快诊治,及早康复。

（6）出院后定期复查。在医师的指导下用药,切不可擅自加减药物及药量,防止病情迁延。

第七节　骨关节炎

骨关节炎（Osteoarthritis,OA）又称骨关节病,是最常见的一种风湿病,是几种机械因素和（或）生物因素引起的缓慢进行的、以关节软骨破坏和新骨形成为主要特点的退行性疾病。

骨关节炎的主要病理改变为软骨退行性变性和消失,以及关节边缘韧带附着处和软骨下骨质反应性增生形成骨赘,并由此引起关节疼痛、僵直、畸形和功能障碍。原发性骨关节炎是指随年龄老化而不和其他疾病相关的关节病变,继发性骨关节炎则由损伤、炎症、遗传及代谢、内分泌等疾病所引起。

骨关节炎可从 20 岁开始发病,骨关节炎的患病率随着年龄增长而增加,女性比男性多见。

【常见病因】

1.衰老与老化

发病随年龄的增高而增高,因为关节软骨基质随年龄而减少,发生纤维化,软骨营养不良而变薄,易受外界的机械力影响,软骨细胞受损,释放降解酶而软骨损失。绝经后妇女因性激素的失衡加剧了增龄因素所致的骨关节炎发生发展。

2.关节损伤与载荷传导紊乱

髌骨反复脱位、髋关节先天脱位、骨折复位不佳,青少年超载负荷运动。

3.骨内高压

骨内静脉回流受阻或动脉血流异常增多,关节内渗出增多均可使骨内压增高,影响骨组织血液供应,使关节软骨发生退行性改变。

4.肥胖

机械性压力增高。

5.遗传因素

主要是原发性骨关节炎,与人类白细胞抗原 A1（human leukocyte antigen,HLA-A1）、人类白细胞抗原 B8（human leukocyte antigen,HLA-B8）单倍体和抗胰蛋白异型相关。

【临床表现】

（1）疼痛。疼痛是该病的主要症状,也是导致功能障碍的主要原因。特点为隐匿发作、持续钝痛,多发生于活动以后,休息可以缓解。

（2）晨僵和黏着感。晨僵提示滑膜炎的存在。但和类风湿关节炎不同,时间比较短暂,一般不超过 30 分钟。粘着感指关节静止一段时间后,开始活动时感到僵硬,如粘住一般,稍活动即可缓解。

（3）受累关节局部有压痛,在关节主动或被动运动时可发现摩擦音,受累关节局部骨性增大、畸形,偶伴半脱位。近端指间关节的骨性膨大称为赫伯登（Heberden）结节,远端指间关节则称为布夏尔（Bouchard）结节。

（4）其他症状。随着病情进展,可出现关节挛曲、不稳定、休息痛、负重时疼痛加重。

【辅助检查】

(1)化验检查,包括红细胞沉降率(ESR)、C反应蛋白(CRP)、血常规、尿常规、血生化。

(2)X线检查。

【治疗原则】

治疗的目的是减轻疼痛,缓解症状,阻止和延缓疾病的发展,保护关节功能,以防残疾。采用综合治疗,包括病人教育、药物治疗、理疗及外科手术治疗。

1.一般治疗

(1)宣传防病知识、保护关节:首先要让患者对该病有所认识,体育锻炼要循序渐进,防止关节过度运动和负重,避免关节机械性损伤。严重时应制动或石膏固定,以防畸形。减轻体重,使用把手、手杖以减轻受累关节负荷。与职业有关者,应调换工作。进行有关肌肉群的锻炼,可保持和改善关节活动,以增强关节的稳定性。

(2)物理疗法:热疗、水疗、红外线、超短波、电刺激等均可增强局部血液循环、缓解肌肉紧张,减轻疼痛等症状。

(3)推拿和中药:中医学的推拿、针灸治疗在减轻骨关节炎症状方面有明显效果。中药帖剂可活血止痛,有时亦有良效。

2.药物治疗

(1)改善症状的药物:镇痛药如对乙酰氨基酚有镇痛作用,但抗炎作用弱。非甾体消炎药(nonsteroid antinflaammatory trugs,NSAIDs)有消炎、止痛的特点,用药后可减轻关节疼痛,改善关节活动度。

(2)糖皮质激素:不宜全身用药,仅在对其他治疗无效,关节有急性炎症发作表现或有关节周围滑膜炎,肌肤炎等可给予关节腔内或病变部位局部注射。不宜反复使用。同一部位两次注射间隔时间至少在3个月以上。

(3)使用软骨保护药:可缓解症状,维持和恢复关节功能。如聚氨基葡萄糖。

(4)黏弹性补充疗法(viscosupplementation):是向关节腔内注射大分子量的透明质酸(HA)溶液,减轻滑膜炎症、软骨破坏和改善关节功能,阻断局部病变的恶性循环。

3.外科和关节镜下治疗

采用关节镜下关节冲洗、骨软骨移植、软骨细胞或间质干细胞移植,关节畸形严重者可采取截骨矫形术,关节破坏、功能障碍严重者可行关节置换。

【护理】

1.护理评估

(1)手的受累:手指关节的退行性变表现在远端指间关节的赫伯登(Heberden)结节,好发于中指和示指,第一掌指关节的退行性变可引起腕关节桡侧部位的疼痛。赫伯登(Heberden)结节的发生与遗传及性别有关,女性多见,大多无明显疼痛,但可有活动不便和轻度麻木刺痛。

(2)膝的受累:原发性骨关节炎影响膝关节最为常见。患者常诉关节有咔嚓音,走路时感疼痛,休息后好转,久坐久站时觉关节僵硬,走动及放松肌肉可使僵硬感消失。症状时轻时重,甚至每天可有差别。关节肿大常由骨质增生,亦可由少量渗液所致,急性肿胀提示关节腔内出血。

（3）脊柱的受累：在颈椎,钩椎关节边缘的骨赘可使颈神经根穿离椎间孔时受挤压而出现反复发作的颈局部疼痛,可放射至前臂和手指,且可有手指麻木及活动欠灵等。椎体后缘的骨赘可突向椎管而挤压脊髓,引起下肢继而上肢麻木、无力,甚而有四肢瘫痪。椎动脉受压时可出现基底动脉供血不足的表现。在腰椎,腰 4～5,腰 5～骶 1 是最易发生椎间盘突出之处,主要症状为腰痛伴坐骨神经痛。脊柱的继发性骨关节炎多由于脊柱先天性畸形、侧凸、骨折和骨结核等引起。

（4）髋的受累：当病情发展严重时,髋关节屈曲内收,代偿性腰椎前凸,下背部疼痛,甚至不能行走。检查髋关节局部压痛,活动受限,"4"字试验阳性。

（5）多数关节的累及：原发性全身性骨关节炎,常发生于绝经期妇女。

2.护理要点及措施

（1）病情观察:①观察病人的生命体征;②观察病人疼痛情况,观察疼痛的部位和程度;③观察病人的自理能力和生活需要,有无担心、焦虑和情绪变化。

（2）症状护理。

1）减轻症状。维持或提高关节功能,防止身体残疾,并避免药物毒性反应。目前的治疗主要为对症措施,及时解除病人症状。

2）疼痛护理。指导患者进行适当的功能锻炼,并减轻关节的负荷。包括使用手杖,减轻体重。疼痛时及时评估,报告医师,必要时使用镇痛药物。

3）骨关节炎的护理用物理疗法。蒸汽浴、温泉浴、热疗器等对患者僵硬、疼痛症状有短期缓解作用。针灸及推拿对减轻骨关节炎症状也有一定疗效。

4）骨关节炎的护理用品。戴弹力尼手套对缓解手部晨僵有一定效果,弹力护膝可增加关节的稳定性。手杖和步行器可减轻髋部负重。腰骶背部及睡硬板床对保持腰椎功能,减轻症状都有帮助。

5）颈椎病变可采用颈领及牵引。

3.健康教育

（1）向患者介绍疾病的相关知识。

（2）保持适度合理的运动,不过量运动并防止急慢性损伤,老年人应避免剧烈运动,以散步、太极拳等和缓运动为主。

（3）关节疼痛、僵硬、肿胀时应减量甚至停止运动。同时应注意保暖,保持合适体重,对防治该病均有好处。

（4）关节病变较重的老年朋友应扶手杖行走,减轻关节负担。

（5）生活要规律,饮食要适度,大便不宜干结。

（6）保证每天都吃一些富含维生素的食物,禁服铁或含铁的复合维生素。因为铁与疼痛、肿胀和关节损伤有关。

第八节 多肌炎及皮肌炎

多肌炎（polymyositis，PM）及皮肌炎（dermatomyositis，DM）是一组系统性炎性疾病，主要累及四肢近端及颈部肌群，临床表现为对称性的近端肢带肌、颈部，甚至咽部肌肉无力和萎缩，严重者导致心肌、呼吸肌群受累，引起死亡。

【常见病因】

本病的确切病因不清，一般认为与遗传因素和病毒感染有关。①遗传因素：该病的发病有明显种族差异；②感染因素：不同亚型的炎症疾病发病季节不同，间接提示病毒感染可能在发病中起作用。

【临床表现】

（1）女性好发，发病率为男性的2～3倍。

（2）多为隐袭、慢性发病，首发症状有乏力、倦怠感或肌压痛。

（3）肌肉病变：早期肌肉无力主要累及肩部和髋部的肢带肌和骨盆带肌。受累肌肉有明显的疼痛、压痛及活动受限、肌力减退。表现为上肢上举困难，不能携物，梳头、穿衣费力；下肢发软，行走、奔跑、爬楼困难，起立时需人扶；抬头费力，吞咽困难、发音障碍，可以起呛咳、反流和误吸等。呼吸肌受累还可出现气促、呼吸困难甚至呼吸骤停，需要借呼吸机辅助呼吸。心肌受累有心慌、心前区不适，甚至闷痛、气短、心律失常。

（4）皮肤病变。

1）向阳性皮疹：指分布在上眼睑、眶周、颧部、颈部"V"形区、双肩和上背部的暗紫红色斑疹、斑丘疹，对光照敏感，可伴有水肿；眶周出现的水肿性暗紫红斑多位于上睑近内眦处，初为一侧，以后可发展为双侧，闭目时可见明显扩张的毛细血管。此类皮疹一般随肌炎较早出现消退亦早，与疾病的活动有关。

2）Gottron征（高雪征）：位于指间关节、掌指关节、跖趾关节及肘、膝关节伸侧和踝关节内侧、膝关节伸侧和踝关节内侧，为（紫）红色斑丘疹，边界清楚，伴有水肿和覆有鳞屑，可有皮肤萎缩及色素减退，与疾病活动无关。

3）皮肤异色病样皮疹：主要分布于额头、上胸部等暴露部位，为多发角化性小丘疹，伴斑点状深褐色色素沉着、毛细血管扩张、轻度皮肤萎缩及色素脱失，与疾病活动无关。

4）恶性红斑：在皮肌炎（DM）皮损基础上的一种慢性、火红色、弥漫性红斑，以头面部为著，呈酒醉样外观，伴有较多深褐色、灰褐色色素斑及大量盘曲、树枝状扩张的毛细血管，玻片压之褪色，常提示合并有恶性肿瘤。

5）其他皮肤表现：雷诺现象、光过敏、皮肤血管炎表现、皮下小结、紫癜及荨麻疹等。

（5）关节痛及关节炎：为对称性、非侵蚀性，手小关节为主。部分患者因肌肉挛缩引起关节畸形。

（6）消化道受累：可有吞咽困难，食管、胃排空异常等，儿童皮肌炎（DM）可出现消化道溃疡、出血及因血管炎引起的缺血性坏死。

(7)肺部病变:主要有急、慢性间质性病变,还可有呼吸肌无力引起的吸入性肺炎等。

(8)心脏受累:表现为充血性心力衰竭、严重的心律失常。

(9)肾:可表现为肌红蛋白尿、血尿、蛋白尿及管型尿等,多数肾功能正常。

(10)其他表现:皮下钙质沉着见于慢性、儿童皮肌炎(DM)患者,严重可致残。还可有全身表现如发热,以中低热多见,如有高热,则提示可能有感染存在。乏力、体重减轻、淋巴结肿大亦可发生,个别的还有血小板(PLT)减少、末梢神经炎、癫痫及蛛网膜出血。

(11)本病合并妊娠易出现早产、流产,新生儿死亡率明显升高,妊娠也可加重本病。

(12)多肌炎(PM)、皮肌炎(DM)与结缔组织病:约20%的患者合并其他结缔组织病,形成重叠综合征,此时肌肉症状常常较轻。

(13)多肌炎(PM)、皮肌炎(DM)与恶性肿瘤。

1)易合并肿瘤的危险因素有:大于40岁,尤其是老年人危险性更大;经过治疗肌炎已好而皮炎长期不愈及增高的免疫球蛋白M(IgM)突然下降。

2)肿瘤好发的部位:男性以肺癌、前列腺癌、结肠癌及鼻咽癌多见;女性以乳腺癌、卵巢癌、子宫癌及结肠癌好发。

【辅助检查】

(1)实验室检查。

1)尿肌酸、血及尿肌红蛋白。

2)血清酶学:肌酸激酶(CK)、谷丙转氨酶(ALT)、谷草转氨酶(AST)、醛缩酶(ALD)、乳酸盐脱氢酶(LDH)。

3)自身抗体:抗多种肌肉成分(肌红蛋白、肌球蛋白、肌钙蛋白、原肌球蛋白等)的抗体、抗核抗体(ANA)(斑点型最常见)、抗Jo-1抗体等抗转移核糖核酸(tRNA)合成酶抗体、抗Mi-2抗体、抗PM-Scl抗体、抗Ul-RNP及SSA抗体。

4)红细胞沉降率(ESR)、C反应蛋白(CRP)、γ-谷氨酰转肽酶(γ-GT)、免疫球蛋白G(IgG)、免疫球蛋白M(IgM)、免疫球蛋白A(IgA)、免疫复合物(IC)可有增高,补体C3、C4减少,血常规可有轻度贫血及白细胞和嗜酸性粒细胞增高,少数有蛋白尿。

5)肌电图(EMG):肌电图(EMG)三相改变有①插入性激惹,肌肉自发性纤颤,高尖的阳性波;②随意收缩时复合多相、短时电位;③阵发性复发性高频电位。

(2)病理检查。

1)肌肉病理:肌纤维束有不同的变性、坏死与再生,血管周围有炎性细胞浸润。还可有肌束萎缩。

2)皮肤病理:水肿性暗紫红斑处显示有表皮萎缩、基底细胞液化、变性,真皮浅层淋巴细胞浸润;Gottron丘疹有表皮角化过度、棘层肥厚和乳头瘤样增殖。

(3)X线检查、腹部超声。

(4)甲胎蛋白(AFP)、癌胚抗原(CEA)。

(5)心电图(ECG)及肌电图(EMG),肌肉活检,必要时进行皮肤活检。

【治疗原则】

(1)一般治疗。急性期要绝对卧床休息;不要过度紧张、劳累,生活要有规律;调节饮食结构,多吃维生素、糖和蛋白含量丰富和低脂的食物;加强心理治疗,坚持定期服药和随诊。皮肌炎(DM)患者要注意避免日晒。注意帮助患者翻身、拍背,防止发生肺炎及压疮。

(2)全身治疗。

1)寻找病因,对症处理,治疗原发病,有肿瘤的要消除肿瘤。

2)糖皮质激素:是本病的首选药物。

3)免疫抑制药:糖皮质激素疗效欠佳、不耐受或出现并发症及激素减量时复发的患者宜加用免疫抑制药,可以改善症状、减少激素用量、减少并发症。以氨甲蝶呤(MTX)、硫唑嘌呤(依木兰)疗效较好,其他如环磷酰胺(CTX)、苯丁酸氮芥(瘤可宁)也有效。

4)免疫调节剂:转移因子、胸腺素、丙种球蛋白(IVIG)等。

(3)积极预防和治疗各种感染。

(4)必要时可用血浆置换。

(5)中医治疗。

【护理】

1.护理评估

(1)皮肤症状:最初面部出现水肿性红斑,特别是在眼睑呈紫红色,面颊部可有脂溢性皮炎样的弥漫性红斑。躯干,四肢皮肤干燥,弥漫性红斑,可以出现色素沉着,点状角化,轻度皮肤萎缩,毛细血管扩张等皮肤异色病样改变,称之为异色皮肌炎。手指关节背面皮肤常有明显水肿性红斑,色素沉着,有时呈暗紫色扁平丘疹。甲周出现红斑。

(2)肌肉症状:急性期由于肌肉发炎、变性等而引起肌无力、肿胀、自发痛或压痛。一般近端肌肉先受累,出现运动障碍如举手、抬足、下蹲、吞咽、发声等困难。根据受损肌肉不同,还可以引起相应的不同症状。慢性期可显示肌肉萎缩,或因纤维化而发硬,致使运动功能完全丧失。其他脏器受累可发生间质性肺炎、心肌炎、关节炎、肾小球炎及广泛的血管炎。有 5%～40%患者并发恶性肿瘤,常合并肺癌、食管癌、胃癌、恶性淋巴瘤等。恶性肿瘤可以发生在皮肌炎之前、同时或以后。小儿皮肌炎很少并发恶性肿瘤。

2.护理要点及措施

(1)病情观察。

1)密切观察生命体征,皮损变化,肌肉受累程度。观察长期大量应用皮质激素的不良反应,如各种感染、应激性溃疡、药物性糖尿病、激素性精神病及骨折的发生。

2)卧床休息,加强营养,给予高维生素、高蛋白质、低盐饮食。

3)呼吸机麻痹时行气管切开,按气管切开护理。

4)鼻饲者按鼻饲常规护理。

5)按时翻身、拍背,鼓励咳嗽,预防并发症的发生。

6)鼓励患者加强肌力锻炼,同时行按摩、电疗等,以防肌肉萎缩和挛缩。

7)做好心理及出院指导。

(2)症状护理。

1)急性期应卧床休息,以避免肌肉的损伤,加强病情观察,做好抢救准备。如出现发绀、呼吸困难、呼吸衰竭时应及时给予吸氧,必要时应用呼吸器。病变累及心肌,有心功能不全或传导功能失常时则按心功能不全抢救及治疗心律失常。观察药物的疗效及毒性反应。

2)缓解期逐渐增加活动量,不宜做剧烈运动,从短距离散步开始,逐渐锻炼肌力。每日可进行温水浴,轻轻按摩肌肉,尽量料理个人的生活,以减慢肌力下降速度,提高协调能力,延缓肌肉萎缩的发生。同时,避免日光直射曝晒或受冻,以免增加肌肉、皮肤的损害。

3)应给予营养丰富易消化的、高蛋白质、高维生素,尤其含维生素 C、维生素 E 较高的饮食。以促进机体蛋白的合成,加强肌力恢复。对于有吞咽困难者,予以半流质或流质饮食,采用少食多餐方法进食。有呛咳者要注意进食不可过快,以免呛入气管,引起吸入性肺炎等,必要时给予鼻饲。

4)皮肤护理:皮肌炎急性期皮肤红肿或出现水疱但无渗出时,可局部使用炉甘石洗剂或单纯粉剂处理。渗出多时局部使用 3% 硼酸溶液或 1∶10 000 高锰酸钾溶液等进行冷湿敷处理。

5)出现皮损,防止皮肤感染是重要环节,注意环境清洁,每日更换衣裤及被单,减少感染机会。对于皮损局部每日清洁,尽可能保持干燥,尽量暴露皮损部位,不予包裹,以防加重皮肤损伤。如出现感染时,则可根据局部温度、分泌物的颜色、气味等,必要时进行细菌培养,给予对症处理。

3.健康教育

(1)多发性肌炎和皮肌炎属于慢性疾病,一般儿童较成人预后好,发病年龄大或合并恶性肿瘤者预后较差。应鼓励患者树立战胜疾病的信心,保持乐观的态度。应坚持正规用药,没有医师同意,不要轻易减少或停用激素,以确保治疗效果。对病人的合作与进步给予肯定和鼓励,增强其治病信心。

(2)理解病人,耐心讲解病情及治疗方案,并给予疏导。让病人安心配合治疗。

(3)吞咽困难者应抬高头位,防止食物呛入气管。多食高蛋白质一、高热量饮食,忌食辛辣、海鲜等食品,戒除烟酒。

(4)患者户外活动时应尽量避免阳光照射,要戴遮阳帽,打遮阳伞等。并应避免寒冷,注意预防并积极治疗感冒或感染。

第九节　系统性硬化症

系统性硬化症(SSc),又称为硬皮病,是一种以皮肤各系统、血管和内脏器官出现异常纤维化为特点的一种全身性结缔组织病。本病在结缔组织病中仅次于红斑狼疮而居第 2 位。发病高峰年龄为 30～50 岁,儿童发病相对少见,患者以女性较多,女性与男性之比约为 3∶1。

【常见病因】

病因尚不清楚,归纳起来涉及以下几个方面:①遗传因素:部分患者有明显家族史;②感染因素:不少患者发病前常有急性感染,包括咽峡炎、扁桃体炎、肺炎、猩红热、麻疹、鼻窦炎等;③结缔组织代谢异常:患者显示广泛的结缔组织病变,对患者的成纤维细胞培养显示胶原合成的活性明显增高;④血管异常:患者多有雷诺现象,不仅限于肢端,也发生于内脏血管;⑤免疫异常。

【临床表现】

(1)起病隐匿,常先有雷诺现象,手指肿胀僵硬或关节痛、关节炎。雷诺现象可先于皮肤病变几个月或几年出现。

(2)皮肤病变一般先见于双侧手指及面部,然后向躯干蔓延,呈水肿、皮肤增厚变硬、萎缩、皮纹消失,毛发脱落。

(3)吞咽困难,结肠受累可导致便秘。

(4)肺部病变主要表现为间质纤维化。

(5)心脏受累表现为心脏增大、心力衰竭、心律失常,肺动脉高压导致肺心病。

(6)指端有下陷区、溃疡、瘢痕。

(7)关节炎与腱鞘炎可发生于早期。晚期发生挛缩使关节僵直固定在畸形位置。

(8)其他:肌病、肾病等。

【辅助检查】

(1)常规化验检查:红细胞沉降率(ESR)、三酰甘油(T-G)、谷草转氨酶(GOT),肌酸激酶(CK)、乳酸盐脱氢酶(LDH)、尿素氮(BUN)、肌酐(Cr)、尿常规。

(2)血清抗核抗体(ANA),类风湿因子(RF)和核糖核蛋白(RNP)。

(3)甲皱微循环检查中度到重度异常。

(4)X线检查。肺纤维化改变。

【治疗原则】

1.对症治疗

有雷诺现象者应保暖和戒烟。应用硝苯地平 $10\sim20$ mg,3 次/日,或其他血管扩张药可减少雷诺现象发作;有关节炎者可用非甾体消炎药(NSAIDs);有反流食性食管炎者应避免大量进食,并辅以抗组胺受体拮抗药如西咪替丁或雷尼替丁和抗酸药物治疗。

2.糖皮质激素

不宜长期作用。

3.免疫抑制药

有报道苯丁酸氮芥、环磷酰胺(CTX)、硫唑嘌呤和环孢素(CsA)等对皮肤、关节和肾脏病变有一定帮助,但疗效不肯定。

4.干扰胶原合成的药物

(1)青霉素:通过抑制单胺氧化酶活性而影响新胶原的成熟。

(2)秋水仙碱:该药于细胞内的微管结合,阻断胶渊源转变成胶原。应注意该药对胃肠道、肝和骨髓的毒性作用。

(3)依地酸二钠:本品与钙离子及其他金属结合,促进其排除,从而减轻皮下钙质沉积和抑制胶原合成。注意事项:每次静脉滴注速度不得少于 2 小时,防止血钙急剧下降,疗程结束时应复查血钙和尿常规。

5.其他

小剂量阿司匹林,双嘧达莫和右旋糖酐-40 可降低血液黏滞度,改变微循环。

【护理】

1.护理评估

(1)皮肤的受累:首发症状为雷诺现象多见。

(2)骨骼肌和关节的受累:患者是否有肌痛、肌无力、肌酶升高、关节痛、皮肤硬化及关节挛缩畸形。

(3)胃肠受累:吞咽困难及胃内容物反流所致的食管炎、溃疡和痉挛。

(4)肺受累:进行性劳动力性呼吸困难及刺激性干咳,可有反复发作的胸膜炎及明显的摩擦音。

(5)心受累:气短、胸闷、心悸、心绞痛和心律失常。

(6)肾受累:蛋白尿、氮质血症和高血压。

(7)其他:合并干燥综合征、甲状腺功能低下、腕管综合征和三叉神经病变、系统性硬化症(SSc)与恶性肿瘤。

2.护理要点及措施

(1)病情观察:①观察病人的生命体征,皮肤的情况;②观察病人的病情、饮食、关节疼痛和活动情况;③观察有无内脏的受累及并发症的发生。

(2)症状护理。

1)潜在的皮肤完整性受损:手足以棉手套、厚袜子保护,戴帽和多穿衣以防因躯干部位受寒冷刺激而引起的反射性效应。

2)在饮食上:有些硬皮病患者对固体食物咽下困难,饮食不慎易发生呛咳,需严格饮食管理;应给予高蛋白质、高维生素流质饮食,多食新鲜水果汁、蔬菜,忌食辛辣及刺激性食物。进食时摇高床头20°,以减少胃-食管反流。

3)疼痛的护理:遵医嘱适量用非体消炎药,嘱病人取舒适的体位,转移注意力,可看些小说、漫画等分散注意力。保持环境安静舒适,耐心听取患者倾诉,给予适当安慰,减轻患者心理负担,提高痛阈。

4)呼吸道护理:肺部受累的措施是预防呼吸道感染,防止劳累,密切观察病情,特别是呼吸的频率、节律、深浅度,呼吸异常时应做好气管切开的准备工作。

5)预防皮肤感染:注意患者个人卫生,常修剪指甲,清洁皮肤,不要用手去抠鼻子,防止抓破皮肤。穿宽松棉制衣服。

6)硬化皮损的护理:按医嘱使用血管活化药,结缔组织形成抑制药。吸烟能使血管痉挛,应戒烟。洗澡温度要适宜。禁止用热水烫洗。对皮肤干燥、瘙痒的患者,洗浴后用滋润皮肤、温和润滑剂止痒,避免搔抓、擦破皮肤,保护好受损皮肤的完整性,防止皮损长期受压。避免强阳光暴晒及冷热刺激。

7)在心理上:患者应该对疾病有正确认识,树立战胜疾病的信心,乐于接受治疗及护理。严格掌握口服药的时间及准确的剂量,坚持服药。

3.健康教育

(1)注意保暖,避免受寒。特别秋冬季节,气温变化剧烈,及时增添保暖设施。

(2)防止外伤,注意保护受损皮肤,即使较小的外伤,都要引起足够的重视。

（3）戒烟。

（4）患者应给予高蛋白质、高纤维化饮食,忌刺激性强的食物。如有吞咽困难时,应给予流质饮食,且注意慢咽。

（5）注意生活规律性,保证睡眠时间。

（6）防止精神刺激和精神过度紧张,保持愉快乐观的情绪。

（7）加强关节的活动,保持关节的功能位置,防止烫伤,冻伤,外伤等。

（8）通过健康教育,调整患者及家属的心态,提高对系统性硬化症疾病知识的认识。

第十节　纤维肌痛综合征

纤维肌痛综合征(fibromyalgia syndrome,FMS)是一种非关节性风湿病,临床表现为肌肉骨骼系统多处疼痛与发僵,并在特殊部位有压痛点。纤维肌痛综合征可继发于外伤、各种风湿病,这一类纤维肌痛综合征被称为继发性纤维肌痛综合征;如不伴有其他疾患,则称为原发性纤维肌痛综合征(primary fibromyagia syndrome)。

【常见病因】

1.睡眠障碍

表现为睡眠易醒、多梦,晨起精神不振、疲乏,有全身疼痛和晨僵感。

2.神经递质分泌异常

文献报道血清素(serotonin,5-HT)和P物质等神经递质在本病的发病中起重要作用。

3.免疫紊乱

在纤维肌痛综合征病人的真皮-表皮交界处有免疫反应物沉积,组织缺氧及通透性增强。

【临床表现】

(1)女性多见,发病高峰20～60岁。

(2)主要症状是全身疼痛和僵硬感,以肩胛带肌和骨盆带肌群为著。

(3)慢性起病,有逐渐加重趋势,外界环境刺激可使病情恶化。

(4)其他表现包括:肠激惹综合征、紧张性头痛、感觉异常、感觉手肿胀、明显乏力和睡眠不足等。

(5)特殊压痛点包括:枕骨下肌肉附着处、颈5～7横突间隙前部、斜方肌外缘中点、肩胛嵴中点、第2肋软骨结合、肱骨外上髁以远2 cm处、臀外上象限、股骨大转子后部、膝近端内侧脂肪垫,共9对。

【辅助检查】

红细胞沉降率(ESR)、C反应蛋白(CRP)、类风湿因子(RF)、血常规。

【治疗原则】

(1)疾病教育:让患者知道本病并非有心理异常,本病不引起畸形,对生命无威胁。

(2)应用阿米替林(抗抑郁药)、盐酸环苯扎林(肌肉松弛药)和阿普唑仑。

(3)单独给予非甾体抗炎药(NSAIDs)效果并不好。

（4）其他治疗：心理咨询。

（5）痛点封闭或注射皮质激素和运动治疗等。

【护理】

1.护理评估

（1）肌肉受累：患者是否有肩胛带肌和骨盆带肌群疼痛和僵硬。

（2）睡眠障碍：患者是否有易醒、多梦等。

（3）器官的受累：肠激惹综合征、紧张性头痛等症状。

（4）手的受累：手部肿胀，活动受限。

2.护理要点及措施

（1）病情观察：①观察生命体征；②疼痛的观察：观察疼痛的部位、性质、压痛点的观察，观察疼痛的程度是否加重；③观察病人的睡眠和精神症状。

（2）症状护理。

1）轻症纤维肌痛可随着紧张的解除而自行消退，但常可能出现反复或转为慢性。介绍本病为良性疾病。伸展练习、有氧健身、改善睡眠、局部热敷、轻柔按摩均能使病情减轻。

2）给病人一个安静的休息环境，消除心理压力，放松自己，解除焦虑不安等情绪，提高睡眠质量。

3）对焦虑或抑郁的治疗，需要病人更积极的配合和支持。

4）患者本人及家属要对疾病有一定的认识，此病是一种功能性疾病，不会造成残疾、重要器官损伤或生命危险，病人不必顾虑重重，否则很容易加重症状。

3.健康教育

（1）纤维肌痛综合征的特点是全身多部位肌肉和软组织疼痛，压痛点多且往往是对称性的；该病患者多有睡眠障碍和精神障碍，如入睡困难、易醒、醒后不易入睡、焦虑不安、忧虑、易怒、惊恐、压抑感等。

（2）由于本病的精神症状较突出，而实验室检查基本都是正常的，病人又总是在诉说痛楚不适，很容易被误解为神经官能症，对这种查无实据的疾病，家人要给予足够的谅解和关心。家人的体谅能够给病人疾病康复创造良好的基础。

（3）患者本人也要对疾病有一定的认识，此病是一种功能性疾病，它不会造成残疾、重要器官损伤或生命危险，因此病人不必顾虑重重，否则很容易加重症状。治疗时不要依靠消炎镇痛类药物或是激素类药物，而是要依靠自我心理调节，放松心情，解除顾虑。平日可做一些体育运动，可以起到改善不良心理状态的作用，在肌肉舒缩的同时也使肌肉紧张疼痛的症状得到改善；要培养多方面兴趣，多与人交往接触，以消除抑郁焦虑情绪，夜间入睡也会更加容易。

（4）纤维肌痛综合征的康复治疗要以精神治疗为主，而药物治疗作用只是暂时的，且必须在医师指导下才可使用。

第二部分　外科常见疾病的护理

第八章　外科感染患者的护理

外科感染是指需要外科手术治疗的感染。按致病菌种类和病变性质分为非特异性感染和特异性感染两种。按感染病程分为急性感染、慢性感染和亚急性感染。处理原则为消除感染病因和毒性物质(脓液、坏死组织),控制细菌繁殖,增强机体抗感染能力,促进组织修复。

第一节　浅部软组织化脓性感染

【概述】

浅部软组织化脓性感染包括疖、痈、急性蜂窝织炎、丹毒、急性淋巴管炎和脓肿。

疖(furuncle)是指皮肤单个毛囊和所属皮脂腺的急性化脓性感染,好发于毛囊和皮脂腺丰富的部位,致病菌以金黄色葡萄球菌为主。发病常与机体免疫力低下有关。

痈(carbuncle)是指多个相邻毛囊及其周围组织的急性化脓性感染,也可由多个疖融合而成,致病菌以金黄色葡萄球菌为主。多见于免疫力差的老年人和糖尿病患者。

急性蜂窝织炎是指发生于皮下、筋膜下、肌肉间隙或深部疏松结缔组织的急性化脓性感染。致病菌多为溶血性链球菌、金黄色葡萄球菌等。

丹毒(erysipelas)是指皮肤淋巴管网的急性炎症感染。由乙型溶血性链球菌感染所致。好发于下肢及面部。

急性淋巴管炎和淋巴结炎是指致病菌经破损的皮肤、黏膜或其他感染病灶,沿淋巴间隙浸入淋巴管,引起淋巴管及其周围淋巴结的急性炎症。主要致病菌为乙型溶血性链球菌、金黄色葡萄球菌等。

【护理】

1.护理评估

(1)健康史:患者的健康状况,皮肤是否有损伤,是否有糖尿病史。

(2)症状和体征:局部是否存在红、肿、热、痛和局部功能障碍的典型表现。体表皮肤是否有脓肿形成,触之有无波动感。评估全身情况,如发热、头痛、乏力、呼吸心跳加快、食欲减退等,严重者应评估是否并发感染性休克和多器官功能障碍。

(3)实验室检查:血常规、分泌物或渗出液涂片结果,以及药物敏感试验结果。

2.护理措施

(1)保持感染部位周围皮肤清洁、干燥,防止感染扩散。

(2)减轻疼痛,促进局部血液循环:①抬高感染肢体并制动,疼痛严重者,按医嘱给予镇痛剂;②适当被动活动关节,鼓励患者经常翻身,预防血栓性静脉炎。

(3)控制感染:①感染初期,局部热敷或理疗(超短波或红外线)等,有利于炎症消退;②遵医嘱应用抗生素,必要时采集创面分泌物做细菌培养和药物敏感试验,注意观察疗效;③脓肿有波动感时,及时切开排脓,促进炎症消退。

(4)创面护理:①早期可用70%乙醇或20%～50%的硫酸镁溶液湿敷,也可用2%鱼石脂软膏外敷,外敷药物每天更换1次,妥善包扎;②排脓或脓肿切开引流者,保持切口引流通畅,及时清洁创面并换药,保持敷料干燥;③对厌氧菌感染者,用3%过氧化氢溶液冲洗创面并湿敷。

(5)维持正常体温:高热患者给予物理降温,鼓励患者多饮水,必要时遵医嘱给予退热药物降温,并做好出汗较多患者的皮肤护理。

(6)休息和营养:嘱患者注意休息,指导其摄入高蛋白质、高能量、富含维生素的饮食,促进机体抵抗力的提高。

3.健康指导

(1)注意个人卫生,做到勤洗澡、勤换内衣,经常修剪指甲、清洗消毒剃须刀,减少感染来源。

(2)避免挤压未成熟的疖,尤其是"危险三角区"的疖,防止感染扩散引起颅内感染。

(3)加强锻炼,增强体质,对免疫力差的老年人、小儿应加强防护,糖尿病患者应注意控制血糖。

(4)积极预防和治疗原发灶,如扁桃体炎、龋齿、手足癣、皮肤损伤及皮下化脓性感染等。预防急性淋巴管炎和淋巴结炎的发生。

4.护理评价

经过治疗和护理,评价患者是否达到:①感染得到控制,炎症消退或部分消退;②疼痛减轻或缓解,肿胀消退;③体温正常。

第二节　全身性外科感染

【概述】

全身化脓性感染是指病原菌侵入人体血液循环,并生长繁殖,产生毒素,引起严重的全身性感染或中毒症状。通常指脓毒症(sepsis)和菌血症(bacteremia)。脓毒症是伴有全身性炎症反应,在体温、循环、呼吸、神志上有明显改变者。菌血症是脓毒症中的一种,即血培养检出病原菌者。处理原则是积极应用综合治疗,关键是处理原发感染灶。

【护理】

1.护理评估

(1)健康史:患者是否有营养不良或免疫缺陷、糖尿病等全身性疾病;评估是否有局部病灶、长期留置静脉导管、长期使用免疫抑制剂、糖皮质激素等。

(2)症状和体征:全身和局部症状和体征。①突发寒战、高热达40～41℃或低温、头痛、头晕;严重者可出现大量出汗;②食欲减退、恶心、呕吐、腹胀;肝、脾大、黄疸、皮下瘀血;③神志烦躁或淡漠、呼吸急促、心跳加快;④严重的感染性休克、多器官功能障碍或衰竭;⑤局部原发感染病灶的性状和组织破坏程度。

（3）实验室检查：血常规、血生化指标、血细菌或真菌培养结果以及药物敏感试验结果。

（4）社会心理评估：患者及家属的焦虑、恐惧的心理反应。

2.护理措施

（1）防治感染，维持正常体温：①提供安静、舒适的休息环境，保证患者充分休息，减少消耗；②高热的患者，给予物理降温或遵医嘱应用降温药，减少机体消耗，预防水、电解质紊乱的发生；③加强静脉输液通道管理，严格无菌操作，避免导管性感染；④及时做血细菌培养及药敏试验，利于确定致病菌，提高治疗效果，注意采血时应在寒战、高热发作时进行，以提高阳性率。

（2）药物治疗及护理：①及时、准确地应用抗生素，注意观察药物疗效；②了解细菌培养及药敏试验结果，及时告知医师调整抗菌药物。

（3）病情观察：①严密观察生命体征变化，如出现体温持续上升或突然下降、意识障碍、呼吸急促、面色苍白或发绀，则应警惕感染性休克的发生，需及时与医生联系处理；②注意观察尿量，若 24 小时尿量少于 500 ml 或每小时尿量少于 20 ml，应警惕肾衰竭的发生，并及时通知医师处理；③注意观察有无新的转移性脓肿出现，如发现新病灶，要及时通知医师进行切开引流，术后注意伤口换药并保持引流通畅。

（4）营养支持：给予高热量、高蛋白、富含维生素、易消化饮食，并鼓励多饮水，必要时给予肠外营养，以增强抵抗力。

（5）心理护理：①关心体贴患者，及时告知患者及家属治疗过程；②针对患者的情绪变化，提供相应的安慰与鼓励；③患者病情发生变化时，护士应保持镇静，以缓解患者焦虑程度。

3.健康指导

（1）保持口腔清洁与饮食卫生，预防真菌性口腔炎，避免肠源性感染。

（2）注意个人卫生，保持皮肤清洁，发现局部感染灶或受伤后应及时就诊。

（3）积极主动运动和加强锻炼，提高机体免疫功能，增强抵抗力。

（4）加强营养，提高机体抵抗力。

4.护理评价

经过治疗和护理，患者是否达到：①全身性感染得到控制，体温正常，未出现新的感染灶；②未发生感染性休克、体液失衡、肾衰竭等并发症，或者发生后得到及时发现和处理；③营养素摄入满足机体代谢需要，机体抵抗力增强；④情绪平稳，焦虑心理得到缓解，情绪变化能及时被发现和处理。

第三节　破伤风

【概述】

破伤风（tetanus）是由破伤风杆菌侵入人体伤口并生长繁殖，产生毒素所引起的一种特异性感染。常继发于各种创伤后。处理原则为清除毒素来源，中和游离毒素，控制和解除痉挛，保持呼吸道通畅和防治并发症。

【护理】

1.护理评估

(1)健康史:①受伤情况,了解受伤的时间及伤口的污染程度、深度、开口大小;②伤口处理情况;③发病情况,是否有肌肉痉挛及持续时间等。

(2)症状和体征:①有无乏力、头痛、头晕、咀嚼肌紧张、烦躁不安等早期症状,有无张口困难、"苦笑"面容、颈项强直、角弓反张、呼吸困难等,有无因各种轻微的刺激诱发的全身肌群痉挛和抽搐;②损伤部位,有无骨折等;③有无呼吸困难或肺部感染等并发症。

(3)辅助检查:了解伤口渗出物涂片的检查结果,通过影像学检查了解有无重要脏器损害及有无骨折等。

(4)社会心理评估:患者常产生恐惧、焦虑等情绪。

2.护理措施

(1)环境与隔离:①将患者置于隔离的单人病室,避免强光,减少一切外界刺激,室内无噪声,专人守护;②严格消毒隔离,防止交叉感染。所有器械及敷料均需专用,使用后高压灭菌,污染敷料焚烧,患者的用品和排泄物均应严格消毒处理;③工作人员接触患者需穿隔离衣,所有检验标本均应做好隔离标记后再送检。

(2)保持呼吸道通畅:①床边备气管切开包,对病情较重、抽搐频繁者,应尽早行气管切开,以利清除呼吸道分泌物,预防或减少肺部并发症的发生;②痉挛发作控制间隙,应注意协助患者翻身、叩背、雾化吸入,以协助排痰。警惕呼吸道持续性痉挛引起分泌物阻塞气道。

(3)药物治疗与护理。①清除毒素来源:有创口者,在控制痉挛的前提下彻底清除坏死组织,用3%过氧化氢溶液冲洗或湿敷,随后敞开引流,消除厌氧环境;②中和游离毒素:注射破伤风抗毒素2万~6万U,肌内注射或加入5%葡萄糖1 000 ml内静脉缓慢滴入,注射前应做皮内过敏试验;亦可用人体破伤风免疫球蛋白,一般只需深部肌内注射1次,剂量为3 000~6 000 U;③控制和缓解痉挛:抽搐严重者使用镇静剂和安眠药;可选用10%水合氯醛20~40 ml保留灌肠;苯巴比妥钠0.1~0.2 g肌内注射;地西泮10~20 mg肌内注射或静脉滴注,病情严重者可用冬眠Ⅰ号合剂,但低血压者忌用;④痉挛发作频繁且不易控制者,可用2%硫喷妥钠0.25~0.5 g缓慢静脉注射,用药期间应警惕喉头痉挛和呼吸抑制,最好在有气管切开的情况下使用。

(4)病情观察:①观察痉挛发作前的征兆,记录痉挛持续的时间、间隔时间及所受累的肌群;②观察患者呼吸困难的程度;监测生命体征变化及其他脏器功能状态等;③注意观察因膀胱直肠括约肌痉挛引起的尿潴留、便秘,适当给予缓泻剂或留置导尿管。

(5)保护患者,防止意外损伤:①使用有护栏的病床,以防患者坠床;②放置合适的牙垫以免痉挛时咬伤舌;③治疗、护理操作等尽量集中实施,动作要轻,所有操作可在使用镇静剂后30分钟内进行,以免刺激患者引起抽搐。

(6)营养支持:给予高热量、高蛋白、富含维生素的饮食,必要时可给予肠内或肠外营养支持。进食应少量多餐,避免呛咳与误吸。

(7)心理护理:护士应保持镇静,给予患者安慰,减轻患者焦虑与恐惧情绪。

3.健康指导

(1)宣讲破伤风的预防知识:破伤风是可以预防的疾病,伤后早期彻底清创是预防的关键。因此,伤后需及时就医,正确处理伤口。

(2)指导被动免疫:告知伤前未接受自动免疫的患者,尽早前往医院行破伤风抗毒素注射,有一定的预防作用。

4.护理评价

经过治疗和护理,患者是否达到:①呼吸道通畅,呼吸平稳;未发生呼吸困难,或发生时被及时发现和处理;②能自行排尿;③排便正常;④未发生意外伤害,如坠床、舌咬伤等;⑤营养素摄入满足需求,恢复经口进食;⑥情绪平稳,焦虑、恐惧情绪减轻。

第四节　气性坏疽

【概述】

气性坏疽是由梭状芽孢杆菌引起的一种严重的急性特异性感染。人体发生气性坏疽感染取决于梭状芽孢杆菌的存在和伤口是否处于缺氧状态。治疗原则是及早控制坏疽扩展,抢救生命,降低残肢率。

【护理】

1.护理评估

(1)健康史:①患者有无开放性损伤,伤口是否处于缺氧环境;②伤口处理情况,如是否彻底清创或放置引流等。

(2)症状和体征:感染局部和全身情况。①伤口局部有无水泡或气泡溢出,皮下有无积气,是否触及捻发音;②患肢是否有剧痛、局部皮肤苍白、肢体肿胀程度与创伤所能引起的程度不成比例,且进行性加重等;③局部组织有无坏死、恶臭等征象;④有无烦躁不安、高热、脉速、呼吸急促、口唇皮肤苍白、大汗淋漓等全身症状。

(3)实验室检查:细菌学检查结果,了解是否检出革兰阳性杆菌,血常规和血生化检查结果,了解贫血状态及各脏器功能。

(4)辅助检查:X线检查软组织间有无积气。

(5)社会心理评估:患者的心理状态,了解家人及社会支持程度。

2.护理措施

(1)严密隔离:①严格消毒隔离,防止交叉感染。所有器械及敷料均需专用,使用后高压灭菌,污染敷料焚烧,患者的用品和排泄物均应严格消毒处理;②工作人员接触患者需穿隔离衣,所有检验标本均应做好隔离标记后再送检。

(2)加强伤口护理,控制感染:①伤口处及早彻底清创,敞开引流,用3%过氧化氢溶液冲洗,湿敷创面,经常更换敷料;②对接受高压氧治疗的患者,要注意观察氧疗后的伤口变化情况;③遵医嘱及时、准确应用合理有效的抗生素。

(3)缓解疼痛:注意分辨疼痛的性质,酌情止痛;对疼痛剧烈者,可按医嘱给予麻醉镇静剂或镇痛泵止痛。

（4）病情观察：对高热、烦躁、昏迷患者，应密切观察生命体征变化，警惕感染性休克的发生，如已发生感染性休克按休克处理。

（5）维持正常体温：高热者给予物理降温，必要时遵医嘱应用退热药物；出汗多者注意皮肤的护理。

（6）心理护理：①护士应保持镇静，给予患者安慰，减轻患者焦虑与恐惧情绪；②对于需截肢的患者应向患者及家属解释截肢的必要性，鼓励患者正确看待肢体残障，增强适应日常生活变化的信心。

3.健康指导

（1）加强宣教气性坏疽的发病原因和预防知识，指导患者认识正确处理伤口、及时就诊的重要性。

（2）指导截肢患者进行有效的患肢按摩及功能锻炼，促进患肢功能尽快恢复。

（3）指导患者进行残肢训练，适应义肢安装要求。

4.护理评价

经过治疗和护理，患者是否达到：①感染得到控制，生命体征平稳，体温正常；②疼痛减轻或缓解，肿胀消退；③创伤组织修复，皮肤恢复完整性；④能够接受和适应自身形象和肢体功能的改变；⑤情绪平稳，焦虑恐惧心理得到缓解。

第九章 外科手术围术期的护理

手术是外科系统治疗疾病的重要手段,又是一个创伤过程。但由于麻醉和手术创伤的刺激,机体处于应激状态,引起人体不同程度的代谢紊乱和脏器功能障碍。围术期包括三个阶段,即手术前期、手术期、手术后期。手术前后护理旨在全面评估患者生理、心理状态,采取相应措施,使患者具有充分的心理准备和机体条件,配合手术治疗,预防或减少术后并发症,促进早日康复。

第一节 手术前患者的护理

【概述】

完善的术前准备是手术成功的重要条件之一。根据疾病种类、时限性及性质,手术的类型大致分为三类。①急症手术:病情危急,需在最短时间内进行必要准备后迅速实施手术,如外伤性肝、脾破裂和肠破裂等;②限期手术:手术时间选择有一定时限,应在尽可能短的时间内做好术前准备,如各种恶性肿瘤的切除手术;③择期手术:可在充分的术前准备后进行手术,如一般的良性肿瘤切除术。手术前护理的重点是在全面评估的基础上,充分做好术前准备,稳定患者的心理状态,加强健康指导,提高患者对手术和麻醉的耐受能力,使手术的危险性降至最低程度。

【护理】

1.护理评估

(1)健康史:评估患者一般状况、既往健康状况。既往有无高血压、糖尿病及心脏病等。了解有无服用与手术或术后恢复有关的药物,如抗凝剂、抗菌药、镇静药、地西泮类药物。

(2)身体状况:通过评估生命体征和主要体征,了解内脏器官的功能、营养状况,评估手术的安全性。

(3)辅助检查:了解各项实验室检查结果、影像学检查结果,以及心电图、内镜检查及其他特殊检查结果。

(4)心理和社会支持状况:评估患者对待手术的心理反应,识别及判断现有的心理状态,以便及时提供有效的心理护理。

2.护理措施

(1)呼吸系统准备:术前2周戒烟,进行深呼吸、咳嗽、排痰训练。对有呼吸系统感染患者,术前给予有效的抗菌治疗。

(2)胃肠道准备:①饮食:普通疾病术前12小时禁食,4小时禁水,胃肠道手术患者术前1~2日给予流质饮食;非肠道手术患者术前不受饮食种类限制;②清洁肠道:结肠或直肠手术患者,术前晚及术晨清洁灌肠;一般手术患者术前 1 日晚行肥皂水灌肠,以减轻术后腹胀;急诊手术患者术前禁止灌肠;③留置胃管:一般在手术日晨放置,防止术中呕吐和误吸。

(3)配血:中、大型手术者,术前应做好血型鉴定和交叉配血试验。

(4)药物过敏试验:术前 1 日做好抗生素、普鲁卡因等易过敏药物的皮内试验。必要时做碘过敏试验。

(5)适应性训练:指导患者训练术中或术后所需的特殊体位,以适应术中及术后体位的变化。术前指导患者练习床上使用便盆排便、排尿,减轻术后不适。

(6)休息和营养:创造良好的睡眠环境。必要时使用镇静安眠药物。鼓励患者术前摄入足够的富含热量、蛋白质和维生素的食物,增强术后组织修复能力和防御感染的能力。

(7)皮肤准备:手术前 1 日能活动的患者自行沐浴、理发、剃须、修剪指(趾)甲,更换清洁衣服;无法沐浴者应床上擦浴。注意清洁手术区皮肤污垢,腹部手术应注意脐部清洁,剃除切口周围影响手术操作的毛发。

(8)减轻恐惧、焦虑:①保持环境舒适,安静,避免过多的人员探视;②关怀、体贴患者,根据心理问题来源做好解释工作,告知手术的必要性、手术过程及可能出现的不良反应等;③取得家属配合,协助做好患者的心理准备工作。

(9)手术日晨护理:①测量体温、脉搏、呼吸、血压,如有发热、感冒、血压升高、月经来潮(女性)或其他病情变化,及时与医生联系,考虑延期手术;②术晨嘱患者排空膀胱,必要时给予灌肠、置胃管、尿管;③更换清洁的衣裤。嘱患者摘去耳环、项链、戒指、手表等首饰,贵重物品交家属妥善保管;摘掉眼镜、义齿,擦去化妆品、指甲油等;④根据医嘱执行术前用药;⑤根据手术需要,将患者的病历、X 线片、胸腹带及术中所需特殊用药或物品一并清点,交手术室接送人员;⑥与手术室工作人员核对患者姓名、住院号、诊断等相关信息,交接患者;⑦患者去手术室后,按手术大小、麻醉种类准备好床位及术后所需用物;⑧安慰患者家属,及时告知相关手术情况。

3.健康指导

(1)疾病相关知识宣教:麻醉的种类及方式、手术部位、术后镇痛的方法、术后并发症的识别、引流管的种类及保护的方法。

(2)术前营养指导:告知富含营养的食物种类和食用方法,达到全面营养吸收的目的。

(3)预防感染:戒烟;早晚刷牙、饭后漱口,保持口腔卫生;采取保暖措施,预防上呼吸道感染;保持皮肤清洁,预防切口感染。

(4)术前各种训练指导:包括呼吸功能训练、床上活动、床上使用便器等。

4.护理评价

经过治疗和护理,患者是否达到:①对疾病的认知提高,了解有关术前准备的相关知识,了解手术方式和术后注意事项,能够配合术前各项准备和做好术前相关训练;②情绪平稳,焦虑恐惧等心理缓解,能够配合各项检查和护理;③营养摄入充足,营养不良得到纠正,营养状态和体重维持正常;④生命体征平稳,无感染征象;⑤能够得到充分的睡眠和休息。

第二节 手术后患者的护理

【概述】

术后护理是指患者手术完毕回到病室直至出院这一阶段的护理。其目标在于帮助患者尽快地恢复正常生理功能;消除疼痛;减轻术后不适;促进伤口愈合;促进术后早期活动,并为患者提供心理支持。

【护理】

1.护理评估

(1)手术情况:了解手术类型和麻醉方式,详细了解手术过程及术中出血、输血和补液情况,评估手术创伤大小及对机体的影响程度。

(2)身体状况:①评估患者生命体征、切口部位、引流管的种类及引流物的情况;②评估患者对疼痛的耐受能力:是否使用镇静剂或镇痛泵;③评估麻醉平面恢复情况:了解肢体的活动度及肢端末梢的感觉、温度、色泽;④评估受压皮肤的情况。

(3)并发症:评估相关并发症的征兆和体征,评估切口有无出血、感染、裂开等情况。

(4)社会心理状况:评估患者术后情绪及心理反应。

2.护理措施

(1)维持呼吸、循环功能稳定:①监测生命体征变化,每15～30分钟观察记录1次,平稳后改为每2小时观察记录1次;②及时清除呕吐物及气管内分泌物,防止误吸;给予氧气吸入;鼓励患者咳嗽、做深呼吸运动,必要时行超声雾化吸入或气管切开;③观察尿液的颜色和量,必要时记录24小时液体出入量;④确保静脉补液及药物治疗,补充术中液体量的丢失,维持有效循环。

(2)合理安置术后卧位:全麻患者术后取去枕平卧位,头偏向一侧,防止窒息或误吸。椎管内麻醉的患者术后应去枕平卧6～8小时,以防头痛。全麻清醒后,患者生命体征平稳,可根据需要选择体位。颈部、胸部、腹部和阴囊腹股沟手术患者可取半卧位;颅脑手术患者可采取15°～30°头高脚低卧位,有利于减轻脑水肿;脊柱、臀部手术患者可取仰卧或俯卧位;四肢手术后应抬高患肢,减轻水肿。

(3)术后不适的护理:①及时判断患者疼痛的程度,协助患者取合适体位,可采取措施降低切口部位张力,减轻疼痛;必要时遵医嘱使用止痛剂,或采用自控镇痛泵控制疼痛;②外科手术热是术后患者最常见的症状,但应警惕感染性发热;③出现恶心、呕吐时,立即给予侧卧位以防误吸;详细记录呕吐次数、呕吐物的量及性状;腹部手术后反复呕吐者,应考虑是否有肠梗阻、幽门持续痉挛或急性胃扩张,及时通知医生,并给予胃肠减压;④如有呃逆发生,可采用压迫眶上缘、抽出胃内积气和积液等方法控制,必要时给予镇静、解痉药物;上腹部手术后出现顽固性呃逆,应警惕有无膈下感染等并发症;⑤术后可有腹胀发生,腹胀的常见原因是胃肠道功能受抑制,肠腔内积气过多,可行持续胃肠减压、肛管排气及高渗性溶液低压灌肠等;⑥严密观察患者排尿情况,记录自行排尿的时间;术后8～10小时尚未排尿者,应询问有无尿意,检查下腹部膀胱区是否胀满,必要时诱导排尿或导尿。

(4)补充营养,维持水、电解质平衡:术后禁食期间,根据要求记录 24 小时液体出入量。局麻及小手术者,术后 6 小时后即可进正常饮食。全麻非胃肠道手术患者,术后 6 小时如无恶心、呕吐,可先进流质,以后根据病情改为半流质。胃肠道手术患者,术后 24~48 小时禁食,第 3~4 天肠功能恢复、肛门排气后可进少量流质,逐渐增加到全量流质,第 5~6 天进食半流质,一般术后 2 周可进软食或普食。观察患者肠蠕动和排气、排便情况。

(5)引流管护理:①标记各类引流管,妥善固定,防止引流管脱落;②保持引流管通畅,如有阻塞、扭曲、受压,及时予以处理;③观察、记录引流液的颜色、性质和量,判断有无术后出血、感染等;④每天更换引流袋(瓶),严格遵守无菌操作原则。

(6)术后并发症的识别及护理:①术后出血,判断术后出血的速度和量,少量出血时行加压包扎及止血剂止血;出血量大时,应加快输液速度,并通知医生,做好输血或再次手术止血的准备;②术后感染,常见有切口、肺部和泌尿系统感染,如有切口感染,需增加更换敷料次数,必要时做清创处理;如发生肺部感染,除静脉使用敏感抗生素外,应教会患者有效排痰:痰液黏稠者,行超声雾化吸入,每日 2~3 次;如发生泌尿系统感染,应根据尿培养和药敏试验结果选用有效抗生素治疗,鼓励患者多饮水,保持排尿通畅;③腹部切口裂开,常因腹内压突然增高(如剧烈咳嗽、严重腹胀)而发生;应立即嘱患者平卧,用无菌生理盐水纱布覆盖切口,并用腹带包扎,以防内脏脱出,立即通知医生,尽快处理。

3.健康指导

(1)早期活动:早期活动可从手术后病情稳定即开始,指导患者在床上翻身、移动、咳嗽及深呼吸、屈伸踝膝关节等,活动度和活动范围循序渐进。休克、心衰、严重感染、出血、极度衰弱或实施特殊制动措施的患者应根据其耐受程度而定。

(2)饮食指导:根据手术部位摄入合理均衡饮食,促进机体康复。

(3)术后用药指导:术后需继续服药者,应指导患者服药方法,强调按时、按量服用,特殊用药除重点指导(如抗结核、抗肿瘤等药物)外,还应告知患者药物不良反应的识别方法,以便及时就诊。

(4)术后功能锻炼指导:术后功能锻炼可促进机体功能恢复,根据手术部位制订相应的功能锻炼计划,循序渐进地指导患者实施。

(5)切口保护方法指导:保持切口周围皮肤清洁、敷料干燥,出院后预约换药时间,特殊情况及时就诊。

(6)通过随访评估和了解患者康复过程,指导后期功能锻炼方法。

4.护理评价

经过治疗和护理,患者是否达到:①生命体征平稳,呼吸通畅;②体液平衡,尿量正常,引流液量正常,未发生水、电解质或酸碱平衡紊乱;③术后不适如疼痛、腹胀、恶心、呕吐等减轻,能得到充分休息;④体温正常,或体温升高得到及时控制,降至正常,无感染征象发生;⑤营养素摄入满足机体需求,营养状况得到改善;⑥术后出血、感染、切口裂开等并发症得到有效预防,或及时被发现和处理。

第十章　肠内外营养患者的护理

第一节　肠内营养

【概述】

肠内营养(EN)指经口或喂养管提供维持人体代谢所需营养素的一种营养支持方法。肠内营养制剂经肠道吸收入肝,在肝内合成机体所需的各种成分,符合人体生理。肠内营养还可以改善和维持肠黏膜细胞结构和功能的完整性,维护肠道黏膜屏障,减少肠道细菌移位及肠源性感染的发生。因此,凡胃肠道功能正常,或存在部分功能者,营养支持时应首选 EN。

1.EN 制剂分类

EN 制剂的成分很完整,包括糖类、蛋白质、脂肪或其分解产物,还包括生理需要量的电解质、维生素和微量元素等。肠内营养制剂分粉剂和溶液两种。根据病情需要,EN 制剂根据配制成分大致可分为两类。

(1)以整蛋白为主的制剂:其蛋白质源为酪蛋白或大豆蛋白,糖类源为麦芽糖、糊精,脂肪源为玉米油或大豆油,不含乳糖。溶液的渗透压较低(约 320 mmol/L)。适用于胃肠道功能正常者。

(2)以蛋白水解产物(或氨基酸)为主的制剂:其蛋白质源为乳清蛋白水解产物、肽类或结晶氨基酸,糖类源为低聚糖、糊精,脂肪源为大豆油及中链三酰甘油,不含乳糖。溶液的渗透压较高(470~850 mmol/L)。适用于胃肠道消化、吸收功能不全者。

2.肠内营养适应证

(1)胃肠功能正常,但营养物质摄入不足或不能摄入者,如昏迷患者、大面积烧伤、复杂大手术及危重患者等。

(2)胃肠道功能不全者,如消化道瘘、短肠综合征等。

(3)胃肠道功能基本正常但其他脏器功能不全者,如肝、肾衰竭者。

3.肠内营养的给予途径

有经口和管饲两种,多数患者因经口摄入受限或不足而采用管饲。管饲经鼻胃(肠)管、胃造瘘、空肠造瘘管道输注。

4.输注方式

管饲的输注方式可分为分次给予和连续输注。

【护理】

1.护理评估

(1)健康史:①评估患者的营养状况、饮食习惯、饮食种类和进食量;②评估患者有无严重感染和消耗性疾病;③评估患者是否符合肠内营养适应证。

(2)症状和体征:生命体征是否平稳,有无腹胀、恶心呕吐、腹泻等症状,肠蠕动是否正常。

(3)实验室检查:了解患者人血白蛋白、转铁蛋白等化验结果,淋巴细胞计数,氮平衡试验结果。

(4)辅助检查:了解体重变化,以掌握营养状态。

(5)社会心理评估:了解患者及家属对肠内营养的认知程度及接受程度。

2.护理措施

(1)配制营养液的要求:根据肠内营养的投给途径及方法备齐用物,要注意各种用物的清洁、无菌,营养液的温度以接近体温为宜、现配现用。

(2)选择合适的体位:根据喂养管位置及病情,置患者于合适的体位。伴有意识障碍、胃排空迟缓、经鼻胃(肠)管或胃造瘘管输注营养液者应取半卧位,以防反流、误吸。

(3)病情观察:观察患者有无恶心/呕吐、腹痛、腹胀、腹泻及误吸等并发症发生。

(4)保持喂养管的通畅:妥善固定,避免喂养管滑脱、扭曲、折叠、受压,每次输注营养液后用 30 ml 温开水或生理盐水冲洗喂养管;药丸需经研碎、溶解后直接注入喂养管,不得混于营养液中,以免产生凝结块堵塞管腔。

(5)皮肤护理:胃、空肠造瘘者应保持造瘘口周围皮肤清洁、干燥;长期留置鼻胃(肠)管者,应每天用油膏润滑鼻腔黏膜,以免鼻咽部黏膜长期受压发生溃疡。

(6)并发症的预防及护理。

1)误吸:误吸的常见原因是呕吐,多见于年老体弱、昏迷或有食管反流者,预防措施是输注营养液时给患者取 30°半卧位,避免夜间灌注,检查胃充盈程度及胃内残留量等,若胃内残留量高于 150 ml,应减慢或停止输入。

2)腹泻:输注速度太快是引起腹泻的主要原因,预防措施是输注的营养液应新鲜配制并低温保存,减慢输注速度,必要时加入抗痉挛或收敛药物。

3)水、电解质紊乱:脱水、高钠、高氯和氮质血症发生的原因主要是水供给不足,也可因摄入高钠饮食而肾的排钠功能不全所致。防治措施是供给无溶质水,监测患者电解质及尿素氮的变化,严格记录 24 小时液体出入量。

4)血糖紊乱:低血糖多发生于长期应用要素饮食而突然停止者,应缓慢停止要素饮食或停用后以其他形式补充适量的糖,避免低血糖的发生。高血糖多发生于老年或胰腺疾病患者,应监测血糖变化,对不能耐受高糖饮食的患者,改用低糖饮食或给予胰岛素等加以控制。

3.健康指导

(1)保持均衡饮食:指导患者及家属摄入足量的糖类、蛋白质和维生素,告知饮食摄入不足以及营养不良对机体可能会产生的危害,引起患者及家属的重视。

(2)预防吸入性肺炎:鼻胃管喂养者可因误吸导致吸入性肺炎发生,指导患者识别喂养管有无移位,告知患者卧床、翻身时应避免折叠、压迫或拉脱喂养管。

（3）指导合理喂养方法：指导携带胃或空肠喂养管出院的患者及家属掌握居家喂养的方法。

1）注意饮食的清洁卫生，识别导致腹泻的原因，以便及时纠正或就诊。

2）避免喂养管阻塞：输注营养液前、后用温开水冲洗喂养管，营养液调制均匀，无凝结块产生。药丸需经研碎、溶解后单独注入喂养管。

3）识别肠内营养意外及并发症，以便及时就诊。

4.护理评价

经过治疗和护理，患者是否达到：①未发生呛咳、误吸现象；②皮肤黏膜完整，未发生损伤；③排便形态正常，未发生腹泻、腹胀等；④无体温升高、局部或全身感染征象；⑤体液平衡，未发生水、电解质紊乱或发生后得到及时处理。

第二节　肠外营养

【概述】

肠外营养（PN）是通过静脉途径提供人体代谢所需的各种营养素，以达到维持机体代谢所需的目的。当患者的全部营养物质均经静脉途径提供时，称之为全胃肠外营养（total parenteral nutrition，TPN）。

1.肠外营养制剂

（1）葡萄糖：是肠外营养主要的能量来源。当供给过多或输入过快时，部分葡萄糖可转化为脂肪沉积于肝脏，导致脂肪肝，故每天葡萄糖的供给总量不宜超过 300～400 g，占总能量的 50%～60%。

（2）脂肪乳剂：其临床应用意义在于提供能量和必需脂肪酸，维持细胞结构和人体脂肪组织的恒定。脂肪所提供的能量占总能量的 20%～30% 较为合适。

（3）氨基酸：是肠外营养中的氮源，用于合成人体蛋白质。复方氨基酸溶液有平衡型和特殊型两类。平衡型氨基酸溶液所含必需氨基酸与非必需氨基酸的比例，符合正常机体代谢的需要，适用于大多数营养不良的患者；特殊型氨基酸溶液在配方成分上做了必要调整，应根据患者的具体情况选择。一般每天提供的氨基酸量为 1～1.5 g/kg，占总能量的 15%～20%。

（4）电解质：电解质对维持机体内环境稳定及营养代谢有重要意义。在大量引流、额外丧失时，根据电解质水平，调整和补充钠、钾、氯、钙、磷、镁等电解质。

（5）维生素：用于肠外营养的维生素有水溶性及脂溶性两大类。水溶性维生素包括维生素B族、C族和生物素等，在体内无储备，不能进饮食者需每天补充；脂溶性维生素包括维生素A、维生素D、维生素E、维生素K，在体内有一定的储备，短期禁食者可暂不补充。长期应用TPN时常规提供多种维生素预防其缺乏。脂溶性维生素的长期过量供给易导致蓄积中毒，使用时需谨慎。

（6）微量元素：长期TPN时，应重视微量元素的补充，包括锌、铜、锰、铁、铬等，这些元素均参与酶的组成、三大营养物质的代谢、上皮生长、创伤愈合等生理过程。

2.适应证

(1)营养不良。

(2)胃肠道功能障碍。

(3)因疾病或治疗限制不能经胃肠道摄食或摄入不足。

(4)高分解状态,如严重感染、灼伤、创伤或大手术。

(5)抗肿瘤治疗期间。

3.输注方法

(1)全营养混合液(total nutrient admixture,TNA):将每天所需的营养物质在无菌条件下按次序混合在 3 L 塑料袋内制成全营养混合液再输入患者体内,营养混合液必须在无菌环境下配制,减少污染机会。

(2)TNA 两腔或三腔袋产品:腔内分装氨基酸、葡萄糖、脂肪乳剂,有隔膜将各成分分开,使用前用手加压即可撕开隔膜,使各成分立即混合,各营养物质即可同时输入。

4.输注途径

包括外周静脉和中心静脉途径。用量小、短期营养支持不超过 2 周者,可选择经外周静脉输注;对于长期营养支持、全量补充时以中心静脉途径为宜。

【护理】

1.护理评估

(1)健康史:患者胃肠功能状况,是否有进食种类和量的限制,有无消耗性疾病和代谢性疾病,有无电解质代谢紊乱等现象。

(2)症状和体征:患者生命体征是否平稳,有无脱水或休克征象,全身皮肤是否完好,静脉通道是否通畅,患者是否需要约束。

(3)实验室检查:了解患者电解质、血生化和细胞免疫功能等检查结果。

(4)辅助检查:患者体重状况及对肠外营养支持的承受能力。

(5)社会心理评估:患者及家属对肠外营养的认知程度及接受程度。

2.护理措施

(1)TNA 液的配制、保存和输注:TNA 液由专人在无菌室层流台内配制,严格无菌操作。配制后若暂时不输,应保存于 4℃冰箱内,并在 24 小时内输完。TNA 液输注系统和输注过程应保持连续性,期间不宜中断,以防污染。

(2)输注时护理:①根据营养液的总量,计算每小时用量及滴数,必要时用输液泵控制输液速度,避免输注速度过快超过人体的代谢能力;②缺水患者,应先补充平衡盐溶液后再输注 TNA 液,以维持机体水、电解质平衡。

(3)导管护理:①保持输注导管通畅,输液完毕用 3～5 ml 肝素稀释液(25 U/ml)冲洗导管后再封管,或连接肝素帽后自肝素帽处注入 3～5 ml 生理盐水正压封管,以防导管内血栓形成;避免导管受压、扭曲或滑脱;②穿刺局部每天消毒、更换敷料:用 3M 透明贴固定穿刺部位者,应标明更换日期;观察穿刺局部有无红、肿、热、痛等感染征象,一旦发生,立即拔除导管。

(4)高热护理:其产生与营养素产热有关,一般无须特殊处理,必要时可用物理或药物降温。

(5)观察和预防并发症。

1)导管移位:可发生于锁骨下或其他深静脉穿刺置管者,因此,静脉置管后必须妥善固定。一旦发生导管移位,应立即停止输液,拔除导管并做局部处理。

2)感染:长期深静脉置管、禁食和 TPN,易引起导管性和肠源性感染。一旦发生感染,局部可有红、肿、热、痛等征象,应及时拔除导管。在患者胃肠功能恢复或允许进食的情况下,鼓励患者经口饮食,避免肠源性全身感染。

3)代谢紊乱:包括糖代谢紊乱和脂肪代谢紊乱,常与输注过快有关。故肠外营养支持时,应加强临床观察及输液护理,当发现患者出现糖和脂肪代谢紊乱征象时,先抽血送检,再根据结果予以处理。

3.健康指导

(1)识别和避免营养不良:长期摄入不足或慢性消耗性疾病患者应及时到医院检查治疗,以防严重营养不良发生。

(2)恢复经口饮食的患者,应继续增加饮食摄入,注意食物的均衡搭配,满足机体需要量。

4.护理评价

经过治疗和护理,患者是否达到:①无体温升高、血白细胞计数升高等局部或全身感染征象发生,或发生后得到及时处理和控制;②未发生导管移位等置管相关的并发症;③体液平衡,未发生代谢紊乱等。

第十一章　普通外科护理

第一节　甲状腺疾病

甲状腺分左右两叶,覆盖并附着于甲状软骨下方的器官两侧。中间以峡部相连,有内外两侧被膜包裹。手术时分离甲状腺即在此两层被膜之间进行。

甲状腺的血液供应非常丰富,主要来自两侧的甲状腺上、下动脉。甲状腺有 3 条主要静脉即甲状腺上、中、下静脉。甲状腺的神经支配来自迷走神经,其中喉返神经穿行于甲状腺下动脉的分支之间,支配声带运动。喉上神经的内支(感觉支)分布于喉黏膜,外支(运动支)支配环甲肌,与甲状腺上动脉贴近走行,使声带紧张。

甲状腺有合成、贮存和分泌甲状腺素的功能。其主要作用是加快全身细胞的利用氧的效能加速蛋白质、糖类和脂肪的分解。全面增加人体的代谢热量的产生,来促进人体的生长发育,在出生后影响脑与长骨的生长、发育。

【评估】

1.一般评估

生命体征,有无家族史、既往史。

2.专科评估

甲状腺肿物的生长速度、活动度及质地,有无压迫症状,患者是否有情绪急躁,容易激动、失眠、两手颤动、怕热、多汗、食欲亢进,进而体重减轻、消瘦、心悸、胸闷、月经失调等症状。

【护理要点】

1.术前护理

(1)饮食护理:进食高热量、高蛋白、高维生素食物,禁止饮用对中枢神经有兴奋作用的浓茶、咖啡等刺激性饮料。

(2)皮肤的准备:男性患者刮胡须,女性患者发际剪低。

(3)胃肠道的准备:术前禁食 8~12 小时,禁水 4~6 小时。

(4)体位:术前指导患者进行头颈过伸拉的训练,用软枕垫高肩部保持头低位,以适应术中体位。

(5)心理护理。

1)讲解手术的必要性,讲解手术的类型及麻醉方式。

2)加强与患者的沟通,了解患者的动态心理变化。多关心患者,耐心聆听患者的主诉,耐心解答患者的问题,建立良好的护患关系,消除紧张情绪打消顾虑,调动社会支持体系,给患者予以协助和鼓励。

3)对于精神过度紧张或失眠者,遵医嘱适当应用镇静药或安眠药。

2.术后护理

(1)甲状腺腺瘤患者的术后护理:护士在重视术后患者主诉的同时,密切观察生命体征、呼吸、发音和吞咽状况及早发现甲状腺术后的并发症,及时通知医生并配合抢救。呼吸困难和窒息的预防和急救措施具体如下。

1)体位:患者回病室后取平卧位,待血压平稳或全麻清醒后去枕平卧位,以利于呼吸和引流。

2)引流:对手术野放置橡胶片引流管者,护士应告知患者一般引流会持续 24～48 小时,引流的目的是为了便于观察切口内出血情况,及时引流切口内的积血,预防术后气管受压。

3)保持呼吸道通畅:避免引流管阻塞导致的颈部积血、积液、压迫气管而引起呼吸不畅,鼓励和协助患者进行深呼吸和有效咳嗽,必要时行雾化吸入,以利于痰液及时排出。

4)急救准备:常规在床旁准备气管切开包和手套,以备急用。

5)急救配合:对因血肿压迫所致呼吸困难或窒息者,须立即配合进行床边抢救,即剪开缝线,敞开伤口,迅速取去血肿,结扎出血的血管。若患者呼吸仍无改善则需行气管切开、吸氧;待病情好转,再送手术室做进一步检查、止血和其他处理。对喉头水肿所致的呼吸困难或窒息者,应即刻遵医嘱应用大剂量激素,如地塞米松 30 mg 静脉滴入,若呼吸困难无好转,可行环甲膜穿刺或气管切开。

6)喉返和喉上神经损伤:鼓励术后患者发音,注意有无声调降低或声音嘶哑,以及早发现喉返神经损伤的征象,及早护理。喉上神经内支受损者,因喉部黏膜感觉丧失所导致反射性咳嗽消失,患者在进食尤其是饮水的时候易发生误咽和呛咳,故要加强对该类患者饮食过程中的观察和护理。

(2)甲状腺危象患者的急救护理:甲状腺危象表现为术后 12～36 小时内出现高热(高于 39℃),脉快且弱(高于 120 次/分),烦躁、谵妄,甚至昏迷,常伴有恶心、呕吐。急救护理具体如下。

1)物理或药物降温,必要时可用冬眠药,使其体温维持在 37℃ 左右。

2)吸氧,持续低流量吸氧减轻组织缺氧。

3)静脉输入大量葡萄糖溶液,降低循环血液中甲状腺素水平。

4)烦躁不安,谵妄者注意患者安全,适当防护,防止外伤。

5)遵医嘱用药,口服复方碘化钾溶液 3～5 ml,紧急时用 10% 碘化钠溶液 5～10 ml 加入 10% 葡萄糖 500 ml 中静脉滴入,氢化可的松每日 200～400 mg 分次静脉滴注;拮抗应激:利舍平 1～2 mg 肌内注射或普萘洛尔 5 mg 加入 10% 葡萄糖 100 ml 中滴注以降低周围组织对儿茶酚胺的反应;镇静药常用苯巴比妥钠 100 mg 或冬眠合剂Ⅱ号半量肌内注射 6～8 小时一次,有心衰的患者加用洋地黄制剂。

6)手足抽搐:补钙,指导患者口服补钙;症状较重长期不能恢复者,可加服维生素 D_3,以促进钙在肠道内的吸收。抽搐发作时,立即遵医嘱静脉注射 10% 葡萄糖酸钙或氯化钙 10～20 ml。

7)提供心理支持减轻恐惧和焦虑促进症状缓解。

（3）甲状腺癌的术后并发症护理。

1）出血：术后48小时内出现，表现颈部迅速肿大、呼吸困难、烦躁不安，甚至窒息；伤口的渗血或出血。

预防术后出血：适当加压包扎伤口敷料，予以半坐卧位，减轻术后颈部切口张力，避免大声说话剧烈咳嗽，以免伤口裂开出血。术后6小时内进食温凉流质、半流质饮食，避免进过热饮食，减少伤口部位充血，并观察患者吞咽过程中有无呛咳、说话有无嘶哑。

观察伤口渗血情况及颈部有无渗血，观察患者呼吸情况，有无呼吸困难。观察患者颈部情况，有无颈部肿大，床旁备气切包，如发生出血应立即剪开缝线，消除积血，必要时送往手术室止血。

观察伤口引流管，颜色、性状、量，并准确记录。

2）呼吸困难和窒息：表现为颈部压迫感、紧缩感或梗阻感。还可以表现为进行性呼吸困难、呼吸费力、烦躁、发绀及气管内痰鸣音。

术后24～48小时内严密观察病情变化，每小时监测生命体征，并记录，观察伤口敷料及引流管引流液的情况，尤其注意颈部有无渗血。护士通过密切观察生命体征、呼吸、发音和吞咽状况及早发现有无呼吸困难，及时通知医师、配合抢救。

保持呼吸道通畅，指导患者有效咳嗽、排痰，具体方法：先深吸一口气，然后用手按压伤口处，快速用力将痰咳出，避免剧烈咳嗽致伤口裂开。如痰液黏稠不易排出时给予雾化吸入，协助患者翻身叩背。若发现患者颈部紧缩感和压迫感、呼吸困难、烦躁不安、心动加速、发绀时应立即检查伤口，并及时通知医师，如果是出血引起立即就地松开敷料，剪开缝线，敞开切口，迅速除去血肿，如血肿清除后患者呼吸无改善则应立即实施气管切口，并予以吸氧，待患者情况好转后，再送手术室进一步检查止血和其他处理。

术前常规在床旁准备气管切开包和抢救药品。

手术后如近期出现呼吸困难，宜先试行插管，插管失败后再做气管切开。

3）喉返神经损伤，可分为暂时性（2/3的患者）和持久性损伤两种。评估患者有无声音嘶哑、失声，如果症状出现注意给予安慰和解释，减轻其恐惧和焦虑，使其积极配合治疗。

4）喉上神经损伤，可引起环甲肌瘫痪，使声带松弛，患者发音变化，常感到发音弱、音调低、无力，缺乏共振，最大音量降低，尤其是喝水时出现呛咳。

5）甲状旁腺功能减退，注意患者安全，医护人员不要用手强力按压患者制止抽搐发作，避免受伤。可出现低血钙，表现为面部、口唇周围及手、足如针刺样感及麻木感或强直感，还可以表现为畏光、复视、焦虑、烦躁不安。严重地手足抽搐。

限制含磷较高的食物，如牛奶、瘦肉、蛋类和鱼类等。

症状轻者可口服葡萄糖酸钙2～4 g，每日3次。

抽搐发作时，注意患者安全，医护人员不要用手强力按压患者制止抽搐发作，避免受伤。

【健康教育】

（1）在甲状腺流行的地区推广加碘盐，告知患者碘是甲状腺素合成的必需成分，鼓励进食海带、紫菜等含碘丰富的海产品。

（2）用药教育：告知患者甲亢术后继续服药的重要性并督促执行，保证剂量准确。若出现心悸、手足震颤、抽搐等情况及时就诊。

（3）伤口拆线后适当进行颈部运动，防止瘢痕挛缩。

（4）甲状腺全切除患者需终身服用甲状腺制剂以满足机体对甲状腺素的需要，不能随意自行停药或变更剂量。

（5）保持心情舒畅，建立合理的生活作息制度，促进充足睡眠时间，做到劳逸结合及合理搭配饮食。

（6）嘱咐患者定时门诊复查。

第二节　肺癌

肺癌多数起源于支气管黏膜上皮，因此也称支气管肺癌。近 50 年来，全世界肺癌的发病率明显增高，发病年龄大多在 40 岁以上，以男性多见，男女之比为（3～5）∶1。但近年来，女性肺癌的发病率也明显增加。

【评估】

1.一般评估

吸烟状况，家庭史、既往史，心理和社会支持状况等。

2.专科评估

有无咳嗽、是否为刺激性；有无咳痰，痰量及性状；有无痰中带血、咯血，咯血的量、次数；有无疼痛，部位和性质，如有无放射痛、牵扯痛；有无呼吸困难；营养状况。有无发绀、贫血；有无杵状指。

【非手术治疗的护理要点】

1.一般护理

（1）环境：保持室内空气的流通与新鲜，并维持适宜的温度与湿度，避免花粉、螨虫导致的过敏，尤其在化疗期间。必要时用紫外线消毒，以避免感染的发生。

（2）休息：由于患者疼痛、焦虑、害怕，无法获得足够的休息与睡眠，应为患者创造安静、舒适、清洁、整齐的良好休息和睡眠环境。必要时遵医嘱用镇静药。

（3）饮食护理：向患者提供营养丰富、易消化的食物，鼓励进食。一般每天需要蛋白质 100～150 g，总热量 20 920～25 104 kJ（5 000～6 000 kcal），注意调整食物的色、香、味，配制患者喜爱的食物，以适口、清淡为原则，少量多餐。有恶心、呕吐者饭前给予口腔护理。若无法进食时，则应肠道外营养或鼻饲，补充足够热量和营养。

2.戒烟

指导并劝告患者停止抽烟。因为吸烟会刺激肺、气管及支气管，使气管、支气管分泌物增加，妨碍纤毛的清洁功能，使支气管上皮活动减少或丧失活力而致肺部感染。

3.用药护理

（1）伴有慢性支气管炎、肺内感染、肺气肿的患者，结合痰液及咽部分泌物细菌培养，应用抗生素、支气管扩张药、祛痰药等药物。

（2）化学治疗。

1）化疗指征：①辅助手术治疗，以消灭残存的或亚临床癌灶，防止复发和转移；②手术或放疗后出现局部复发或转移；③小细胞肺癌、暂时不能手术或放疗者，先用化疗使肿瘤缩小，症状缓解，为手术或放疗创造条件；④配合放疗以提高放疗敏感性，消灭亚临床病灶；⑤不宜手术或放疗的中晚期肺癌或伴有远处转移者；⑥具有肿瘤压迫症状或癌性心包炎、胸腔积液的晚期患者。

2）常用药物：环磷酰胺、氮芥、表柔比星、长春新碱、卡铂、顺铂、氟尿嘧啶等。

4.稳定情绪

随时观察患者的情绪变化，多与患者交流，给予发问的机会和心理上的支持，以减轻其焦虑情绪和对手术的担心。

5.腹式呼吸与有效咳嗽训练

（1）腹式呼吸是以膈肌运动为主的呼吸。患者采用鼻吸气，吸气时将腹部向外膨起，屏气1～2秒，以使肺泡张开，呼气时让气体从口中慢慢呼出。开始训练时，护理人员可协助同患者一起练习：将双手放在患者腹部肋弓之下，患者吸气时将双手顶起，呼气时双手轻轻施加压力，使膈肌尽量上升，以后让患者自行练习，并逐渐除去手的辅助作用，术前每天均应坚持训练数次。

（2）咳嗽训练时，患者尽可能坐直，进行深而慢的腹式呼吸，咳嗽时口型呈半开状态，吸气后屏气3～5秒后用力从肺部深部咳嗽，不要从口腔后面或咽喉部咳嗽，用两次短而有力的咳嗽将痰咳出，对术后胸痛、呼吸肌疲劳的患者，可先轻轻地进行肺深部咳嗽，将痰引至大气管时，再用力咳出，咳嗽后要休息片刻以恢复体力。

6.机械辅助的呼吸功能训练

吹气球或应用呼吸训练器。

【术后护理要点】

1.观察生命体征

术后密切监测血压、心率、呼吸等变化，注意有无血容量不足和心功能不全的发生。

2.安排合适体位

麻醉清醒、血压平稳后改为半卧位。

（1）肺叶切除患者可取侧卧位。

（2）一侧全肺切除患者，避免完全侧卧，以防止纵隔移位压迫健侧肺，可采取25°侧卧位。

（3）肺段切除术或楔形切除术者，健侧卧位，促进术侧肺组织扩张。

（4）全肺切除术，避免过度侧卧，25°侧卧位，预防纵隔移位和压迫健侧肺。

（5）若有血痰或支气管瘘管，取患侧卧位。

（6）避免采用垂头仰卧式，以免横膈上升妨碍通气。

3.呼吸道护理

（1）术后带气管插管返回病房的患者，应严密观察导管的位置，防止滑出或移向一侧支气管，造成通气量不足。观察呼吸深度、频率、动脉血氧饱和度是否正常。

（2）对于术前心肺功能差，术后动脉血氧饱和度过低者，术后早期可短时间使用呼吸机辅助呼吸,机械通气时,应及时清除呼吸道分泌物。吸痰操作宜轻柔敏捷,每次吸痰不超过 15 秒,吸痰前吸氧浓度调至 70% 以上。

(3)鼓励并协助深呼吸及咳嗽,每 1~2 小时叩背排痰 1 次,实施方法如下。

1)护士站在患者健侧,双手环抱住伤口部位以支托固定胸部伤口。固定胸部时,手掌张开,手指并拢。指导患者先慢慢轻咳,再用力将痰咳出。

2)护士站在患者患侧,一手放在术侧肩膀上并向下压,另一手置于伤口下支托胸部协助。当患者咳嗽时,护士的头在患者身后,可保护自己避免被咳出的分泌物溅到。

4.闭式胸腔引流护理(八字原则:观察、密封、无菌、通畅)

(1)保持管道的密闭:定时观察胸腔引流是否通畅,术后早期特别注意观察引流量。当患者翻身时,注意保持引流管避免牵拉、受压或脱出。

1)随时检查装置的密闭及引流管有无脱落。

2)水封瓶长玻璃管没入水中 3~4 cm。

3)引流管周围用油纱布包盖严密。

4)搬动患者或更换引流瓶时,需双重夹闭。

5)若引流管连接处脱落或引流瓶损坏,立即双钳夹闭并更换引流装置。

6)若引流管从胸腔滑脱,立即用手捏闭伤口处皮肤,消毒处理后,用凡士林纱布封闭伤口。

(2)严格无菌操作,防止逆行感染。

1)引流装置保持无菌。

2)保持胸壁引流口处敷料清洁干燥。

3)引流瓶应低于胸壁引流口平面 60~100 cm。

4)每日更换引流瓶,严格遵守无菌操作规程。

(3)保持引流管通畅。

1)患者取半坐卧位。

2)定时挤压引流管,防止引流管阻塞、扭曲、受压。

3)做咳嗽、深呼吸运动及变换体位,以利胸腔内液体、气体排出,促进肺扩张。

(4)观察记录引流液的量及色。

5.术后上肢功能康复训练

适时早期活动可促进呼吸运动,防止肺不张、肩关节僵硬及手臂挛缩。

6.术后并发症预防及护理

(1)肺不张与肺部感染:大多发生于手术后 48 小时内。预防的主要措施是术后早期协助患者深呼吸、咳痰及床上运动,避免限制呼吸的胸廓固定和绑扎。发生肺不张或感染后,协助患者排痰,雾化吸入,或用支气管镜吸痰。

(2)急性肺水肿:肺切除术后特别是伴有心、肾功能不全的患者,避免补液过多、过快,以减少急性肺水肿的发生。一旦出现急性肺水肿,应立即减慢输液速度,迅速采取利尿、强心等治疗措施。

【健康教育】

(1)术后需要化疗或放疗时,应使患者理解治疗意义,并按时接受治疗检查血常规。

（2）出院返家后数周内，进行呼吸运动及有效咳嗽，活动量逐渐增加，以不出现心悸、气短、乏力等症状为标准。

（3）预防呼吸道感染。术后一段时间内避免出入公共场所或与上呼吸道感染者接触，避免与烟雾、化学刺激物接触，万一发生呼吸道感染，应尽早返院就医；讲解吸烟的危害，鼓励戒烟。

（4）若出现伤口疼痛、剧烈咳嗽及咯血等症状时，应返院治疗。

第三节　胃癌术后

胃癌系位于上皮的恶性肿瘤，发病率在男性恶性肿瘤中仅次于肺癌，占第二位，在女性恶性肿瘤中居第四位。胃癌在我国各种恶性肿瘤中居首位，年死亡率为 25.23/10 万，好发年龄在 50 岁以上，男性发病率明显高于女性，男女比例约为 2：1。

【评估】

1.一般评估

饮食喜好、生活习惯、生活与工作环境，吸烟史、家族史，既往史，心理和社会支持状况等。

2.专科评估

（1）局部身体状况：有无上腹或胸骨后疼痛、腹部有无肿块，肿块大小、质地、是否活动；有无腹胀或腹水征；有无反酸、嗳气、食欲缺乏；有无呕血和黑粪等。

（2）全身状况：有无消瘦和体重下降，有无胃癌远处转移的迹象，如左锁骨上淋巴结肿大或黄疸；有无消瘦、贫血、营养不良和体重下降，甚至恶病质的表现等。

【术前护理要点】

1.一般护理

（1）患者应少量多餐，进食高蛋白、高热量、富含维生素、易消化的食物。

（2）对于营养状态差的患者，术前应予以纠正，必要时静脉补充蛋白、血浆或全血，以提高手术耐受力。

（3）术前一日进流食，晚间及术晨肥皂水灌肠。

（4）合并幽门梗阻者，注意纠正水、电解质及酸碱失衡；术前 3 天每晚用 300～500 ml 温生理盐水洗胃，以减轻胃黏膜水肿，有利于吻合口愈合。

（5）贲门癌有开胸可能的同时按开胸护理准备。

2.术前准备

（1）术前 1 天皮肤准备：备皮的范围是上至剑突、下至大腿上 1/3（包括会阴，洁净脐部）、两侧至腋中线。

（2）术前 1 天根据医嘱交叉配血，根据手术大小，备血 600～1 000 ml；做好药物过敏试验。

（3）术前禁食 12 小时，禁水 6 小时。

（4）术前晚保持充足的睡眠，必要时口服镇静药物。

（5）术日晨留置胃管（根据医嘱留置营养管）及尿管；术前半小时肌内注射苯巴比妥钠 0.1 g、阿托品 0.5 mg。

3.心理护理

根据患者情况做好安慰工作,消除患者心理负担,增强对手术的信心。

【术后护理要点】

1.一般护理

(1)体位与活动:术后回病房一般取平卧位,头偏向一侧。待患者全麻清醒,血压平稳后取半卧位。患者卧床期间,协助患者翻身。如病情允许,鼓励患者早期活动。

(2)禁食与营养。

1)术后暂禁食,禁食期间,遵医嘱静脉补充液体,维持水、电解质平衡并补充必要营养素。

2)准确记录24小时出入量,以保证合理补液。

3)静脉补液,维持水和电解质平衡。若患者营养状况差或贫血,遵医嘱补充蛋白、血浆或全血。

4)一般在术后3~4天胃肠道功能恢复后,试验饮水或米汤,拔除胃管后进流食,逐渐过渡到半量流食、全量流食、半流食、软食至正常饮食。

2.病情观察

监测生命体征,每30分钟1次,病情平稳后1~2小时测量1次。应定时观察患者神志、体温、尿量、出汗,伤口的渗血、渗液和引流液的情况等。

3.胃肠减压

胃肠减压可减轻胃肠道的张力,促进吻合口的愈合,应注意妥善固定,保持胃管通畅,观察并记录引流液的色、质、量。注意口腔护理。

4.引流管的护理

引流管标识明确,保持管道引流通畅,妥善固定引流管,防止脱出,观察并记录引流液的颜色、性状和量。

5.疼痛护理

根据患者疼痛情况,适当应用止痛药物。

6.鼓励患者早期活动

除年老体弱或病情较重者,术后第1天坐起做轻微活动,第2天协助患者下地、床边活动,第3天可在病室内活动。患者活动量应根据个体差异而定,早期活动可促进肠蠕动,预防术后肠粘连和下肢静脉血栓等并发症。

7.并发症的观察和护理

(1)术后胃出血:手术后24小时内因术中残留或缝合创面少量渗血,可从胃管内流出少量暗红或咖啡色胃液,一般不超过100~300 ml,以后胃液逐渐转清,属于术后正常现象。若术后短期内从胃管引流出大量鲜红色血液,持续不止,应警惕有术后出血,需及时报告医师处理。出血原因:主要是术中止血不彻底或结扎线脱落。处理方法:绝大多数可经非手术治疗(包括禁食、止血药物、输鲜血)而停止。

(2)十二指肠残端破裂:是毕Ⅱ式胃大部切除术后的早期并发症,一般多发生于术后3~6天,表现为右上腹突发剧痛、发热和腹膜刺激征;白细胞计数增加;腹腔穿刺可抽得胆汁样液体。原因:十二指肠溃疡局部瘢痕水肿,残端关闭困难;手术技术缺陷,缝合不严;因输入段肠梗阻致十二指肠内张力过高。处理方法:需立即进行手术治疗,术后持续负压吸引,积极纠正水、电解质紊乱、经静脉或空肠造口管提供营养支持,给予抗生素抗感染,用氧化锌软膏保护引流管周围皮肤。

(3)胃肠吻合口破裂或瘘:少见,多发生于术后 3～7 天。原因:组织愈合不良,缝合不够紧密,吻合处张力过大或低蛋白血症,组织水肿等。处理方法:早期引起明显腹膜炎症状和体征,须立即手术处理;后期形成脓肿或腹外漏,行局部引流、胃肠减压和积极支持治疗。

(4)残胃蠕动无力或称胃排空障碍:常发生于术后 7～10 天。原因:含胆汁的十二指肠液进入残胃,干扰胃功能;输出襻空肠麻痹,功能紊乱;与变态反应有关。处理方法:禁食、胃肠减压、肠外营养支持,纠正低蛋白,维持水、电解质和酸碱平衡,应用促胃动力药物。

(5)倾倒综合征。

1)早期倾倒综合征:多发生于餐后 30 分钟内,以循环和胃肠道症状为主。原因:多因餐后大量高渗性食物快速进入肠道所致肠道内分泌细胞大量分泌肠源性血管活性物质,加上渗透作用使细胞外液大量进入肠腔,而引起血管舒缩功能紊乱和胃肠道症状。此症状于术后半年至 1 年可自愈。餐后应平卧 30 分钟后活动。

2)晚期倾倒综合征:餐后 2～4 小时患者出现低血糖反应。原因:进食后胃排空过快,含糖食物迅速进入小肠而刺激胰岛素大量释放。出现症状时稍进食,尤其是糖类,即可缓解。

(6)术后梗阻:分为输入襻梗阻、吻合口梗阻和输出襻梗阻三类。共同症状是大量呕吐、不能进食。临床表现为进食后 15～30 分钟,上腹突感胀痛,一阵恶心后,大量喷射状呕出含胆汁液体,呕吐后症状消失。可手术解除梗阻。

【健康教育】

(1)向患者及家属讲解有关疾病康复知识,学会自我调节情绪,保持乐观态度,坚持综合治疗。

(2)指导患者饮食应定时定量,少量多餐,营养丰富,逐步过渡为正常饮食。少食腌、熏制食品,避免进食过冷、过硬、过烫、过辣及油煎炸的食物。

(3)告知患者注意休息、避免过劳,同时劝告患者放弃喝酒、吸烟等对身体有危害的不良习惯。

(4)告知患者及家属有关手术后期可能出现的并发症的表现和预防措施。

(5)定期门诊随访(胃癌术后 1 年内,每隔 3 个月来门诊复查,第 2 年每隔半年 1 次,以后每年 1 次),若有不适及时就诊。

(6)保持大便通畅,养成定时大便的习惯。活动过多、进食粗糙、大便秘结均可使焦痂过早脱落、损伤创面而出血。

(7)保持心情舒畅、忌怒,如发生腹痛、黑粪等症状应立即复诊。

第四节　乳腺癌

乳腺癌是女性最常见的恶性肿瘤之一。在我国占全身各种恶性肿瘤的 7%～10%,仅次于子宫颈癌,但近年来乳腺癌的发病率呈上升趋势,有超过子宫颈癌的倾向。部分大城市报告乳腺癌占女性恶性肿瘤之首位。

【评估】

1.一般评估

月经史,孕育史,哺乳情况,饮食习惯,生活环境,既往史,家族史,心理和社会支持状况等。

2.专科评估

(1)局部身体状况:乳房外形和外表,有无肿块及肿块大小、质地、活动度,肿块与深部组织的关系,表面是否光滑、边界是否清楚,有无局限性隆起或凹陷等改变。

(2)全身状况:有无癌症远处转移的征象,如锁骨上、腋窝淋巴结和其他部位有无肿大淋巴结,淋巴结的位置、大小、数目、质地及活动性;有无肺、骨和肝转移的征象;全身的营养状况等。

【术前护理要点】

1.心理护理

乳房是女性性征之一,因术前患者对癌症有恐惧感、对手术害怕、对预后恐惧及对根治术后胸部形态改变存在担忧,故应多了解和关心患者,倾听患者的想法和要求,加强心理疏导,向患者和家属解释手术的必要性和重要性,解除其思想顾虑。介绍患者与曾接受过类似手术且已痊愈的妇女联系,通过成功者的现身说法使其相信一侧乳房切除将不影响正常的家庭生活、工作和社交;告知患者今后行乳房重建的可能,鼓励其树立战胜疾病的信心、以良好的心态面对疾病和治疗。

2.术前常规准备

(1)术前1天皮肤准备:备皮范围是上自锁骨上部、下至髂嵴,自健侧腋前线或乳头线、后过背正中线,包括患侧上臂和腋下。若手术时需要植皮,应同时做好供皮区的皮肤准备,由于乳头、乳晕部位皮肤不甚平滑,更要注意清洁,并避免割伤皮肤。操作时动作要轻柔,以免疼痛。

(2)术前1天根据医嘱交叉配血,做好药物过敏试验。

(3)术前禁食12小时,禁水4小时;术前晚保持充足的睡眠,必要时口服镇静药物。

(4)术前半小时肌内注射苯巴比妥钠0.1 g,阿托品0.5 mg。

3.术前适应性训练

(1)术前3日指导患者进行腹式呼吸的锻炼。具体方法:患者取立位、平卧位或半卧位,两手分别放于前胸部和上腹部。用鼻缓慢吸气时,令膈肌最大限度的下降,腹肌松弛,膈肌随腹腔内压增加而上抬,推动腹部气体排出,手感到腹部向上抬起。呼气时用口呼出,腹肌收缩,膈肌松弛,膈肌随腹腔内压增加而上抬,推动肺部气体排出,手感到腹部下降。

(2)指导患者掌握在床上使用大、小便器的方法。

4.注意事项

(1)在健侧行PICC穿刺置管术,上肢在24小时内应限制剧烈活动,指导患者做握拳运动。

(2)如病情允许,术前晚上可进行个人卫生清洁。

【术后护理要点】

1.全麻苏醒期的护理

(1)清醒前:①采取去枕平卧位,头偏向一侧;②清除口咽内分泌物,保持呼吸道通畅,防止呕吐误吸引起窒息;③注意观察瞳孔的对光反射是否恢复,以判断患者麻醉清醒的状况。

(2)清醒后:①血压平稳后改为半卧位,利于呼吸和引流;②评估疼痛程度,必要时遵医嘱给予镇痛药;③心理护理,主动到床前关心患者、细心照顾患者,通过亲切的语言、行为来表达对患者的同情、关怀和问候,有的放矢地进行心理疏导。

2.病情观察

(1)密切监测患者生命体征的变化。

(2)扩大根治术注意患者的呼吸情况,及时发现有无气胸,鼓励患者做深呼吸,防止肺部并发症。

3.饮食护理

术后 6 小时,若无恶心、呕吐等麻醉反应,可给予流质饮食,如豆浆、米汤、面汤、牛奶等;术后第 1 天可给予半流质饮食,如八宝粥、豆腐脑、鸡蛋羹、烂面条等,以后渐恢复正常饮食,应给予高热量、高蛋白质、高维生素饮食,以促进伤口愈合,身体康复。

4.疼痛的护理

为使患者不被疼痛困扰,有良好的休息和睡眠,术后短时间内适当应用哌替啶,必要时可重复给药。另外,可使用分散患者注意力的方法减轻患者疼痛。

5.胸部锻炼的指导

鼓励患者深呼吸,并使用有效咳嗽排痰的方法,必要时更换体位。对于痰液黏稠者给予雾化吸入;也可使用电振动叩击排痰。

6.患肢的护理

(1)观察皮瓣颜色及创面愈合情况并记录。注意伤口敷料,用胸带或弹力绷带加压包扎,保持患侧手臂血液循环通畅及淋巴回流通畅。平卧时用软枕抬高患侧上肢 20°～30°;半卧时屈肘 90°放于胸腹部,以预防或减轻上肢水肿。同时,注意患者卧位舒适。

(2)严密观察患侧上肢皮肤颜色、温度、脉搏等。

(3)避免在患肢手臂测血压、输液、注射及抽血。

(4)嘱患者术后 3 周内患侧不要承担 1 kg 以上重物,伤口愈合后也应避免患侧肩部承担超过体重 1/4 的重物。

(5)在护士的指导下循序渐进地实施功能锻炼。

1)术后 24 小时开始,指导患者伸指握拳动作,以活动腕关节。每天 4 次,每次 10 下。

2)术后 2～3 天,做前臂伸屈运动,前伸小于 30°,后伸小于 15°,坐位练习屈肘屈腕。每天 4 次,每次 10 下。

3)术后 4～5 天,练习患侧上肢摸同侧耳廓、对侧肩。

4)术后 5～7 天,患侧上肢慢慢伸直、内收、屈曲肩关节,抬高 90°。

5)术后 7～10 天,练习手指"爬墙"运动,直至患侧手指能高举过头,自行梳理头发,功能锻炼应循序渐进,并避免用患肢搬动、提拉重物。

7.引流管的护理

（1）观察引流液色、质、量并记录，注意有无出血。

（2）妥善固定引流管，患者卧床时固定于床旁，起床时固定于上衣。

（3）保证引流通畅和有效的负压吸引，连接固定，定时挤压引流管或负压吸引器。

（4）引流过程中若有局部积液、皮瓣不能紧贴胸壁且有波动感，应报告医生，及时处理。

（5）一般术后 1～2 天，每日引流血性液体 50～100 ml，并逐日减少。术后 3～5 天，皮瓣下无积液、创面与皮肤紧贴，引流量小于 10～15 ml 即可拔管。若拔管后仍有皮下积液，可在严格消毒后抽液并局部加压包扎。

8.并发症的护理

（1）患侧上肢肿胀：为乳腺癌根治术后患侧腋窝淋巴结切除后上肢淋巴回流不畅或头静脉被结扎、腋静脉栓塞、局部积液或感染等因素导致回流障碍所致。

1）指导患者平卧时用软枕抬高患侧上肢 20°～30°，下床活动时用上肢吊带托扶上肢。

2）需他人扶持时应扶健侧，以防腋窝皮瓣滑动而影响创面愈合。

3）患侧上肢间断向心性按摩可减轻或防止上肢水肿。

4）肢体肿胀严重者，可戴弹力袖或使用弹力绷带以利于回流。

（2）皮下积液。

1）严密观察引流管有无堵塞、受压、扭曲、脱出。

2）观察引流液的性状、颜色和量并记录。

3）一般情况术后 20 小时内引流液量不超过 150 ml，若术后 8 小时内引流液量超过 100 ml，为红色血性液体，提示有内出血；若引流液量突然减少，提示引流管不通畅。

4）术后伤口加压包扎，可帮助排出伤口内的积血、积液，包扎松紧要适宜，不影响患者呼吸为度。

（3）皮瓣坏死：最严重的并发症。

1）严密观察皮瓣的血供情况：皮瓣缺血时，温度低于健侧，颜色苍白；皮瓣坏死时，颜色呈黑色，皮瓣下有脓性分泌物。

2）告知患者及家属严格按照护士的指导进行上肢活动。

【健康教育】

1.活动

术后近期避免用患侧上肢搬动、提取重物。

2.避孕

术后 5 年内应避免妊娠，以免促使乳腺癌的复发。

3.义乳或假体

出院时暂佩戴无重量的义乳，有重量的义乳在治愈后佩戴。根治术后 3 个月行乳房再造术。

4.自我检查

定期的乳房自查有助于及早发现乳房的病变。检查最好在月经后的 7～10 天。自查方法如下。

（1）站在镜前以各种姿势（两臂放松垂于身体两侧、双手撑腰、向前弯腰或双手高举枕于头后）比较两侧乳房大小、形状是否对称、轮廓有无改变、乳头有无内陷及皮肤颜色的改变。

（2）于不同体位（平卧或侧卧），将手指平放于乳房，从外向乳头环形触摸，检查有无肿块。

（3）检查两侧腋窝有无肿大淋巴结。

（4）用拇指及示指轻轻挤压乳头查有无溢液。

疑有异常应及时就医。

5.其他

根据雌激素、孕激素受体情况，按医生意见是否服用三苯氧胺等药物。

第五节　大肠癌

大肠癌包括结肠癌及直肠癌，是常见的消化道恶性肿瘤之一。

【评估】

1.一般评估

饮食习惯，有无烟酒、饮茶嗜好，家族史、既往史，心理及社会支持状况等。

2.专科评估

（1）局部身体状况：排便习惯有无改变，是否出现肠梗阻症状，有无粪便表面带血、黏液和脓液的情况；腹部有无肿块及肿块大小、部位、硬度、活动度，有无局部压痛。

（2）全身状况：全身营养状况，有无肝大、腹水、黄疸、消瘦或贫血等。

【术前护理要点】

1.心理护理

（1）关心和安慰患者，向患者介绍手术的目的、注意事项及结肠造口术等知识。

（2）介绍治疗成功的病例，增强患者战胜疾病的信心。

2.一般护理

（1）给予高蛋白、高热量、高维生素、易于消化的少渣饮食，对有不全肠梗阻患者，给予流质、少渣不产气的饮食，静脉补液，纠正体液失衡和补充营养。

（2）必要时少量多次输入新鲜血，以增强手术耐受力。

（3）协助患者做好必要的术前检查，如心、肺、肝、肾功能等，密切观察脓血便情况，便血严重者，肌内注射止血药物，如维生素 K1 等。

3.肠道准备

目的是避免术中污染腹腔，减少切口感染和吻合口瘘。

（1）控制饮食：手术前 1 周开始进少渣饮食，手术前 3～5 日开始进无渣半流质饮食，术前 2～3 日始改流质饮食，以减少粪便的产生，有利于清洁肠道。

（2）使用肠道抗菌药物：术前 3 天口服链霉素、庆大霉素、甲硝唑片等。

（3）清洁肠道：术前 1 日晚及术日晨用 1％～2％肥皂水或生理盐水行清洁灌肠。首次灌肠时，肛管插入肠道约 15 cm，灌肠液滴速宜慢，以便使灌肠液与肠道充分接触，更好地软化大便,以后可将肛管适当插深,滴速加快,每次灌入一定液体后,患者明显便意时,便嘱患者排便,直到排出的液体无粪便残渣为止。

(4)有肠梗阻时禁食水,术前灌肠、胃肠减压。

4.术前常规准备

(1)术前1天皮肤准备:备皮的范围是上至剑突、下至大腿上(包括会阴及肛门部位,洁净脐部)、两侧至腋中线。

(2)术前1天根据医嘱交叉配血,做好药物过敏试验。

(3)术前禁食12小时,禁水4小时;术前晚保持充足的睡眠,必要时口服镇静药物。

(4)术日晨留置胃管及尿管;术前半小时肌内注射苯巴比妥钠0.1 g及阿托品0.5 mg。

(5)女性直肠癌患者,术前3日每晚应冲洗阴道。

【术后护理要点】

1.全麻苏醒期的护理

(1)清醒前:①采取去枕平卧位,头偏向一侧;②清除口咽内分泌物,保持呼吸道的通畅,防止呕吐误吸引起窒息;③注意观察瞳孔的对光反射是否恢复,以判断患者麻醉清醒的状况。

(2)清醒后:①血压平稳后改为半卧位,利于呼吸和引流;②评估疼痛,必要时遵医嘱给予镇痛药;③心理护理,主动到床前关心患者、细心地照顾患者,通过亲切的语言、行为来表达对患者的同情、关怀和问候,有的放矢地进行心理疏导。

2.一般护理

(1)体位:生命体征平稳后,给予半卧位。

(2)饮食护理:禁食水,静脉输液补充营养,维持体液平衡。2～3日后肛门排气或造瘘口开放后,拔出胃管,开始进流食,1周后改为少渣饮食,2周左右方可进普食。

3.病情观察

(1)如出现脉搏快、血压下降,应注意有无内出血发生,发现问题报告医生及时处理。

(2)术后3日内体温升高,一般38℃左右,是外科吸收热;若3日体温仍高,且诉切口疼痛加重,应警惕切口感染及吻合口瘘,应及时报告医生检查切口,妥善处理,按医嘱应用抗生素并继续加强营养支持疗法。

(3)观察造瘘口处肠黏膜的血供情况,如发现异常(变黑)时应及时报告医生并协助处理。

4.疼痛的护理

术后1～2日切口疼痛难免,若影响休息和睡眠,应给予止痛,如肌内注射布桂嗪或哌替啶,以减轻患者的不适。

5.引流管的护理

(1)胃管:保持胃管有效的负压吸引,并观察胃液的量、色、质;待肠蠕动恢复、肛门或结肠造口处排气后,可拔除胃管。

(2)腹腔及骶前引流管:保持各管道通畅,防止引流管堵塞,并注意观察引流液的量和性状;骶前引流管在术后1周可逐渐拔除,拔管后要填塞纱条,防止伤口封闭形成无效腔。

(3)尿管。

1)保留肛门:按术后常规尿道护理。

2)不保留肛门:留置导尿管 2 周,每日 2 次进行尿道口护理,术后 5～7 天起开始夹闭导尿管,每 4～6 小时开放 1 次,训练膀胱收缩功能。

6.术后活动的指导

术后 6 小时如血压平稳,可改半卧位,以利于呼吸、引流和创口愈合,鼓励患者床上翻身,活动下肢,以防压疮和下肢静脉血栓形成。保肛手术 3 日后可下床活动,以防止肠粘连、坠积性肺炎等;经腹会阴联合直肠癌根治术者,视病情而定,尽量争取早日下床活动。

7.人工肛门的护理

(1)观察造口情况:开放造口前用凡士林或生理盐水纱布外敷结肠造口,敷料浸湿后应及时更换。观察造口肠段的血液循环和张力情况,若发现有出血、坏死和回缩等异常,应及时报告医生并协助处理。

(2)保护腹部切口:人工肛门于术后 2～3 日肠蠕动恢复后开放,为防止流出稀薄的粪便污染腹部切口,取左侧卧位,并用塑料薄膜将腹部切口与造瘘口隔开。

(3)保护造瘘口周围皮肤:经常清洗消毒造口周围皮肤,并以复方氧化锌软膏涂抹周围皮肤,以免浸渍糜烂。造口每次排便后,以凡士林纱布覆盖外翻的肠黏膜,外盖厚敷料保护。

(4)正确使用人工肛门袋:根据造口大小选择合适造口袋,造口袋内充满 1/3 排泄物,应更换造口袋。人工肛门袋不宜长期持续使用,以防止瘘口黏膜及周围皮肤糜烂。

(5)并发症的预防。

1)造口狭窄:为防止造口狭窄,待造口处拆线后每日进行肛门扩张 1 次,同时观察患者有无恶心、呕吐、腹痛、腹胀、停止排气排便等肠梗阻症状。

2)切口感染:保持切口周围清洁干燥,及时应用抗生素,会阴部切口于术后 4～7 天开始给予 1∶5 000 的高锰酸钾溶液坐浴,每天 2 次,以促进局部伤口愈合。

3)吻合口瘘:术后 7～10 天不可灌肠,以免影响吻合口愈合。

【健康教育】

(1)预防大肠癌的知识。

1)摄入低脂肪、适量蛋白及富含纤维素食物的均衡饮食,不吃发霉变质的食物,少吃腌、熏、烧烤和油煎炸的食品,多吃新鲜蔬菜。

2)防止慢性肠道疾病,如肠息肉、慢性结肠炎等。

3)高危人群应定期行内镜检查,以便早期发现,早期诊断,早期治疗。

(2)教会患者自我护理人工肛门。

1)介绍造口护理方法和护理用品。

2)指导患者每 1～2 周扩张造口 1 次,持续 3 个月,以防人工肛门狭窄。

3)训练患者每日定时结肠灌洗,可以训练有规则的肠蠕动,养成定时排便习惯,保持每天排便 1～2 次,最好选择清晨或患者原来习惯排便的时间。

(3)术后 1～3 个月勿参加重体力劳动,适当掌握活动强度。

(4)坚持术后化疗,3～6 个月门诊复查 1 次。

第六节　全身麻醉

全身麻醉是麻醉药作用于中枢神经系统并抑制其功能,以使患者全身疼痛消失的麻醉方法。全身麻醉是目前临床麻醉最常用的方法,因麻醉药物对中枢神经的控制可控、可逆、也无时间限制,患者清醒后不留任何后遗症,且较局部和阻滞麻醉更舒适和安全,故适用于身体各部位手术。

【评估】

1.一般评估

吸烟饮酒史、药物成瘾史、既往病史、既往手术史、麻醉史、家族史,心理和社会支持状况等。

2.专科评估

局部(有无牙齿缺少或松动、是否安有义齿)和全身(意识、生命体征、营养状况、皮肤情况等)的身体状况,辅助检查(血常规、尿常规、便常规、血生化检查、血气分析、心电图及影像学等检查结果;有无重要脏器功能不全、凝血机制障碍及贫血、低蛋白血症等)等。

【麻醉前护理要点】

1.缓解焦虑和恐惧

予以适当的心理护理。在访视和日常、护理过程中关心患者。向患者及家属介绍麻醉师情况、麻醉方法、术中可能出现的意外、急救准备情况,术中可能出现的不适感及麻醉后常见的并发症的原因、临床表现和预防,护理措施和配合方法等;并针对其顾虑的问题作耐心解释。

2.禁食

成人择期手术前常规禁食 12 小时、禁饮 4 小时;小儿择期手术前常规禁食(奶)4~8 小时、禁水 2~3 小时,以保证胃排空,避免术中发生胃内容物反流、呕吐或误吸。

3.术前用药

(1)镇静催眠药:巴比妥类和地西泮类,根据医嘱,多在术前 30~60 分钟应用,如苯巴比妥钠 0.1 g 肌内注射。

(2)抗胆碱能药:主要作用为抑制涎腺、呼吸道腺体分泌,有利于保持呼吸道通畅,如阿托品 0.5 mg 术前 30 分钟肌内注射。

4.其他

麻醉前应改善患者的全身状况,纠正生理功能的紊乱和治疗身体其他系统的疾病,以增强身体对麻醉和手术的耐受力。

【麻醉后护理要点】

1.体位

麻醉未清醒时取平卧位,头偏向一侧;麻醉清醒后,若无禁忌,可取斜坡卧位。

2.生命体征

密切监测血压、脉搏、呼吸,防止麻醉后并发症的发生。

3.保持呼吸道的通畅

在药物未完全代谢之前,随时可出现循环、呼吸等方面的异常,特别是苏醒前患者易发生舌后坠、喉痉挛、呼吸道黏膜阻塞、呕吐物窒息等,引起呼吸道梗阻。各种呼吸道梗阻均需紧急处理。

4.防止意外发生

患者苏醒过程中常出现躁动不安和幻觉,应加以保护,必要时加以约束,防止患者不自觉地拔出静脉输液管和各种引流导管,造成意外。

5.常见并发症的防治及护理

(1)呼吸系统。

1)呼吸暂停:多见于未行气管插管的静脉全身麻醉者。一旦发生,务必立即实行人工呼吸,必要时可在肌松药辅助下气管内插管行人工呼吸。预防:麻醉中加强监测,备好各项急救物品;麻醉中用药尽可能采用注射泵缓慢推注。

2)上呼吸道梗阻:见于气管内插管失败、极度肥胖、静脉麻醉未行气管内插管、胃内容物误吸及喉痉挛者。一旦发生应立即处理,置入口咽或鼻咽通气道或立即人工呼吸。舌后坠至梗阻者托起下颌,喉痉挛或反流物所致者,注射肌松药同时行气管内插管。

3)急性支气管痉挛:好发于既往有哮喘或对某些麻醉药过敏者,气管内导管插入过深或诱导期麻醉过浅也可诱发。处理:在保证循环稳定的情况下,快速加深麻醉,松弛支气管平滑肌;经气管或静脉注入利多卡因、氨茶碱、平喘气雾药等。预防:避免使用易诱发支气管痉挛的药物;选用较细的气管导管及避免插管过深,或在插管后经气管导管注入利多卡因,均有良好的预防和治疗作用。

4)肺不张:多见于胸腔及上腹部术后患者。治疗:在完善镇痛的基础上,做深呼吸和用力咳痰。预防:术前禁烟2~3周,避免支气管插管,术后有效镇痛,鼓励患者咳痰和深呼吸。

5)肺梗死:多见于骨盆、下肢骨折后长期卧床的老年患者。抢救极为困难,应及时开胸心脏按压,并行肺动脉切开取栓。预防:对原有血脂高、血液黏稠度大的老年患者,术前口服阿司匹林;麻醉诱导后翻身时动作宜轻柔。

6)脂肪栓塞:多见于老年长管骨骨折行髓内钉固定或关节置换术患者。抢救以循环、呼吸支持和纠正低氧血症为主。麻醉后适当扩容和血液稀释有助于预防。

(2)循环系统。

1)高血压:是全身麻醉中最常见的并发症。术中应加强观察、记录,当患者血压高于140/90 mmHg 时,即应处理;包括加深麻醉,应用降压药和其他心血管药物。

2)低血压:应根据手术刺激强度,调整麻醉状态;根据失血量,快速输注晶体和胶体液,酌情输血。预防:施行全麻前后应给予一定量的容量负荷,并采用联合诱导、复合麻醉,避免大剂量、长时间使用单一麻醉药。

3)室性心律失常:对频发室性期前收缩及室颤者,应予药物治疗同时电击除颤。预防:术前纠正电解质紊乱,特别是严重低钾者;麻醉诱导气管插管过程中,注意维持血流动力学平稳,避免插管操作所致心血管反应引起的心肌负荷过度;对术前偶有或频发室性期前收缩者,可于诱导同时静脉注射利多卡因 1 mg/kg;麻醉中避免缺氧、过度通气或通气不足。

4)心搏停止:是全身麻醉中最严重的并发症。需立即施行心肺复苏。预防:严格遵守操作流程,杜绝因差错而引起的意外;严密监测,建立预警概念。

(3)术后恶心、呕吐:为最常见的并发症,发生率自26%～70%不等。多见于上消化道手术、年轻女性、吸入麻醉及术后以吗啡为主要镇痛药物的患者。全麻术后发生的恶心、呕吐,可用昂丹司琼、甲氧氯普胺治疗。预防:术前经肌内或静脉注射甲氧氯普胺、昂丹司琼等均有一定效果。

(4)术后苏醒延迟与躁动:常见原因为吸入麻醉药洗出不彻底及低体温。苏醒期躁动与苏醒延迟有关,多与苏醒不完全和镇痛不足有关。预防:正确施行苏醒期操作,并于拔管前应用肌松药拮抗药,补充镇痛药及避免低体温。

第七节　急性胰腺炎

急性胰腺炎是常见的急腹症之一。一般认为该病是由胰腺分泌的胰酶在胰腺内被激活,对胰腺自身"消化"而引起的急性化学性炎症。按病理分类可分为单纯性(水肿性)和出血坏死性(重症)胰腺炎。前者病情轻,预后好;后者病情发展快,并发症多,死亡率高。

【评估】

1.一般评估

生命体征、精神状态、饮食习惯、既往健康状况及患者的心理状况。

2.专科评估

呕吐的次数、呕吐物的量及性状;腹痛的程度、性质及伴随体征;有无休克的征象;辅助检查结果。

【非手术治疗的护理要点】

1.用药护理

(1)解痉止痛:哌替啶、阿托品肌内注射。在腹痛剧烈、诊断明确时予以应用。不宜单独使用吗啡止痛,因其导致 Oddi 括约肌痉挛,合用阿托品可对抗其所引起的痉挛,效果好;盐酸山莨菪碱、东莨菪碱抑制胰液分泌,宜早期反复应用;同时应给予制酸药西咪替丁200 mg,每日4次,氢氧化铝、碳酸氢钠口服以中和胃酸,抑制胰液分泌。

(2)应用抗生素:一般常用青霉素、链霉素、庆大霉素、氨苄西林、磺苄西林、头孢菌素等,为控制厌氧菌感染,可同时使用甲硝唑。由于胰腺出血坏死、组织蛋白分解产物常是细菌繁殖的良好培养基,故在重型病例中尤应尽早使用,可起到预防继发感染及防止并发症等作用。

(3)减少胰液分泌:生长抑素具有抑制胰液和胰酶的分泌,抑制胰酶合成的作用。生长抑素和其类似物八肽(奥曲肽)疗效较好,还能减轻腹痛,减少局部并发症,缩短住院时间。首剂0.1 g 静脉注射,以后生长抑素/奥曲肽每小时 0.25 g/25～50 μg 持续静脉滴注,持续 3～7 天。

(4)中药:对急性胰腺炎有一定疗效。主要有柴胡、黄芩、芒硝、黄连、厚朴、木香、白芍、大黄(后下)等,随症状加减。

(5)辅助治疗补钙:表现有低血钙时可静脉补葡萄糖酸钙。其他如 H2 受体阻断药西咪替丁 300 mg,每日 4 次,静脉滴入,可抑制胃酸分泌,减少对胰腺的刺激。

2.一般护理

(1)饮食和胃肠减压:轻症者可进少量清淡流食,忌食脂肪、刺激性食物,重症者需严格禁饮食,以减少或抑制胰液分泌。病情重或腹胀明显者,应行胃肠减压,可抽出胃液,减少胃酸刺激十二指肠产生促胰液素、胆囊收缩素等,使胰液分泌减少,并可防治麻痹性肠梗阻。禁食期间应予输液、补充热量、营养支持。维持水电解质平衡,纠正低血钙、低镁、酸中毒和高血糖等。必要时可给予全胃肠外营养(TPN)以维持水电解质和热卡供应。优点是可减少胰液分泌,使消化道休息,代偿机体分解代谢。

(2)补液护理:发病早期应迅速建立两条静脉通路,必要时留置尿管,准确记录 24 小时出入水量、电解质失衡情况,密切观察有无休克征象。

(3)呼吸道护理:保持呼吸道通畅,氧气吸入,指导深呼吸、有效咳嗽,协助翻身拍背,预防呼吸道感染;因腹腔高压导致呼吸困难时给予呼吸机辅助呼吸。

3.并发症的观察和护理

(1)多器官功能障碍:急性胰腺炎常引起全身炎症反应综合征,若不及时有效地治疗,可引发多器官功能障碍(MODS)。护理上应严密观察生命体征变化,保证中心静脉管道通畅,每 30 分钟记录患者呼吸频率、血压、心率、尿量,定时测中心静脉压,及时调整输液速度,保持水电解质平衡,早期肠内营养支持,判断患者整体病情变化,保持氧气供应。

(2)感染:急性胰腺炎患者的感染发生率高达 40%,病死率为 20%,其死亡原因中 80% 是感染所致,工作中需认真执行无菌操作,处置前后认真洗手,每日雾化吸入 2 或 3 次,合理使用抗生素,定时取血、尿、痰、引流液、咽拭子等送检并监测,手术患者则于术中常规取腹水或坏死组织行细菌学检查。

(3)腹腔内出血:急性胰腺炎并发腹腔内大出血可发生在病程的任何阶段,无论什么原因引起的大出血,迅速恢复血容量和尽快止血是抢救生命的关键。腹腔内出血还包括感染性出血、合并消化道出血、术中及术后出血、凝血功能异常引起的出血等。护理:①注意严密观察生命体征变化,每小时测脉搏、呼吸、血压 1 次;②加强巡视,出血量小者可出现血压下降、脉搏增快等改变;而出血量大者可出现出血性休克,重点观察相关的腹部表现,有无腹膜刺激征等,当出现十分剧烈的腹痛时,应迅速恢复血容量和尽快止血;③密切观察切口敷料是否干燥及引流管中引流液的颜色和量,如有异常及时报告。

4.心理护理

患者由于发病突然,病情进展迅速,常会产生恐惧心理。此外,由于病程长,治疗期间病情反复,患者易产生悲观消极情绪。护士应为患者提供安全舒适的环境,了解患者的感受,耐心解答患者的问题,讲解有关疾病治疗和康复的知识,配合患者家属,帮助患者树立战胜疾病的信心。

【逆行胰胆管造影(ERCP)及十二指肠乳头切开取石术(EST)的护理要点】

1.术前护理

(1)心理护理:告诉患者术中配合要点,要求患者配合好,做好吞咽动作及深呼吸。医生和护士严密观察患者的病情变化,解除患者恐惧,缓解紧张的心理压力。

（2）术前准备：术前充分评估病情和患者的心肺功能，查血常规、凝血时间、血淀粉酶、尿淀粉酶、肝功能、结石大小等。

（3）做碘过敏试验及抗生素过敏试验，备好造影剂：碘过敏试验阳性者可选用碘海醇。告诉患者术前禁食水 8 小时，患者穿着要符合拍片要求，不能太厚，并去除金属物品（如皮带、首饰、钥匙）及义齿等。

（4）体位练习：术前 2 天指导患者进行体位练习，以提高对手术中体位改变的适应性，增加舒适度。

（5）根据情况决定是否建立静脉通道。

（6）术前用药：术前 20～30 分钟，肌内注射 654-2、地西泮 10 mg 和（或）哌替啶 50 mg；术前 10～15 分钟，用 2 g/L 丁卡因做咽部喷雾麻醉。

2.术后护理

（1）病情观察：严密观察患者面色、体温、脉搏、呼吸、血压等变化，如患者出现血压下降、脉搏细数、面色苍白等症状应立即报告医生处理。注意患者大便情况，有无黑粪，便中有无碎石排出。术后患者均有不同程度的腹痛，一般不需特殊处理。术后 2 小时和第 2 天抽血测血淀粉酶，若高于 200 U/L，同时伴腹痛、发热，应积极按急性胰腺炎处理。

（2）用药护理：术中使用碘剂或镇静药可能发生皮疹、心慌等过敏反应，特别是老年患者和心血管、呼吸系统疾病患者，应注意观察药物反应，术后常规静脉滴注抗生素、止血药及生长抑素（奥宁/善宁）以预防胰腺炎。

（3）饮食与休息护理：术后禁食 12～24 小时，如无不适，可由清流食过渡到低脂流食，再到低脂半流食，避免粗纤维食物的摄入，防止对术后十二指肠乳头的摩擦而导致渗血。1 周后可进普食。术后卧床休息 24 小时，以免切开处出血，鼓励患者取坐位，以利排石。

（4）鼻胆管引流护理：留置鼻胆管要妥善固定，末端接一次性引流袋，定时检查引流管是否通畅、引流液的量及颜色并准确记录，对引流欠通畅者可遵医嘱用 0.9％氯化钠 20 ml，庆大霉素 8 万 U 或 0.2％甲硝唑溶液 20 ml，6～8 小时冲洗 1 次，连续 2～3 次，冲洗时严格无菌操作，控制压力，压力一般为每分钟 10 滴，防止将胆总管的泥沙样结石冲入肝总管。

3.并发症的护理

（1）术后胰腺炎：临床症状为左上腹痛，一般解痉镇痛药难以缓解，血淀粉酶明显升高，恶心、呕吐、体温升高等，胰腺炎的发生常与术中胰管直接损伤及胰管内压力升高有关。

（2）胃肠道大出血、穿孔：术后给予常规禁食、输液、应用止血药物。如患者出现腹痛但不能用胰腺炎及胆管炎解释，应考虑穿孔可能，及时报告医生，行详细检查。

（3）胆道感染：由于绝大多数胆总管结石患者的胆管内都有细菌生长，在胆道压力升高的条件下，感染胆汁中的细菌可以进入血循环引起菌血症，或胆道内操作损伤胆管黏膜，都是胆汁中细菌进入血液循环的主要原因。表现为高热、可达 39℃ 以上，寒战，黄疸，恶心、呕吐，白细胞、中性粒细胞增高。因此 ERCP 及 EST 术前、术后都应预防性经静脉给予抗生素，一般 3 天；造影剂中也可加入广谱抗生素，如庆大霉素，术中严格无菌操作；营养缺乏者，可采用胃肠外营养供给能量，增强机体抵抗力；做好基础护理，保持皮肤、口腔清洁；高热时行物理降温、药物退热，必要时抽血做血培养及药敏试验，选择有效的抗生素。

【健康教育】

(1)告知患者及家属饮食管理的重要性,宜采用低脂易消化饮食,忌食刺激性食物,如油炸食品,多食纤维素性食物,少食过甜的食物,睡前不宜进食。

(2)饮食要适量、有规律,绝对禁酒、戒烟。

(3)心情舒畅,避免情绪过于激动。

(4)治疗原有疾病:如胆石症、胆道炎症等胆道疾病或蛔虫症。

(5)定期门诊随访。

第十二章　肝胆外科护理

第一节　胆石症

胆石症指发生在胆囊和胆管的结石,是胆道系统的常见病。其成因复杂,是多因素综合作用的结果,主要与胆道感染、胆道异物、胆道梗阻、代谢异常、致石基因等因素有关。

【评估】

1.一般评估

了解患者的饮食习惯。既往有无反酸、嗳气、上腹饱胀和类似发病史,家族中有无类似疾病史。患者既往肝胆手术时间、手术方式、手术次数,有无其他并发症及状况;有无药物过敏史。

2.专科评估

疼痛部位,消化道症状,全身皮肤及巩膜颜色。

【护理要点】

1.一般护理

(1)术前护理。

1)饮食护理:患者应进食高蛋白、高碳水化合物、高维生素、低脂清淡饮食,补充营养物质。

2)常规术前准备:遵医嘱术区备皮,通知患者术前12小时禁食,4小时禁饮,术前一日晚行清洁灌肠。

3)积极做好术前常规准备:如留置胃管、尿管,做好药物过敏试验。

4)术日晨护理:认真检查各项准备工作的落实情况;若发现患者有不明原因的体温升高,或女患者月经来潮等情况,应报告医生,遵医嘱延迟手术日期;取下患者活动义齿、发夹、眼镜、手表等贵重物品;遵医嘱给予术前药物;准备好手术需要的病历、检查结果等,将之随患者带入手术室;与手术室人员仔细核对患者、手术部位及名称等,做好交接。

(2)术后护理。

1)全麻术后患者未清醒时应平卧,头偏向一侧,使口腔分泌物和呕吐物易于流出,避免误吸入气管。全麻清醒后,生命体征平稳,可根据需要调整卧位。

2)疼痛的处理:术后24小时内切口疼痛最剧烈,2～3天逐渐减轻,可根据疼痛的时间、部位、性质和规律,嘱患者半卧位,双腿屈膝,减轻腹部肌肉紧张,缓解腹痛,必要时遵医嘱应用药物止痛。

3)发热的处理:发热是术后患者最常见的症状,由于手术创伤的反应,术后患者的体温可略升高,变化幅度在0.5～1℃,一般不超过38℃,称之为外科手术热。术后1～2天可逐渐恢复正常,不需特殊处理。若高热不退或退而复升,应警惕继发感染的发生,及时报告医生。

4)恶心、呕吐:术后早期的呕吐多为麻醉反应,待麻醉作用消失后可自行停止。患者出现恶心时,嘱患者深吸气、慢吐气,可缓解恶心症状。患者呕吐时,将其头偏向一侧,并及时清除呕吐物。若持续呕吐应报告医生,及时处理。

5)严密监测患者的血压、心率、心律、呼吸、脉搏等各项生命体征,有必要时遵医嘱记录 24 小时液体出入量。

6)饮食与补液术后早期禁食、行胃肠减压。可先进低脂清淡流食,后逐渐改为清淡半流食和普食。在禁食期间要遵医嘱给患者补充液体,维持体液平衡。保持有效的胃肠减压既能减轻胃肠道张力,又可以防止呕吐和吻合口瘘的发生,术后 2～3 天肛门排气后可拔除。

7)腹腔引流管术后 24 小时引流液一般为淡血性,不超过 100 ml,以后逐渐减少,术后 48～72 小时拔除。如为鲜红色液体,每小时少于 50 ml,经对症治疗后减少或 24 小时少于 300 ml 则无须手术处理;如每小时多于 100 ml,对症治疗无效者则立即行剖腹探查术。如为胆汁样液体,则应延长拔管时间。

8)T 型管的护理:T 型管引流用于胆总管和肝胆管的探查手术,起减压和支撑的作用,也是预防胆道梗阻及急性胆道感染的重要保证。T 管护理要点如下。

妥善固定:术后使用缝线将 T 管固定于腹壁外,还应用胶布固定于皮肤,但不可固定于床上,以防因翻身、活动、搬动时牵拉而脱出。对躁动的患者,应有专人守护或适当加以约束,避免将 T 管拔出。

保持有效引流:平卧时引流管的高度不能高于腋中线,站立或活动时应低于腹部切口,以防胆汁反流造成感染,若引流袋的位置太低,可使胆汁流出过量,影响脂肪的消化和吸收。T 管不可受压、扭曲、折叠,应经常予以挤捏,保持引流通畅。

观察记录胆汁的色泽、性状和量:正常胆汁分泌量为每天 100～800 ml,质地黏稠,色金黄或黄绿色,清亮无沉渣,术后 24 小时内引流量 300～500 ml,恢复饮食后,可增至每天 600～700 ml,以后逐渐减少至每天 200 ml 左右。若胆汁突然减少甚至无胆汁流出,则引流管可能受压、折叠、阻塞或脱出,应立即检查,通知医生及时处理。若流量多,提示胆道下端有梗阻的可能。

严格无菌操作,预防感染。

掌握拔管指征:置管时间一般为 2～3 周,患者无腹痛、发热,黄疸消退,血常规、血清黄疸指数正常,胆汁引流量减至 200 ml,清亮,胆管造影证实胆道无异物、无残石、无狭窄、胆肠吻合口通畅,可拔除 T 型引流管。拔管前引流管应开放 2～3 天,使造影剂完全排出。拔管后残留窦道用凡士林纱布填塞,1～2 天可自行愈合。

2.病情观察

(1)出血:术后早期出血的原因多由于术中结扎血管线脱落、肝断面渗血及凝血功能障碍所致,应加强预防和观察。

1)改善和纠正凝血功能:遵医嘱予以维生素 K_1 10 mg 肌内注射,每天 2 次,以纠正凝血机制障碍。

2)加强观察:术后早期若患者腹腔引流管内引流出血性液增多,每小时超过 100 ml,持续

3 小时以上,或患者出现腹胀、腹围增大,伴面色苍白、脉搏细数、血压下降等表现时,提示患者可能有腹腔内出血,应立即报告医师,并配合医师进行相应的急救和护理。

(2)胆瘘的预防和护理。

1)加强观察:术后患者若出现发热、腹胀和腹痛等腹膜炎的表现,或患者腹腔引流液呈黄绿色胆汁样,常提示患者出现胆瘘,应立即报告医师并配合其进行相应处理。

2)妥善固定引流管,防止脱出。

3)保持引流管引流通畅。

4)观察引流情况:定期观察并记录引流液的颜色、性状和量。

3.用药护理

肌内注射或静脉注射维生素 K_1,改善患者凝血功能。注意观察用药部位周围皮肤有无红肿和疼痛。

4.心理护理

给予患者支持与安慰,加强有关疾病知识宣教,让患者家属了解和掌握胆石症的发病机制、治疗、休养中的注意事项,以及精神因素对疾病的影响。消除紧张、恐惧的心理,安慰鼓励患者增强对生活的信心。

【健康教育】

(1)嘱患者注意休息,保持良好的心情。

(2)指导患者进食高蛋白、高维生素、低脂饮食,忌油腻、油炸、蛋黄等食物。

(3)坚持服用利胆药物。

(4)出院后 6 个月、12 个月各复查 1 次,以后每年 1 次,一旦出现腹痛、黄疸、消化不良等情况,立即到医院就诊,以免延误病情。

第二节　鼻胆管引流术

鼻胆管引流术(ENBD)是在十二指肠镜直视下逆行性胰胆管造影(ERCP)基础上开展的胆道治疗技术。目的是引流胆汁,用于各种良恶性胆道疾病引起的胆道梗阻,是一种有效的"减黄"和预防 ERCP 术后并发症的治疗方法。为患者提供一个创伤小、效果好、费用低的治疗方法。

【评估】

1.一般评估

神志,生命体征,皮肤黄染情况等。

2.专科评估

引流液的量、性状,引流是否通畅,有无术后出血等。

【护理要点】

1.一般护理

(1)环境:室内温度 18～22℃,相对湿度 50%～60%,环境应安静、舒适、保持空气流通、新鲜。减少家属陪伴及探视。

(2)休息与体位：全麻未清醒患者给予平卧，头偏一侧体位；麻醉清醒的患者采用半卧位，以利于引流，减轻腹壁张力、切口疼痛，有利于患者呼吸。

(3)饮食护理：术后禁食水，禁食水期间注意口腔护理，保持口腔湿润；术后根据患者的血尿淀粉酶及有无腹痛、发热、黄疸等情况进行饮食调整；如无并发症发生，常规禁食 24 小时后可进低脂流食，逐渐过渡为正常饮食。

(4)皮肤护理：发热者应用抗感染药物退热后，出汗多者应注意及时更换衣物，做好皮肤护理。为预防皮肤感染，嘱咐患者每日温水擦浴，勤换洗内衣，衣料以棉质为宜，减轻黄疸引起的皮肤瘙痒，防止瘙痒抓破皮肤而感染。

(5)保持呼吸道通畅：术后给予持续低氧流量吸氧 2～4 L/min，及时吸痰，对咳痰困难患者，麻醉清醒后协助叩背排痰。

(6)管道护理。

1)向患者解释鼻胆管引流的重要性和必要性，防止患者将鼻胆管拔出。

2)经常检查并妥善固定引流管，引流管在体外要做到双固定，即固定在鼻翼侧、颊部和床旁，并连接引流袋。可在鼻孔处用胶布做记号，以观察鼻胆管有无脱出，向患者说明一旦脱出，不能用手插回。每日更换胶布并固定。

3)保持引流通畅，避免打折、扭曲，引流袋位置应低于引流部位。

4)每日记录引流物的颜色、量及性状。

5)经鼻胆管冲洗：取石术后疑有细小结石残留、泥沙样结石，急性梗阻性胆管炎等，需经鼻胆管用甲硝唑 100 ml 或生理盐水加庆大霉素 16 万 U250 ml 冲洗。冲洗过程中严格无菌操作，冲洗前先消毒接口，然后连接输液器冲洗，开始一般不超过 30 滴/分，观察患者有无腹痛情况，然后逐渐加快，可至 60 滴/分，如冲洗过程中患者出现腹痛、恶心、呕吐等不适症状。应减慢滴数，如仍不能忍受者，应告知医生停止冲洗。冲洗完毕后再次消毒接口，连接引流袋。如胆汁澄清，每日引流量在 300～400 ml 或以上，无感染征象者暂不用冲洗。

2.病情观察

(1)加强生命体征的观察，术后 24 小时使用心电监护仪随时观察血压、脉搏及血氧饱和度指标，如发现血压下降、脉搏增快、尿量少等异常情况，考虑有无血容量不足、腹腔内出血的可能，须立即报告医师进行处理。

(2)密切观察有无恶心、呕吐、腹痛、腹胀及压痛、反跳痛、皮肤黄染等症状体征等。

(3)术后连续监测血尿淀粉酶 3 天，尤其术后 3 小时和 24 小时血尿淀粉酶值，术后无感染和并发症者常规用抗生素 3 天，应用奥曲肽，静脉给予营养液体。

(4)每日观察引流液的颜色、量、性状。

3.用药护理

(1)术后使用解痉止痛药阿托品时应注意有无心动过速。

(2)使用山莨菪碱时应注意有无口干症状。

(3)止痛效果不佳时可配合使用哌替啶，应注意观察有无恶心、呕吐、便秘症状。

(4)发热者应用抗感染药物退热后，出汗多者应注意及时更换衣物。

(5)使用生长抑素类药物如奥曲肽抑制胰液分泌时,要注意首剂量、维持量及持续性。

4.心理护理

向患者耐心解释 ERCP、ENBD 的目的、意义及主要操作过程,并告知其与传统手术相比具有创伤小、恢复快等优点,并向患者说明该手术可能出现的不适感(恶心、呕吐等),解除其恐惧和紧张心理,使其在最佳状态下接受治疗。

【健康教育】

(1)指导患者出院后应注意休息,避免剧烈活动。

(2)保持良好的饮食习惯,少量多餐,避免暴饮暴食,告知患者应低脂、低胆固醇、高维生素饮食,多饮水。

(3)一般每隔 1 周复查血淀粉酶,每隔 1 个月 B 超检查,以观察胆石情况。

(4)如有发热、呕吐、腹痛、腹胀及皮肤黄染等情况应及时到医院就诊。

第三节　肝癌术后

肝恶性肿瘤分为原发性肝癌和继发性肝癌。原发性肝癌是指发生于肝细胞和肝内胆管上皮细胞的癌,是我国常见的恶性肿瘤之一。肝癌流行于我国东南沿海地区,好发于 40～50 岁年龄段,男女比例约为 2∶1。近年来发病率有增高趋势,年死亡率居我国恶性肿瘤的第二位。继发性肝癌指人体其他部位的恶性肿瘤转移至肝而发生的肿瘤,称转移性肝癌。

【评估】

1.一般评估

是否居住在肝癌高发区,有无肝炎、肝硬化;饮食和生活习惯,有无进食含黄曲霉菌的食物,有无亚硝胺类致癌物的接触史等;家族史;既往史;心理和社会支持状况等。

2.专科评估

(1)疼痛发生的情况:发生的时间、部位、性质、诱因和程度,是否位于右上腹,是否呈间歇性或持续性钝痛或刺痛,与体位有无关系,是否夜间或劳累时加重,有无牵涉痛;是否伴有消化道症状,如嗳气、腹胀;近期有无乏力、食欲减退等。

(2)局部身体状况:肝是否大,有无肝区压痛、上腹部肿块等;肿块的大小、部位,质地是否较硬,表面是否光滑;是否肝浊音界上移。

(3)全身状况:是否有黄疸、腹水等体征;有无消瘦及恶病质表现;有无肝性脑病、上消化道出血及因长期卧床,抵抗力降低而并发的各种感染,如肺炎、败血症和压疮等。

【非手术治疗的护理要点】

1.心理护理

肝癌患者的心理护理很重要。护士要了解患者的心理状态,关心、安慰、鼓励患者积极接受治疗,耐心细致地讲解治疗过程,可能出现的不良反应及处理原则,增加患者战胜疾病的信心,提高患者的自我防护能力;多与患者及家属进行沟通,了解患者对疾病的认识及患者的心理反应,有的放矢地进行心理护理,因人施教制定有效的健康教育计划。

2.一般护理

(1)注意休息,减少活动量,以减轻肝脏负荷;避免剧烈活动,防止癌肿破裂出血。

(2)保持床单清洁平整,定时翻身,防止压疮。

(3)对肝性脑病者和不能进食者做好口腔护理。

3.饮食护理

(1)以易消化的软食为主,忌坚硬、辛辣,少食煎炸食品;避免进食有刺激性及植物纤维素多的食物,以免引起伴有肝硬化的患者发生食管或胃底静脉破裂出血。

(2)给予高蛋白、高热量、高维生素、低脂肪食物。

(3)多食新鲜蔬菜水果,饮用果汁饮料,补充维生素。

(4)肝性脑病前期或昏迷患者应给予低蛋白饮食,每日蛋白总量 20～40 g,尽量选用生物价值高的动物性蛋白,如乳、蛋、瘦肉等。

(5)对有腹水者,要限制盐的摄入,每日 3～5 g。

(6)对食欲缺乏者应经常更换饮食花样,少食多餐。

4.病情观察

(1)密切观察意识状况,注意有无精神错乱,自我照顾能力降低、性格改变和行为失常等肝性脑病前期症状。

(2)密切观察血压、脉搏及腹部情况,以及早发现腹腔内出血。

(3)对患者的疼痛进行评估,观察肝区疼痛的性质、持续时间、有无放射等,遵医嘱按三级止痛法给予镇痛药。

【术前护理要点】

(1)肝癌手术者,术前全面查肝功能和凝血功能。

(2)术前 3 天进行肠道准备,口服链霉素 1 g,每天 2 次,抑制肠细菌;术前 3 天肌内注射维生素 K$_1$;术前清洁灌肠,以减少血氨的来源和消除术后可能诱发肝性脑病的因素,禁用肥皂水灌肠。

【术后护理要点】

(1)术后 24 小时内卧床休息,避免剧烈咳嗽。为防止术后出血,一般不鼓励患者早期活动。

(2)半肝以上切除患者术后间歇给氧 3～4 天,以保护肝细胞,并严格执行保肝治疗,防止肝性脑病。

(3)遵医嘱慎重选用止痛、麻醉、催眠、镇静类药物。

(4)如有消化道出血,应及时处理,以免血液在肠内分解成氨,吸收后血氨升高,并输入新鲜血液。

(5)术后定期复查肝功能和各项生化指标,如有血氨升高,谨防肝性脑病的发生。腹胀并伴有腹水者,应取半卧位,保持床位整洁,定时翻身,防止压疮。

【并发症的预防和护理要点】

1.癌肿破裂出血

是原发性肝癌常见的并发症。告诫患者尽量避免致腹内压骤升的动作,以防肿瘤破裂;术后 48 小时内应有专人护理,严密观察患者生命体征的变化;术后患者血压平稳,给予半卧位,为防止术后肝断面出血,一般不鼓励患者早期活动,术后 24 小时内卧床休息,避免剧烈咳嗽,以免引起术后出血;若患者突然主诉腹痛,且伴腹膜刺激征,应高度怀疑肿瘤破裂出血,及时通知医师,积极配合抢救。

2.上消化道出血

是晚期肝癌、肝硬化伴食管胃底静脉曲张者的并发症。患者饮食以少粗纤维的软食为主,忌浓茶、咖啡、辛辣刺激性食物,以免诱发出血;加强肝功能的监测,及时纠正或控制出凝血功能的异常。

3.肝性脑病

常发生于肝功能失代偿或濒临失代偿的原发性肝癌者。对患者加强生命体征和意识状态的观察,若出现性格行为变化,如欣快感、表情淡漠、扑翼样震颤等前驱症状时,及时通知医师。

(1)避免肝性脑病的诱因。

(2)禁用肥皂水灌肠,可用生理盐水或弱酸性溶液(如食醋 1~2 ml 加入生理盐水 100 ml),使肠道 pH 值保持为酸性。

(3)口服新霉素,抑制肠道细菌繁殖,有效减少氨的产生。

(4)使用降血氨药物,如谷氨酸钠或谷氨酸钾静脉滴注。

(5)给予富含支链氨基酸的制剂或溶液。

(6)肝性脑病患者限制蛋白质的摄入,以减少血氨的来源。

(7)便秘者可口服乳果糖,促使肠道内氨的排出。

【健康教育】

(1)注意防治肝炎,不吃霉变食物。

(2)坚持后续治疗,根据医嘱坚持化疗或其他治疗。

(3)注意营养,多吃含能量、蛋白质和维生素丰富的食物和新鲜蔬菜和水果。食物以清淡、易消化为宜。若有腹水、水肿,应控制食盐的摄入量。

(4)保持大便通畅,防止便秘。

(5)注意休息。

(6)自我观察和定期复查。

第四节　肝动脉栓塞化疗术

肝动脉栓塞化疗术(TACE)为不能手术切除肝癌者的首选介入治疗方法。TACE 是利用介入放射学在肝动脉内灌注化疗药物和血管栓塞剂,阻断肿瘤血液供应,使瘤体严重缺血坏死而缩小,达到临床治疗肝癌的目的。

【评估】

1.一般评估

神志,生命体征,皮肤状况。

2.专科评估

手术适应证和禁忌证,凝血功能,肝功能,股动脉评估。

【护理要点】

1.一般护理

(1)术前护理。

1)向患者及家属解释有关治疗的必要性、方法和效果,减轻其对手术的顾虑,以积极配合手术治疗。

2)遵医嘱做好各项化验检查,如血常规、出凝血时间、肝肾功能、血糖、心电图、B超、胸透等。

3)详细询问有无药物过敏史,做抗生素、碘过敏试验并记录。

4)做好术区备皮,训练患者在床上大小便。

5)嘱患者进清淡、易消化的食物,多食新鲜蔬菜和水果。

6)术前禁食12小时,禁水6小时。对于过度紧张的患者,必要时遵医嘱使用镇静药。

(2)术中护理:保持患者静脉通畅,准备好各种抢救用物和药物,及时安慰患者使其尽量放松。在术者注射造影剂时密切观察患者有无恶心、心慌、胸闷、皮疹等过敏症状。同时注意监测血压。注射化疗药后应观察患者有无恶心、呕吐,一旦出现应将患者头偏向一侧,口边置污物盘,指导患者做深呼吸。使用化疗药后如有明显的胃肠道反应,可遵医嘱给予止吐药,观察患者有无腹痛症状,对于轻微腹痛可安慰患者,转移注意力等方法减轻疼痛;如疼痛明显,患者不能耐受,可遵医嘱给予对症处理。

(3)术后护理。

1)生活、饮食护理:加强巡视,密切观察患者生命体征的变化,每15分钟测量生命体征1次,如有异常及时报告医生。术后患者患肢制动,生活不能自理,护理人员应做好生活护理。术后2小时以后可进少量清淡饮食,第2天进食高蛋白、高维生素、低脂饮食,进食时要细嚼慢咽,不宜吃过硬、过咸,忌油腻、煎炸、辛辣及刺激性饮食,防止患者因食管胃底静脉曲张破裂诱发大出血。

2)穿刺点的护理:介入治疗属于侵入性操作,局部穿刺和插管对动脉均有损伤,加之肝癌患者凝血因子减少,故应加强穿刺点的护理。介入术后沙袋压迫穿刺部位6~8小时,协助患者取平卧位下肢制动,绝对卧床休息24小时,之后根据病情可采取自主体位。严密观察穿刺部位有无出血及血肿,以及下肢血供,足背动脉搏动情况及皮肤颜色、温度、感觉。告知患者在打喷嚏、咳嗽时需用手压迫穿刺部位防止出血。术后如患者小腿剧痛,趾端苍白,皮温下降,感觉迟钝则提示股动脉栓塞的可能,应尽快通知医生进行处理。

2.并发症的护理

(1)穿刺部位血肿:股动脉穿刺部位出血是肝动脉栓塞化疗术后最常见的并发症,多数发生在术后2小时之内,可能与压迫止血不充分、凝血功能差、术后活动过频有关。为了减少穿刺部位出血,除了给予加压包扎外,还应在术前纠正凝血机制,血压高时口服降压药使血压平稳后再行肝动脉化疗栓塞。术前嘱患者排空大便,以防术后因排便用力而诱发穿刺点出血。如有出血立即用无菌纱布压迫穿刺点上方一指处动脉,并及时更换敷料,保持穿刺部位干燥,防止感染。

(2)发热:发热是介入术后最常见的反应,与栓塞后肿瘤组织细胞发生坏死有关。一般术后 3～7 天有不同程度的发热,若体温不低于 38℃ 则给予温水擦浴,头置冰袋物理降温,若体温不低于 39℃ 可遵医嘱给予退热药物。勤换床单位及衣裤,保持皮肤清洁干燥,同时,嘱患者多饮水。

(3)出血:肝癌患者多合并肝硬化,继发性门脉高压、脾功能亢进,并伴血小板减少和凝血机制不良而易发生出血,尤在穿刺过程中常出现腹腔内出血。因此,此类患者术前或术中可给予巴曲酶,肌内或静脉注射,术后密切观察生命体征并嘱患者避免剧烈活动。

(4)肝区疼痛:一般在术后 1～3 天出现,3～5 天可自行缓解。术后应勤巡视病房,避免过多搬动患者。注意观察腹痛性质、程度及部位,倾听患者主诉,以排除并发胆囊炎和胰腺炎的可能。轻度疼痛者可不做特殊处理;中度疼痛者给予口服止痛药;对剧痛者遵医嘱给予盐酸哌替啶止痛。

(5)胃肠道反应:多在术后早期出现,轻者表现为恶心和干呕,重者呕吐频繁,吐出胃内容物甚至胆汁,多数是因为化疗药物引起。患者呕吐时应将头部偏向一侧,以防呕吐物误吸入气管或呛咳导致窒息,并需注意观察呕吐物的性状、量,注意有无呕血或黑粪。

(6)肾损伤:患者可出现少尿、尿素氮增高。应静脉补液或嘱患者多饮水,加速化疗药物排泄;遵医嘱给予碳酸氢钠片口服,以碱化尿液,防止药物结晶,减轻肾损害;准确记录 24 小时尿量,若 24 小时尿量低于 500 ml,要及时告知医生。

(7)排尿困难:大多数患者不习惯床上排尿,护士应给患者创造适宜的环境,尽量减少病室内人员,必要时用屏风遮挡。对不能自行排尿者给予常规诱导排尿,如腹部按摩、热敷、听流水声或冲洗会阴等方法。

(8)血栓:介入操作时可能损伤血管内皮细胞,激活内源性凝血系统,引起动脉血栓形成栓塞,穿刺处包扎过紧、肢体制动使血液淤滞,也可促进动脉血栓形成。因此,要做到术中动作轻柔,避免损伤内皮;术后定时观察足背动脉搏动情况及术肢皮温、感觉、运动情况,定时活动制动肢体,促进血液循环。

(9)压疮的预防:肝癌患者介入治疗后卧床时间长,容易发生压疮。预防措施:①术前给予患者高蛋白、富含维生素饮食,以增加机体抵抗力;②将手平伸于受压部位,用手掌环形按摩皮肤每小时 1 次;③保持床单平整无褶皱,睡海绵床垫;④保持皮肤清洁、干燥,及时擦拭汗液;⑤用 75% 碘酊局部涂抹,每 2 小时 1 次,有良好的预防作用。

3.用药护理

术后遵医嘱大量补液,以利于造影剂的排出。

4.心理护理

加强 TACE 的知识宣教,让患者及家属了解和掌握 TACE 手术的流程和手术方式、方法及预后,使患者消除紧张、畏惧的心理。

【健康教育】

(1)术后患肢制动 24 小时,忌剧烈运动。

(2)鼓励患者大量饮水以利于造影剂的排出。

（3）术后进食清淡、高蛋白、高维生素、高糖、低脂饮食。

（4）不宜进食过硬、过咸食物，忌油腻、煎炸、辛辣刺激饮食。

第五节　肝、脾破裂

肝、脾均为血管丰富、质软而脆的实质器官，因此，易受暴力打击而破裂引起致命性大出血。而脾脏是腹部脏器中最容易受损伤的器官，发生率几乎占各种腹部损伤的40％左右。肝脾破裂的患者，病情重而变化迅速。

【评估】

1.一般评估

神志，生命体征。

2.专科评估

手术适应证和禁忌证；腹痛、腹胀的特点、部位、程度和持续时间，有无放射痛和进行性加重；有无休克的早期征象；有无呕吐，其程度和呕吐物的性状；有无合并头部、胸部、躯干和四肢等损伤或骨折。

【护理要点】

1.术前护理

（1）向清醒的患者及家属介绍病情和手术目的及意义，解除他们的思想顾虑，树立信心配合手术。

（2）常规皮肤准备及术前普鲁卡因皮试。

（3）备血，做好各种标本的采集工作。

（4）按医嘱留置胃管、尿管及术前用药。

2.术后护理

（1）一般护理：监测病情变化，每15～30分钟观察记录脉搏、呼吸、血压1次，及判断有无意识障碍，注意有无脉压缩小、脉搏减弱，呼吸运动是否受限，有无面色苍白、四肢湿冷等休克症状。

（2）保持呼吸道通畅，及时给予吸氧，按失血休克程度调整氧和吸氧浓度的以改善缺氧状况。

（3）体位：采取合适的体位，休克患者头和躯干分别抬高20°～30°，下肢抬高15°～20°，可增加回心血量及改善脑血容量。

（4）保持各种引流管的通畅，妥善固定，防止脱落。观察引流物量及性状、颜色的变化，出现异常应及时报告和处理。

（5）用药护理：根据医嘱应用抗感染药物。

（6）做好口腔及皮肤的护理，协助患者翻身叩背、鼓励患者深呼吸，在病情许可时下床活动，防止并发症的发生。

（7）饮食护理：术后禁食期充分输血、输液，加强营养以保障门静脉供氧充足。术后若能进食,宜高蛋白、高维生素、低脂肪、易消化的食物。

(8)疼痛护理:关心、体贴患者,使患者感到亲切有依托。给予精神安慰,分散注意力,能达到止痛的效果。必要时使用镇痛泵或止痛药。

3.心理护理

关心患者,加强交流,向患者解释相关的治疗和护理,使患者解除焦虑和恐惧,稳定情绪,把治疗上取得的进展告知患者,增强患者的自信心,积极配合各项治疗和护理。

【健康教育】

(1)注意劳逸结合,避免过度劳累,避免剧烈运动,避免意外损伤的发生。

(2)患者住院2~3周后出院,出院时复查 CT 或 B 超,嘱患者每月复查 1 次,直至肝脾损伤愈合、肝脾恢复原形态。

(3)了解掌握各种急救知识,再发生意外事故时,能进行简单的急救或自救。发生腹部外伤后,一定及时去医院进行全面检查,不能因为腹部无伤口、无出血而掉以轻心,贻误诊治。

(4)避免增加腹压,保持排便通畅,避免剧烈咳嗽。

(5)出院后要适当休息,避免进入拥挤的公共场所。坚持锻炼身体,提高机体免疫力。增加营养,促进康复。若有腹痛、腹胀、肛门停止排气排便等不适,应及时到医院就诊。

第十三章　心胸外科护理

第一节　食管癌

【概述】

食管癌是常见的一种消化道肿瘤。病因尚未完全明确,相关因素有化学物质、生物因素、缺乏某些微量元素及维生素等。临床上早期常无自觉症状,偶有轻微的吞咽不适,中晚期典型症状为进行性吞咽困难,患者逐渐消瘦、贫血、脱水及营养不良。食管吞钡 X 线检查及纤维食管镜等能明确诊断。以手术治疗为主,辅以放射、化学药物等综合治疗。

【护理】

1. 护理评估

(1)健康史:评估患者有无龋齿、口腔不洁、食管的慢性炎症、各种慢性刺激、其他恶性肿瘤及家族史。

(2)症状和体征:早期主要表现为吞咽食物时胸骨后疼痛,烧灼感或不适,主要症状是中晚期进行性吞咽困难。

(3)辅助检查:X 线食管造影是食管癌的主要检查方法;食管镜检查能直接观察到病变的特征并取活检进行病理检查。

(4)社会心理评估:评估患者对疾病的认知,有无恐惧、消极心理及经济承受能力。

2. 护理措施

(1)术前护理。

1)饮食护理:术前给予高热量、高蛋白、富含维生素的流质或半流质饮食,必要时静脉补充水、电解质及血浆或全血等,根据病情给予肠外营养支持。

2)保持口腔清洁:进食或呕吐后给予漱口,避免因局部感染造成术后吻合口瘘。

3)呼吸道准备:术前严格戒烟,训练患者有效咳嗽、咳痰和腹式呼吸。使用抗生素控制呼吸道感染。

4)胃肠道准备:①术前 3 日进流质饮食,对于进食梗阻明显者,术前晚给予 0.5%甲硝唑溶液 100 ml 及庆大霉素 16 万 U 加 0.9%氯化钠溶液 250 ml 经鼻胃管冲洗食管及胃;②结肠代食管手术患者,术前 3~5 日口服抗菌药,如庆大霉素、甲硝唑等,术前 2 日进食无渣、流质饮食,术前晚清洁灌肠;③术日晨常规置胃管,通过梗阻部位时不能强行插入,可置于梗阻部位上端,待手术中直视下再置于胃中。

5)心理护理:护士应加强与患者和家属的沟通,讲解手术治疗的重要性,稳定患者的情绪,使其以积极的心态接受手术治疗。

(2)术后护理。

1)病情观察：①密切观察生命体征变化，每 0.5～1 小时监测 1 次，平稳后改为 2～4 小时监测 1 次；②观察胸腔闭式引流液性质、颜色、量并记录；若引流液中有食物残渣，提示有食管吻合口瘘；若引流量多，由清亮转为浑浊，则提示有乳糜胸；若血性引流液高于 100 ml/h，持续 3 小时以上，提示胸腔内有活动性出血。

2)呼吸道的护理：持续氧气吸入，密切观察呼吸形态、频率和节律变化，经常听诊双肺呼吸音是否清晰。鼓励患者进行有效咳嗽、排痰；对于痰多咳嗽无力者，应立即行鼻导管深部吸痰，必要时用纤维支气管镜吸痰或气管切开，防止发生肺不张。

3)胃肠减压的护理：术后持续胃肠减压，减轻腹胀对吻合口的影响。保持胃管通畅，妥善固定，防止脱出。若引流出大量血性液体，患者出现血压下降、烦躁、脉搏增快等，提示吻合门出血。胃管不通畅时，可用少量 0.9％氯化钠溶液冲洗，胃管脱出后应严密观察病情，不应再盲目插入，以免发生吻合口瘘。

4)饮食护理：①常规禁食 7～10 日后，病情允许时开始进流质饮食，从每 2 小时给 60～100 ml 开始逐渐增多；术后 10～12 日进全量流质或少量半流质饮食；手术 3 周后患者若无特殊不适可进普食；禁食期间勿咽下唾液；②遵循少食多餐的原则，防止进食过多、速度过快，避免进食坚硬的食物，以免发生晚期吻合口瘘；③告知患者饭后勿立即平卧，睡眠时将枕头垫高，防止胃液反流至食管。

5)胃肠造瘘术后的护理：保持造瘘口周围皮肤的干燥，并涂氧化锌油膏保护皮肤。胃造瘘管妥善固定，防止脱出、阻塞。教会患者及家属学会选择合适的食物及配制的方法。

6)放疗、化疗护理：放疗、化疗期间患者应充分休息，合理调配饮食，以增进食欲，注意口腔卫生，预防上呼吸道感染。观察放疗、化疗的不良反应。

7)并发症的护理：①肺不张、肺部感染：术后加强呼吸道管理，定时给患者拍背，协助患者有效咳痰，及早应用有效抗生素；②吻合口瘘：多发生在术后 5～10 日，表现为呼吸困难、胸腔积液、高热等全身中毒症状，应严密观察，如发生上述情况应立即嘱患者禁食，行胸腔闭式引流，加强抗感染及营养支持治疗；③乳糜胸：多因术中损伤胸导管所致，表现为大量胸液、胸闷、气急等；如发生，应尽早行胸导管结扎术及胸腔闭式引流术。

3.健康指导

(1)饮食：①少量多餐，由稀到干，逐渐增加食量，并注意进食后的反应；②避免进食刺激性食物和碳酸饮料，避免进食过快、过量及硬质食物；③餐后取半卧位，以防止进食后反流、呕吐，利于肺膨胀和引流。

(2)休息与活动：保证充分睡眠，劳逸结合，逐渐增加活动量。活动时应注意掌握活动量，术后早期不宜下蹲大小便，以免引起直立性低血压或发生意外。

(3)加强自我观察：若术后 3～4 周再次出现吞咽困难，可能为吻合口狭窄，应及时就诊。

(4)定期复查，坚持后续治疗。

4.护理评价

经过治疗与护理，评价患者是否达到：①患者的营养状况改善，体重增加；②患者的水、电解质维持平衡,尿量正常,无脱水或电解质紊乱的表现;③患者的焦虑减轻或缓解,睡眠充足,配合治疗与护理;④患者未出现并发症,若出现得到及时发现和处理。

第二节　纵隔肿瘤

【概述】

纵隔是一间隙,前面为胸骨,后为胸椎,两侧为纵隔胸膜,上连颈部,下止于膈肌。纵隔内组织和器官较多,胎生结构来源复杂,所以纵隔区内肿瘤种类繁多。常见的纵隔肿瘤有畸胎瘤、神经源性肿瘤、胸腺瘤等。约 1/3 患者无症状,常见症状有胸痛、胸闷、咳嗽、气促等。治疗方法有外科手术切除、放疗、化疗等。

【护理】

1.护理评估

(1)症状和体征:有无胸闷、胸痛、气促、咳嗽及肿瘤性质相关的特异性症状。

(2)辅助检查:主要有胸部 X 线检查,可见纵隔肿块阴影或囊性阴影,CT 检查、MRI 检查可见纵隔占位病变,纵隔肿块穿刺活检、细胞学检查以明确诊断。

(3)社会心理评估:有无紧张、焦虑及对疾病信心;家人关心程度及经济承受能力。

2.护理措施

(1)术前护理。

1)做好心理护理,体贴关心患者,增强对疾病信心,消除紧张不安情绪。

2)完善各项检查,做好术前常规准备工作。

3)改善患者全身营养状况,指导患者进高热量、高蛋白、高维生素饮食。

4)预防上呼吸道感染,戒烟。

5)指导患者术后有效咳嗽及床上活动,介绍胸腔引流管的目的及注意事项。

(2)术后护理。

1)术后严密观察生命体征变化,常规氧气吸入及心电监护。

2)保持呼吸道通畅,及时、有效地清除呼吸道分泌物,鼓励并协助有效咳嗽排痰。

3)合理应用抗生素,维持水、电解质平衡。

4)保持胸腔引流管通畅,严密观察并记录引流液的颜色、量和性质。

5)鼓励早期下床活动,预防肺不张。

6)胃肠蠕动恢复后即可进食流质或半流质饮食,宜为高蛋白、高热量、丰富维生素、易消化吸收食物。

7)重症肌无力患者术后禁用或慎用止痛剂及镇静药,并对患者做好解释,取得配合。及时观察、判断、处理肌无力危象、胆碱能危象、反拗性危象的发生。保证药物按时、有效、安全地使用,并观察用药后的效果。

8)合并感染的畸胎瘤患者手术后注意观察有无全身感染征象及切口愈合情况。

9)神经纤维瘤切除术后,密切观察胸腔内出血情况,并及时止血,补充血容量。

3.健康指导

(1)多食高蛋白高纤维的食物,以补充营养和增强抵抗力。忌食辛辣、刺激性食物,戒除烟、酒。

(2)保持良好的营养状况,每天保持适当休息与活动。

(3)定期复查。

(4)避免或减少职业性致癌因素。

4.护理评价

通过治疗与护理,评价患者是否达到:①焦虑减轻或缓解;②睡眠充足,配合治疗与护理;③营养状况改善;④症状得到缓解;⑤未出现并发症,或发生时能及时发现和处理。

第三节　动脉导管未闭

【概述】

动脉导管未闭(patent ductus arteriosus,PDA)指出生后动脉导管未闭合形成的主动脉和肺动脉之间的异常通道,位于左锁骨动脉远侧的降主动脉峡部和左肺动脉根部之间,常由于胎儿时期动脉导管发育异常而出生后未能自行闭合。一般主张及早手术治疗。理想手术年龄为3～7岁,对动脉导管的处理方法有结扎术、钳闭术和切断缝合术三种。

【护理】

1.护理评估

(1)健康史:孕母早期有无感冒,受风疹、柯萨奇病毒感染.有无糖尿病、酗酒、接触放射性物质;在怀孕早期不知已怀孕而服用苯丙胺等药物;怀孕早期先兆流产应用某些保胎药物如黄体酮等。有无遗传因素。

(2)症状和体征:重症患者可有反复呼吸道感染、肺炎、呼吸困难、发育不良,甚至心力衰竭。听诊时于胸骨左缘第2肋间闻及粗糙的连续性机器样杂音。

(3)辅助检查:主要为心电图检查、胸部X线检查,超声心电图检查可显示未闭动脉导管管径与长度。

(4)心理评估。

2.护理措施

(1)术前护理。

1)术前测量身高、体重,便于计算术中和术后用药。

2)心功能不全者应限制活动,以免加重心肺负荷。

3)注意防寒保暖,预防呼吸道感染。

4)指导患者掌握腹式深呼吸及咳嗽排痰方法,以便术后配合。

5)加强呼吸道护理:密切观察呼吸频率、节律、幅度和双肺呼吸音,必要时遵医嘱给予抗生素。

（2）术后护理。

1）密切观察生命体征、心电图和动脉血氧饱和度变化。

2）有气管插管、呼吸机辅助呼吸的患者，应随时吸尽其呼吸道分泌物，注意无菌操作，动作轻柔，每次吸痰前要充分吸氧，并监测血氧饱和度及血气分析结果。约束四肢并观察血运，保持引流管通畅，防止管道牵拉和反折。

3）呼吸道护理：患者因动脉导管未闭，肺充血，抵抗力差，易发生呼吸道感染。拔管后应定时翻身和协助患者坐起，拍背，行有效咳嗽、排痰；给予氧气吸入，密切观察患者呼吸的频率、节律及双肺呼吸音的变化。

4）做好胸腔闭式引流的护理。

5）并发症的护理：①高血压：应密切观察血压变化，遵医嘱及时应用降压药物，注意观察药物的疗效和不良作用，根据血压调节药物用量；硝普钠需现配现用、避光，每 4 小时更换 1 次；②喉返神经损伤：术后应注意患者声音的变化，嘱患者噤声、休息，一般 1～2 个月后可逐渐恢复。

3.健康指导

（1）适当地活动，注意保暖。

（2）合理膳食，保证营养。

（3）定时测量血压、心率、体温。

（4）定期复查。

（5）注意纠正患儿不正确的姿势。动脉导管未闭手术是采用左侧后外切口，切口较长，患儿怕痛，家长应多鼓励患儿多活动左臂，走路姿势要正确。

4.护理评估

通过治疗与护理，评价患者是否达到：①症状逐渐减轻；②未出现并发症，或发生时能得到及时发现和处理；③患者体重增加。

第四节　房间隔缺损及室间隔缺损

【概述】

房间隔缺损（ASD）指左、右心房之间的间隔发育不良，遗留缺损造成两心房间存在通路的先天性畸形。临床症状主要为劳累后气促、心悸、心房颤动及呼吸道感染。室间隔缺损（ventricular septal defect，VSD）是指室间隔在胎儿期发育不全，左右两室间形成异常交通。主要临床表现为易反复发作的呼吸道感染及劳累后气促、心悸和发育不良。房、室间隔缺损诊断明确后应早期在低温体外循环下行心内直视修补术。

【护理】

1.护理评估

（1）健康史：胎儿宫内环境因素、母体情况、遗传因素。

（2）症状与体征：劳累后气促、心悸、呼吸道感染。

（3）辅助检查：主要有心电图检查、胸部 X 线检查、超声心电图检查。

（4）心理评估。

2.护理措施

（1）术前护理。

1）术前 1 天做好各项术前准备，测身高、体重并记录。

2）心理护理：消除患儿对医护人员及环境的陌生感、恐惧感，建立良好的护患关系，以取得配合。

（2）术后护理。

1）应用呼吸机辅助呼吸时，保持气管插管在正确位置，定时抽血查动脉血气，随时调节呼吸机参数，至顺利脱机拔管。

2）保持呼吸道通畅，儿童更为重要，定时气管内吸痰及湿化，及时清除痰液。并定时翻身、拍背，鼓励有效咳嗽。

3）专人守护，直至各种引流管拔出为止。由于患儿对气管插管及其他插管的刺激耐受力差，应妥善固定各引流管，防止各种管道脱出。

4）测量每小时尿量及尿比重，每小时尿量不得低于 1 ml/kg。

5）维持水、电解质平衡。补液速度儿童低于 15 滴/分，成人低于 30 滴/分，特殊用药注意浓度、剂量准确，以微量泵注入为宜。

6）鼓励患儿早期下床活动，术后 2～3 天即可下床，3 个月内避免剧烈活动。

3.健康指导

（1）注意休息，适当的活动，2 个月后鼓励患者过正常人生活。

（2）适当补充营养，少食多餐，切忌暴饮暴食及刺激性食物。

（3）认真遵医嘱吃药，不可随意更改剂量或换药、停药。

（4）定期复查。

4.护理评价

经过治疗和护理，评价患儿是否达到：①抵抗力增加，体重有所增加；②患儿自信心增加，融入学校集体生活；③患者症状逐渐缓解；④未出现并发症，或发生时能得到及时发现和处理。

第五节　　法洛四联症

【概述】

法洛四联症是一种常见的、复杂的、发绀型先天性心脏病，包括肺动脉口狭窄、室间隔缺损、主动脉骑跨和右心室肥大的联合心脏畸形。由于动脉血氧饱和度下降，患儿表现明显发绀，尤其哭闹时显著，喜蹲踞为法洛四联症特有体征，多有发育不良、杵状指（趾），重者有缺氧性昏迷、抽搐。

【护理】

1.护理评估

（1）健康史：评估母体情况、胎儿发育时的宫内情况及遗传史。

（2）症状与体征：发绀、气促、呼吸困难，多伴发育障碍，口唇、指（趾）甲床发绀，杵状指，喜蹲踞，并闻及胸骨左缘第 2～4 肋间Ⅱ～Ⅲ级喷射性收缩期杂音。

（3）辅助检查：红细胞计数及血红蛋白值，心电图检查，胸部 X 线检查及超声心电图检查，心导管检查。

（4）心理评估。

2.护理措施

（1）术前护理。

1）按一般手术前护理，禁食、备皮、皮试、药物过敏试验、交叉配血，测量身高及体重，以利术后用药。

2）注意保暖，以免受凉引起呼吸道感染。

3）注意休息，控制活动量，减少急性缺氧性晕厥的发作。

4）给予低流量氧气吸入，每天 3 次，每次 30 分钟。

5）应用极化液，给予心肌能量。

6）发绀严重者可给予低分子右旋糖酐注射液静脉滴注，并鼓励患者多饮水，以减轻血液黏稠度。

7）指导有效咳嗽，给予心理支持，消除恐惧，增强战胜疾病的信心。

8）营养支持。

（2）术后护理。

1）病情观察：严密观察神志、瞳孔、四肢末梢循环及活动情况，每小时观察 1 次，以便及时发现颅脑并发症。

2）给予呼吸机辅助呼吸，并充分供氧。注意观察心率和心律变化，术后当天尽早达到洋地黄化，维持心率在正常范围。

3）详细记录液体出入量，保持负平衡，严密观察生命体征、外周循环和尿量，术后第 1 天加强利尿，保证出量略多于入量，在补钠、钾和利尿的同时输入血浆，以避免低心排血量综合征的发生。

4）适当延长呼吸机的使用，应用机械通气辅助呼吸时，应充分镇静。加强呼吸道管理，雾化吸入每天 3 次，给予祛痰药物，必要时负压吸痰，严防低氧血症和二氧化碳潴留。

5）术后若有出血倾向，可静脉输入鱼精蛋白、钙剂、血小板、新鲜血浆。若有胸腔活动性出血发生，应及早开胸止血。

6）保持引流通畅，密切观察引流量、性状及颜色。

7）拔管后注意有效咳嗽、咳痰，注意保暖，适当地活动等。

3.健康指导

（1）建立合理的生活制度和作息时间，保证睡眠、休息。

（2）保证营养，多食水果蔬菜，防止便秘。

（3）按时服药，不可随意更改或停药。

（4）定期复查。

（5）预防呼吸道感染。

4.护理评估

经过治疗和护理,评价患者是否达到:①缺氧症状及青紫程度减轻;②自信心加强;③体重上升;④未出现并发症,或发生时能得到及时发现和处理。

第六节　心脏瓣膜病

【概述】

心脏瓣膜病是由于炎症、黏液性变性、退行性变、先天性畸形、创伤等原因引起的单个或多个瓣膜的功能或结构异常,导致瓣口的狭窄或关闭不全。瓣膜疾病一旦造成循环系统血流动力学紊乱,应尽早手术治疗,手术治疗方法有瓣膜置换术、瓣膜成形术及闭式分离术。

【护理】

1.护理评估

(1)健康史:有无肺瘀血、心排血量不足、风湿热的症状。

(2)身体评估:心脏杂音、心界范围、心律强弱、生命体征;肺部听诊;右心衰体征;周围血管征等。

(3)辅助检查:心电图、X线、超声心电图检查。

(4)心理及社会因素:精神状态、情绪。

2.护理措施

(1)术前护理

1)饮食与休息:给予高热量、高蛋白、丰富纤维易消化食物,限制活动量,减少机体消耗。

2)按一般外科手术前护理,禁食、备皮、交叉配血、药物过敏试验等。

3)病情观察:发热患者观察体温变化,随时观察心率、心律、脉搏情况,术前服用洋地黄者注意观察有无中毒症状,如恶心/呕吐、脉率减慢、心律失常、色视等。观察患者意识状态,有无心衰和栓塞等并发症的表现。

4)术前准备:①术前3天停用洋地黄;②长期使用利尿剂患者,应注意电解质的补充;③感染性心内膜炎或心包炎造成瓣膜损害的患者,在控制感染后再考虑手术,感染不能控制者如病情需要也可考虑急诊手术;④控制风湿活动,宜在红细胞沉降率正常2～4周后手术。

5)心理护理,鼓励增强战胜疾病的信心:向患者宣教术后置引流管目的及注意事项,指导患者术后如何有效咳嗽和深呼吸。

(2)术后护理

1)病情观察:①严密观察生命体征变化,尤其是心率、心律的变化;②观察四肢微循环情况,如四肢皮温、甲床颜色等;③观察有无出血倾向,如有出血,应暂停或减少抗凝药用量;④抗凝期间观察有无血栓形成及栓塞,应注意瓣膜声音是否改变,有无动脉栓塞,如脑血管栓塞时,轻者表现为头晕、头痛,重者出现偏瘫、昏迷,发现上述情况应立即通知医生。

2)休息与活动:麻醉未清醒时取平卧位,头偏向一侧。意识恢复、生命体征平稳者可采取半卧位,以利引流和呼吸。

3)根据医嘱给予利尿、血管活性药物及洋地黄制剂,以减轻心脏前负荷,增强心肌收缩力。

4)呼吸道护理:①给予气管插管、呼吸机辅助呼吸;密切观察呼吸频率、节律、深浅度及呼吸音的变化;②妥善固定气管导管,防止导管脱出或移位;③保持呼吸道通畅,预防并发症,及时清除呼吸道分泌物、呕吐物;拔出气管插管后,给予超声雾化吸入,以减轻喉头水肿,降低痰液的黏稠度,鼓励患者深呼吸及有效咳嗽排痰。

5)维持体液负平衡,保证出量稍大于入量,保持尿量高于 1 ml/(kg·h)。

6)保持心包及纵隔引流通畅,经常挤压,防止阻塞,如引流液不低于 200 ml/h,持续 2~3 小时,提示胸腔有活动性出血的可能,应尽早开胸止血。

7)预防感染:加强口腔、皮肤的护理,避免黏膜和皮肤破损,积极治疗感染病灶,防止上呼吸道感染。

3.健康指导

(1)保证营养,多食水果蔬菜,防止便秘。

(2)保持室内空气流通,注意防寒保暖,防止呼吸道感染。

(3)向患者及家属做好服用抗凝药物知识宣教,遵医嘱定时定量服用,不可漏服、多服。根据凝血酶原时间调节抗凝药用量,一般为正常对照值的 1.5~2 倍。

(4)抗凝治疗期间一般不用维生素 K,避免食用含维生素 K 丰富的食物,如菠菜、白菜、菜花、胡萝卜、土豆等,不应用阿司匹林类解热镇痛药,注意观察有无出血倾向。

(5)术后 3 个月内以休养为主,3~6 个月根据心功能情况循序渐进增加活动量,6 个月以后如无异常可考虑恢复全天工作,但避免重体力劳动和剧烈运动。

(6)嘱患者出院 3 个月后定期复查,如有不适,及时就诊。

4.护理评价

经过治疗与护理,患者是否达到:①活动耐力增加;②未出现并发症,或发生时能得到及时发现和处理;③焦虑程度减轻或消失。

第十四章　泌尿外科护理

第一节　泌尿系统结石

【概述】

泌尿系统结石包括上尿路的肾结石、输尿管结石和下尿路的膀胱结石。目前临床上的治疗方法分为非手术治疗和手术治疗的两大类。非手术治疗方法有口服排石药物和体外冲击波碎石治疗。手术治疗方法分为微创手术和开放手术两类。其中微创手术,主要为钬激光碎石术。近年来,因为创伤小,疼痛轻,术后恢复快,微创治疗手术率已占临床泌尿系统结石手术的80％以上。

【护理】

1.护理评估

（1）术前评估。

1）健康史:了解患者的既往史和家族史,有无泌尿系统梗阻、感染和异物史,有无甲状旁腺功能亢进、痛风、肾小管酸中毒及长期卧床病史。

2）相关因素:了解患者的年龄、职业、生活环境、饮水习惯及特殊爱好。

3）症状和体征:肾、输尿管结石的患者评估疼痛及血尿的性质及程度,患者有无面色苍白、出冷汗甚至休克,有无恶心/呕吐等伴随症状。膀胱结石的患者评估是否有膀胱刺激症状及排尿突然中断等情况。

4）辅助检查:主要评估患者的影像学检查及输尿管肾镜、膀胱镜检查结果。另外,直肠指检可触及较大的膀胱结石或后尿道结石。影像学检查主要包括:腹部 KUB、排泄性尿路造影片（IVP）、B超、CT、MRI 等检查项目。

5）实验室检查:主要评估肾功能、肌酐、尿素氮、尿常规、尿细菌培养、尿酸及尿蛋白的检测结果。

6）社会心理评估:了解患者的年龄、职业、生活习惯、饮水习惯及特殊爱好,评估患者的情绪及心理反应。

（2）术后评估。

1）康复状况:结石排出、尿液引流和切口愈合情况,有无尿路感染。

2）肾功能状态:尿路梗阻解除程度,肾积水和肾功能恢复情况,残余结石对泌尿系统功能的影响。

2.护理措施

泌尿系统结石的处理原则是解除梗阻,根据患者的具体情况,治疗方法分为非手术治疗及手术治疗两种。

(1)非手术治疗的护理:非手术治疗适用于治疗结石直径小于 0.6 cm、肾绞痛、光滑、无尿路梗阻的患者。

1)疼痛护理:肾绞痛发作时患者应卧床休息,遵医嘱应用止痛药物,654-2 10 mg 肌内注射,或双氯芬酸钠栓 50 mg 纳肛。必要时使用哌替啶 50 mg 肌内注射,可有效缓解疼痛。

2)促进结石的排出:大量饮水,保持每天尿量在 3 000 ml 以上,有利于结石排出。药物排石,常用黄体酮 20 mg/d,肌内注射,能扩张输尿管平滑肌,增加输尿管蠕动。另外,友莱特、中药制剂排石冲剂均可促进结石排出。

3)控制感染:根据尿细菌培养及药物敏感试验结果选用抗生素。

(2)手术治疗的护理。

1)术前护理:①行心理护理,多关心和帮助患者,解除思想顾虑,消除恐惧心理;②观察患者有无排尿异常情况及尿液性状的改变;③有感染或有血尿者,需先控制感染后方可手术;④完善术前各项检查如心、肺、肝、肾功能检查;⑤戒烟,预防肺部炎症;⑥做好术前准备,禁食、备血、皮肤准备;⑦术前加强营养及锻炼,增强手术耐受性;⑧输尿管结石术前 1 小时拍定位片。

2)术后护理:①注意观察出血情况,定时监测血压、脉搏变化,观察切口有无渗血、渗液情况;②术后暂禁食,肠功能恢复后即可进食,可进高蛋白、富含维生素、营养丰富半流质或软食,鼓励患者多饮水,每日饮水量 2 500～3 000 ml;③术后卧床休息 2～3 日,上尿路结石术后第 2天可取半卧位,以利引流及排石;鼓励早期下床活动,但肾部分切除术和肾实质切开取石术后,应绝对卧床休息 1～2 周,防止出血;④做好引流管的护理,观察引流液的颜色、量和性质。留置双 J 形管期间,保持尿管通畅,防止尿液反流,双 J 形管大约术后 1 个月拔除;肾造瘘管一般于手术 12 日后拔除;拔管前先夹管 2～3 日,若患者无患侧腰痛、漏尿、发热等不良反应,即可拔除肾造瘘管;开放手术术后留置腹膜后引流管,一般于术后 3～5 日后拔除;留置膀胱造瘘管的患者,可采取适时夹管、间歇引流方式,以训练膀胱功能;膀胱造瘘管应在手术 10 日以后拔出,拔管前应先行夹管试验,排尿通畅后才可拔管。

3.健康指导

(1)大量饮水:肾功能恢复良好者,鼓励患者多饮水,每天宜饮水 2 500～3 000 ml。成人保持每日尿量 2 000 ml 以上,以防结石复发。

(2)饮食护理:根据结石成分调节饮食。含钙结石者宜食用含纤维丰富的食物,限制含钙、草酸成分多的食物,如牛奶、奶制品、豆制品、巧克力、坚果、浓茶、菠菜、番茄、土豆、芦笋等。磷酸盐结石宜少吃排骨。少饮牛奶、咖啡及矿泉水。尿酸结石者不宜摄入含嘌呤高的食物,如动物内脏、肉、鱼、螃蟹、家禽、豆制品及啤酒等。

(3)活动与休息:告知患者在饮水后多活动,以利结石排出。

(4)药物预防:采用药物降低有害成分,碱化或酸化尿液,预防结石复发。

(5)定期复诊:泌尿系统结石复发率高,应告知患者定期行尿液化验、X 线或 B 超检查,观察有无结石复发、残余结石情况。

4.护理评价

经过治疗及护理,患者是否达到:①疼痛程度减轻或消失;②排尿形态和功能正常;③未出现并发症,若出现得到及时发现和处理;④焦虑减轻,情绪稳定。

第二节 良性前列腺增生

【概述】

良性前列腺增生(benign prostatic hyperplasia,BPH)是老年男性的常见病,排尿梗阻是引发临床症状的主要原因,临床症状轻,残余尿量低于 50 ml 者可口服药物治疗。症状严重者需采用手术治疗,手术方法有前列腺电切术或前列腺摘除术,其中前列腺电切术具有损伤小、费用少、术后恢复快等优点,为临床上治疗前列腺增生的主要手术方法。近年来,临床上开始使用钬激光、绿激光、1470 激光等方法治疗前列腺增生,术中及术后出血少,手术效果好。

【护理】

1.护理评估

(1)术前评估。

1)健康史:了解患者吸烟、饮食、饮酒和性生活情况,有无高血压及糖尿病病史以及相关疾病的家族史。

2)相关因素:评估患者平时的饮水习惯,是否有足够的液体摄入和尿量。

3)症状和体征:评估患者尿频、排尿困难程度及夜尿次数,有无尿潴留、血尿及尿路刺激症状。评估重要内脏器官功能情况及营养状况,对手术的耐受性。

4)辅助检查:根据直肠指检、B 超和尿流动力学等检查结果评估前列腺的大小和尿路梗阻程度。

5)实验室检查:主要评估肾功能、尿常规、尿细菌培养的检测结果。

6)社会心理评估:前列腺增生是一种症状进行性加重的疾病,尿频、排尿困难、夜尿增多严重影响到了患者的休息与睡眠。护士应评估患者的情绪及心理反应及对手术的认知程度,给予相应的心理支持。

(2)术后评估。

1)评估膀胱冲洗是否通畅,膀胱造瘘管及尿管有无阻塞、扭曲,膀胱冲洗引流液的颜色、血尿程度及持续时间。

2)评估术后切口愈合情况,是否出现膀胱痉挛。

3)评估水、电解质平衡状况,了解有无 TUR 综合征表现。

2.护理措施

(1)术前护理。

1)检查心、肺、肝、肾功能及全身状况,以防发生意外。

2)合并尿潴留、尿路感染、尿毒症等应留置导尿管或行耻骨上膀胱造瘘,保持尿液引流通畅,改善肾功能。

3)鼓励患者多饮水或适当补液,保持每天尿量 1 500~2 000 ml。

4)术前按医嘱给患者在短期内口服雌激素,使前列腺收缩,减少术中出血。

5)留置引流管:合并尿潴留、尿路感染、尿毒症等应留置导尿管或耻骨上膀胱造瘘管,保持尿液引流通畅,改善肾功能。

6)术前1日准备下腹部及会阴部皮肤,根据医嘱备血,术前晚行普通灌肠1次。

7)术晨准备膀胱冲洗液数袋。

(2)术后护理。

1)病情观察:密切观察生命体征及患者意识状态,老年患者多有心血管疾病,加上麻醉及手术刺激可引起血压下降或诱发心脑并发症。

2)体位:术后平卧2天,下肢伸直外展15°,牵拉和牢固固定气囊导尿管,防止因体位改变导致气囊移位,失去压迫前列腺窝止血的作用。

3)持续膀胱冲洗的护理:①术后用生理盐水持续冲洗膀胱3～5日;冲洗速度可根据尿色而定,色深则快、色浅则慢;②确保膀胱冲洗管道通畅,若引流不畅应及时施行注洗器高压冲洗抽吸血块;③因手术创伤刺激,术后患者常会出现膀胱痉挛性疼痛,容易诱发出血;禁食期间可予双氯酚酸钠栓剂25～50 mg纳肛,能有效缓解膀胱痉挛症状;进食后,可予酒石酸托特罗定片(舍尼亭)1 mg,口服,每日1次。

4)引流管护理:行开放手术者,耻骨后引流管于术后3～4日引流量很少时拔除。行前列腺电切术者,术后3～5日,尿液颜色清澈即可拔除导尿管。术后7～10日,可拔除膀胱造瘘管。拔管前先试夹管1日,若排尿通畅,即可拔除。

5)预防感染:保持切口敷料干燥,术后应观察体温及白细胞变化,若有畏寒、发热症状,早期应用抗生素治疗,每天用消毒棉球擦拭尿道外口2次,防止感染。

6)并发症的护理:①积极预防便秘,术后可常规使用缓泻剂,避免因排便困难导致腹内压增高而引起前列腺窝出血;②注意预防压疮,因患者多为老年男性,应加强基础护理及生活护理,防止压疮发生;③拔除尿管后,部分患者可能会出现短时间的尿频、尿失禁,多在2～5日内自行缓解;可指导患者进行腹肌、肛门括约肌收缩练习,促进尿道括约肌功能的恢复;④TUR综合征是术后最严重的并发症,患者可出现烦躁、恶心、呕吐、抽搐、昏迷,严重者出现肺水肿、脑水肿甚至心力衰竭危及生命。此时应立即通知医生,减慢输液及膀胱冲洗速度,给予利尿剂、脱水剂等对症处理,并密切观察病情变化。

3.健康指导

(1)采用非手术治疗的患者,应避免因受凉、劳累、饮酒、便秘而引起的急性尿潴留。

(2)预防出血:术后1～2个月内避免剧烈活动,如跑步、骑自行车、性生活等,防止继发性出血。

(3)排尿功能的训练:若有溢尿现象,应告知患者有意识地经常做提肛动作,锻炼肛提肌,以尽快恢复尿道括约肌功能。

(4)自我观察及护理:前列腺手术后,因前列腺窝的修复需要3～6个月。因此,术后可能仍会有排尿异常现象,应多饮水及避免久坐。

(5)定期复诊:定期行尿液化验,复查尿流率及残余尿量。

4.护理评价

经过治疗及护理,评价患者是否达到:①排尿形态恢复正常,排尿通畅;②疼痛减轻;③未出现并发症,若出现得到及时发现和处理;④心理状态恢复良好,焦虑减轻,情绪稳定。

第三节　肾癌

【概述】

肾癌(renal carcinoma)通常指肾细胞癌,占原发肾肿瘤的85%,是最常见的肾实质恶性肿瘤。肾癌对化疗、放疗均不敏感,治疗方法以手术治疗为主,手术方式为单纯肾切除术和根治性肾切除术。近年来开展的腹腔镜肾癌根治术,此方法具有创伤小、患者痛苦小、术后恢复快等优点。

【护理】

1.护理评估

(1)术前评估。

1)健康史:初步判定肾癌的发生时间,有无对生活质量的影响及其发病特点。

2)相关因素:了解患者家族中有无肾肿瘤的发病者,评估患者是否有吸烟、饮咖啡等的习惯。

3)症状和体征:评估有无肾细胞癌三联征(血尿、疼痛和腰腹部包块)的出现。评估重要内脏器官功能情况,有无转移灶的表现及恶病质。

4)辅助检查:评估 CT、MRI 等特殊检查及有关手术耐受性检查的结果。

5)实验室检查:主要评估血常规、肾功能、尿常规、凝血酶原时间的检测结果。

6)社会心理评估:肾癌是泌尿系统的一种恶性肿瘤,患者及家属心理及精神上的压力相当大。护士应评估患者的情绪及心理反应及对手术的认知程度,给予相应的心理支持。

(2)术后评估:评估手术后是否有肾积液、积脓、尿瘘、腹腔内脏器损伤,继发出血,切口感染等并发症。

2.护理措施

(1)术前护理。

1)心理护理:根据患者的具体情况,给予耐心地心理疏导,以消除其恐惧、焦虑、绝望心理。

2)饮食护理:给予易消化、营养丰富的食物,改善全身营养状况,增强手术的耐受力。

3)术前做好肾分泌性造影和逆行造影、B 超、CT、尿脱落细胞等检查以明确诊断。

(2)术后护理。

1)密切观察病情:严密观察生命体征变化,早期发现休克的症状和体征,及时进行治疗和护理。

2)根据医嘱应用止血药物,注意切口有无出血及漏尿情况,敷料渗湿及时更换。

3)注意观察对侧肾功能情况,准确记录尿量。

4)休息与活动:患者术后卧床休息 2～3 日,鼓励早期床上活动,预防下肢静脉血栓的形成。

5)引流管的护理:保持腹膜后引流管通畅,注意引流液的量和性质,并妥善固定。

6)遵医嘱应用抗生素,防止感染的发生。

3.健康指导

(1)康复指导:保证充分的休息,适度身体锻炼,加强营养,增强体质。

(2)用药指导:由于肾癌对放疗、化疗均不敏感,生物素治疗是康复期的主要治疗方法。应告知患者用药的作用及目的。用药期间,患者可能会出现低热、乏力等症状,若症状较重,应及时就医。

(3)肾癌的近、远期复发率均较高,所以术后需定期复查,有利于及时发现复发或转移。

4.护理评价

经过治疗及护理,评价患者是否达到:①术后营养状态正常,恢复良好;②恐惧与焦虑减轻,情绪稳定;③在治疗过程中无出血、伤口感染,若发生,得到及时的医治。

第四节　膀胱癌

【概述】

膀胱癌发病率在我国泌尿生殖系统肿瘤中占第一位,治疗方法以手术治疗为主,有经尿道膀胱肿瘤电切术(TURBT)、膀胱部分切除术、膀胱全切加肠代膀胱术等。其中经尿道膀胱肿瘤电切术是治疗膀胱肿瘤的首选方法。因膀胱肿瘤术后复发率高,并对化疗药物较敏感,所以保留膀胱者术后常给予膀胱化疗药物灌注治疗。

【护理】

1.护理评估

(1)术前评估。

1)健康史:了解患者的年龄、职业、生活环境等。吸烟是导致膀胱癌的重要因素之一,评估患者的吸烟史,职业是否为长期接触联苯胺及β萘胺的橡胶行业。

2)相关因素:评估患者是否有过血尿史,有无腰、腹部和膀胱手术创伤史。

3)症状和体征:评估患者肉眼血尿的时间,程度、排尿形态以及有无尿路刺激症状。

4)辅助检查:评估膀胱镜所见肿瘤位置、大小、数量,组织病理学检查结果。IVP、CT 等特殊检查的结果。

5)实验室检查:主要评估血常规、肾功能、尿常规、凝血酶原时间的检测结果。

6)社会心理评估:膀胱癌是泌尿系统的一种恶性肿瘤,复发性高,患者及家属心理及精神上的压力很大。护士应评估患者的情绪及心理反应,给予相应的心理支持。

(2)术后评估:评估手术后是否有盆腔脓肿、尿瘘、直肠损伤、肠瘘、肠梗阻、术后感染等并发症。

2.护理措施

(1)术前护理。

1)饮食护理:给予高蛋白、高热量、易消化、营养丰富的饮食,增强手术耐受性。多饮水可稀释尿液,以免血块引起尿路堵塞。

2)完善术前各项检查如心、肺、肝、肾功能检查。

3)吸烟的患者劝其戒烟。

4)做好术前准备,禁食、备血、皮肤准备。

5)全膀胱切除加肠代膀胱术术前需行肠道准备:①术前3日口服抑制肠道细菌的抗生素,并根据患者的体质及耐受情况,酌情给予缓泻剂;术前1日给予30％硫酸镁60 ml分上午、下午2次口服,将灌洗粉一份(19.66 g)加入2 000 ml温水中,1小时内服完。并观察患者排便情况;②术前3日开始给予无渣饮食,鼓励患者多饮水,术前禁食20小时,禁水8小时,酌情给予静脉补液;③术前皮肤准备,准备腹部及会阴部皮肤,行膀胱全切加肠代膀胱术的患者,协助医生选择腹壁肠造口位置,做好标记;④术前晚及术晨行清洁灌肠数次,术晨遵医嘱留置胃管,必要时留置尿管;⑤根据患者的具体情况,给予耐心地心理疏导,解释尿流改道的必要性,增强患者对手术治疗的信心。

(2)术后护理。

1)体位与活动:麻醉清醒,血压平稳者可取半卧位,以利引流。膀胱肿瘤电切术后卧床休息2～3日,避免过早下床活动引起出血。膀胱全切加肠代膀胱术的患者,术后2日可以开始适当床上活动,以促进肠蠕动恢复及预防下肢静脉血栓的形成。

2)饮食护理:膀胱肿瘤电切术后待肛门排气后可进流食或半流质饮食,24小时后即可正常饮食。每日饮水量要求达到2 000～3 000 ml,以起到内冲洗的作用。膀胱全切术加肠代膀胱术的患者,需待肛门排气后,拔除胃管方可进少量流食,然后逐步恢复到正常饮食。

3)病情观察:严密观察生命体征变化,观察切口有无出血及漏尿情况,敷料渗湿及时更换。

4)膀胱冲洗的护理:膀胱肿瘤电切术后给予持续膀胱冲洗1～3日,保持冲洗通畅,注意观察冲洗引流液的颜色、性质及量。

5)引流管护理:膀胱全切术加肠代膀胱术后留置多根引流管,注意保持其通畅。明确标记各引流管的名称及位置,观察引流液的颜色、性质及量,做好护理记录。

6)腹壁肠造口护理:膀胱全切术加肠代膀胱术后有腹壁造口患者,注意观察造口肠管血运情况,造口周围可涂皮肤保护膜保护皮肤。指导患者正确使用造口袋,做好肠造口的护理。

7)膀胱化疗灌注护理:膀胱肿瘤电切或膀胱部分切除术后应定期行膀胱化疗药物灌注治疗。膀胱灌注前应先排空膀胱,将药液灌入膀胱后,告知患者分别取左侧、右侧、平卧、俯卧位,每15～30分钟更换体位1次,保留1～2小时,使灌注的药液充分和膀胱壁接触。

3.健康指导

(1)康复指导:适当锻炼、加强营养、积极戒烟,避免接触苯胺类致癌物质。

(2)饮食指导:告知患者多进食豆类、谷物、蔬菜、水果等食物,少进食高脂肪食物。

(3)坚持膀胱灌注:术后坚持膀胱化疗灌注,每周1次,共8次,然后改为每月1次,共10次,时间为1年。

(4)定期复诊:行膀胱肿瘤电切术的患者,术后1年内,每3个月复查1次膀胱镜检,了解肿瘤有无复发。定期复查肝、肾、肺等脏器功能,及早发现转移病灶。

(5)加强锻炼,积极戒烟,对密切接触致癌物质者加强劳动保护。

(6)自我护理:尿流改道术后腹壁造口者,指导患者学会护理造口,保持清洁,定时更换造口袋,以免发生感染。

(7)心理护理:对于全膀胱切除加肠代膀胱术行尿流改道的患者,进行及时的心理疏导,帮助患者接受自我形象改变的事实及护理,树立起融入社会、开始新的生活的信心。

4.护理评价

经过治疗及护理,评价患者是否达到:①恐惧与焦虑减轻或消失,情绪稳定;②能接受自我形象的改变的事实,主动配合治疗和护理;③在治疗过程中无出血、伤口感染,若发生,得到及时的医治。

第五节　皮质醇增多症

【概述】

皮质醇增多症(hypercortisolism)又称库欣综合征,肾上腺性皮质醇增多症的组织分型主要是肾上腺皮质腺瘤及腺癌。肾上腺腺瘤可行肾上腺皮质肿瘤摘除术。近年来采用微创治疗方法,如腹腔镜经腹膜后径路切除肿瘤,创伤小、术后恢复快,已成为肾上腺疾病治疗的主要手术方法。

【护理】

1.护理评估

(1)术前评估。

1)健康史:了解患者的年龄、职业,有无高血压、糖尿病、骨质疏松等疾病。

2)相关因素:评估女性患者有无月经异常等变化,男性患者有无性功能障碍。

3)症状和体征:评估患者有无多血质面容,是否出现满月脸、水牛背等向心性肥胖的特征性临床表现。皮肤有无出现紫纹。有无性功能紊乱和副性征的变化,评估患者有无出现高血压、低血钾、糖尿病及糖耐量减低、骨质疏松等症状。

4)辅助检查:评估腰腹部 B 超、CT 检查或 MRI 检查的结果,了解有无肾上腺区肿瘤或垂体肿瘤。

5)实验室检查:主要评估实验室检查的血浆皮质醇、24 小时尿游离皮质醇、血浆 ACTH 及血糖测定的结果以及血常规、肾功能、尿常规、凝血酶原时间的检测结果。

6)社会心理评估:评估患者的心理状态和情绪。

(2)术后评估:评估手术后有无继发感染及邻近组织脏器损伤。

2.护理措施

(1)术前护理。

1)心理护理:①解释手术的必要性、手术方式、注意事项;②鼓励患者表达自身感受,帮助患者适应并接受身体改变;③教会患者自我放松的方法;④给予患者精神及心理支持,增强其自信心、尊重其自尊。

2)饮食护理:给予高蛋白、富含维生素、高钾、低热量、低钠易消化的食物,以增强身体素质,提高手术耐受性。

3)病情观察:定时监测血压及血糖,做好护理记录。遵医嘱及时给予降压药物及治疗糖尿病药物,用药后密切观察疗效。按医嘱留 24 小时尿做 17-羟皮质激素、17-酮皮质激素测定,并做血电解质检查。

4)预防意外发生:避免碰撞、跌倒、剧烈活动等。按时服药,控制血压,避免因血压骤升引起的脑出血及左心衰竭。

5)预防感染:保持床铺清洁、平整。注意患者皮肤卫生,观察有无软组织及呼吸道感染。术前应做好各项准备,认真备皮,清理切口周围皮肤的污垢,剃净体毛。同时保持个人卫生,勤换内衣。

6)完成术前常规准备:①术前行抗生素皮试,术晨遵医嘱带入术中用药;②协助完善相关术前检查:心电图、胸部 X 线检查、B 超、CT 或 MRI;③完成各项血液及体液检查,血生化、出凝血试验、血浆皮质醇、24 小时尿游离皮质醇及血浆 ACTH 等;④术前 1 日备皮、沐浴,更换清洁病员服;⑤术晨酌情留置胃管及尿管。

(2)术后护理。

1)饮食护理:手术当天禁食,肛门排气后,可进流食。宜进低热量、低糖、高蛋白、高钾、低钠、营养丰富、容易消化食物,忌生冷、产气、刺激性食物。

2)严密观察生命体征的变化:了解麻醉和手术方式、术中情况、切口和引流情况,给予持续低流量氧气吸入及床边心电监护,严密监测生命体征的变化。

3)切口的观察及护理:观察切口有无渗血、渗液,若有渗湿.应及时更换敷料,观察腰腹部体征,有无腰痛、腰胀等。

4)各引流管的观察及护理:①尿管保持通畅,避免扭曲、打折,观察尿液颜色、性质及量,认真做好护理记录;②保持腹膜后引流管的通畅,妥善固定;观察腹膜后引流液性状、颜色、量,正常情况下,早期引流液为暗红色,后期为血清样淡红色。

5)加强基础护理:由于患者肥胖,皮肤薄,术后因疼痛活动受限,易出现压疮,故应保持皮肤清洁、干燥。做好口腔护理、温水擦洗等基础护理工作,预防感染等并发症。

6)疼痛护理:术后为患者提供安静舒适的环境,评估患者疼痛情况,如有使用镇痛泵,注意评价镇痛效果是否满意。

7)肾上腺危象的观察及护理:肾上腺危象是手术后最严重的并发症,情况紧急,可危及患者生命。一般可以在术中和术后给予静脉补充皮质激素以预防危象的发生。术后应密切观察患者有无出现心率快、呼吸急促、发绀、高热、昏迷、休克等肾上腺危象的临床表现。一旦出现,应立即通知医生,快速静脉补充皮质激素,纠正水、电解质紊乱,严密监测病情变化直至病情稳定。

8)心理护理:向患者宣教皮质醇增多症是由于内分泌紊乱而引起的多系统病变,使患者认识到本病的特点,保持情绪稳定,积极配合治疗。

3.健康指导

(1)饮食与营养:饮食规律,宜进低热量、低糖、高蛋白、高钾、低钠、营养丰富、容易消化食物,防止水、电解质紊乱。

(2)活动与休息:根据体力适当活动,因患者骨质疏松,应避免碰撞硬物,预防跌倒,预防感染。

（3）遵医嘱用药：应用糖皮质激素的，应遵循按病情需要逐渐减量的原则，按时服药，不得擅自减药或停药。若有肾上腺皮质功能不足的表现时，应到医院就诊。

（4）术后定期门诊复查：术后定期复查 B 超，检查肝功能、血常规、血皮质醇等，观察其变化。

4.护理评价

经过治疗及护理，评价患者是否达到：①恐惧与焦虑减轻或消失，情绪稳定；②自我形象紊乱得到纠正，患者认可自我形象改善，主动配合治疗和护理；③未发生意外损伤，术后未发生肾上腺危象，未发生出血、感染等相关并发症，或并发症发生后能得到及时治疗与处理。

第六节　肾损伤

【概述】

肾损伤按受伤机制可分为开放性肾损伤和闭合性肾损伤。按损伤所致的病理改变可分为轻度肾损伤、重度肾挫伤和肾蒂损伤，其中以肾蒂损伤最为严重，患者可因大出血和剧烈疼痛引起休克。轻度肾损伤如病情稳定可行保守治疗，重度肾挫伤和肾蒂损伤需行紧急行手术治疗。

【护理】

1.护理评估

（1）术前评估。

1）健康史：了解患者的一般情况，受伤的原因、时间、地点、部位、姿势等。

2）相关因素：评估暴力的作用部位、强度及受伤至就诊期间的病情变化，就诊前采取的急救措施及效果。

3）症状和体征：严重肾裂伤、肾蒂撕裂伤常因大失血导致休克而危及生命。评估患者血尿的程度、性质，患侧腰、腹部疼痛及包块情况，有无腹膜刺激征、高热、寒战及感染性休克症状。

4）辅助检查：评估腰腹部 B 超、CT 或 MRI 检查的结果，了解肾损伤的范围、程度和对侧肾功能。

5）实验室检查：主要评估血常规、肾功能、尿常规、凝血酶原时间的检测结果。

6）社会心理评估：评估患者对伤情和并发症产生的恐惧、焦虑程度，家属对病情的认知程度和患者对治疗费用的承受能力。

（2）术后评估：评估手术后伤口愈合情况，引流管是否通畅，肾功能恢复情况，是否合并感染。以及患者及家属的心理状况，对治疗的配合及有关康复知识的掌握程度。

2.护理措施

（1）肾挫伤、轻型肾裂伤及无其他脏器合并损伤的患者，可先行保守治疗。

1）生命体征的观察：每 1～2 小时测量血压、脉搏一次，如血压下降、血尿加重，应及时通知医生。

2）观察伤侧肾区及腹部体征情况：评估伤侧有无触痛、肿胀、腹肌紧张等症状。

3)引流管的护理：根据病情留置导尿管，观察尿液颜色、量及性质变化。

4)活动与休息：限制活动，绝对卧床休息2~4周。

5)饮食护理：给予高热量、富含维生素、易消化的食物，以增强身体素质，促进康复。

6)遵医嘱给予止痛、止血、预防感染等治疗。

(2)开放性肾损伤、严重肾裂伤、肾盂破裂、肾蒂损伤及合并腹腔脏器损伤者，需行手术治疗。

1)术前护理：①完成术前常规准备：禁食、备皮、抽血行血型鉴定及交叉配血；②病情观察：严密监测生命体征变化，给予心电监测及低流量氧气吸入；③休克的护理：失血性休克者，按休克处理，建立静脉通路，给予输血及补液治疗，补充血容量；④引流管的护理：留置导尿管，观察尿液颜色、性质变化，准确记录尿量。

2)术后护理：①生命体征的观察：严密监测生命体征变化，持续心电监护，及时、准确地做好护理记录；②切口的观察：观察切口敷料有无渗血、渗液，如有浸湿及时更换，并做好引流管的护理；③引流管的观察及护理：尿管保持通畅，避免扭曲、打折，观察尿液颜色、性质及量，认真做好护理记录；保持腹膜后引流管的通畅，妥善固定腹膜后引流管；每日无菌操作下更换引流袋一次，腹膜后引流管一般于术后3~5日拔除；④按医嘱给予抗炎、止血药物，禁食期间通过静脉输液补充营养；⑤活动与休息：肾修补术后绝对卧床休息至少2~4周，待病情稳定，尿检查正常后才能离床活动；病情恢复后2~3个月不参加体力劳动，以免引起出血；⑥饮食护理：给予高热量、富含维生素、低盐易消化的食物，并适量饮水，以增强身体素质、促进康复。

3.健康指导

(1)活动与休息：肾损伤非手术治疗患者出院后应保证伤后绝对卧床休息2~4周，防止损伤部位再次继发损伤，患者应适时变化体位，预防压疮的发生。

(2)康复指导：非手术治疗、病情稳定后的患者，出院后3个月不宜从事体力劳动或竞技运动；损伤肾切除后的患者须注意保护健肾，防止外伤，不得使用对肾功能有损害的药物。

(3)心理护理：对于行肾切除的患者，患者情绪容易焦虑、紧张，护士应进行及时的心理疏导，帮助患者树立起生活的信心。

4.护理评价

经过治疗及护理，评价患者是否达到：①恐惧与焦虑减轻或消失，情绪稳定；②生命体征平稳、皮肤温暖、毛细血管充盈正常；③术后切口及损伤肾愈合良好，体温正常，未发生切口感染，或发生并发症得到及时的医治。

参考文献

[1]席淑华.实用急诊护理[M].上海:上海科学技术出版社,2005.

[2]赵继军.疼痛护理学[M].北京:人民军医出版社,2010.

[3]朱建英,韩文军.现代临床外科护理学[M].北京:人民军医出版社,2008.

[4]周立.危重症急救护理程序[M].北京:人民军医出版社,2008.

[5]赵继宗.神经外科学[M].北京:人民卫生出版社,2007.

[6]毛艳君.介入治疗护理学[M].北京:人民军医出版社,2007.

[7]王志红,周兰妹.危重症护理学[M].北京:人民军医出版社,2004.

[8]王仙国,田晓丽,等.现代战创伤护理[M].北京:人民军医出版社,2005.

[9]张伟英.实用重症监护护理[M].上海:上海科学技术出版社,2005.

[10]曹伟新,李乐之.外科护理学[M].北京:人民卫生出版社,2004.